中医名家传习
——系列——

张效科／著

张效科

临证专病高效方20讲

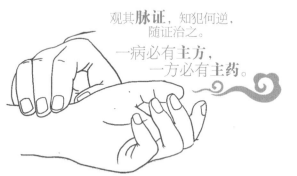

观其**脉证**，知犯何逆，
随证治之。
一病必有**主方**，
一方必有**主药**。

西安交通大学出版社
XI'AN JIAOTONG UNIVERSITY PRESS

图书在版编目（CIP）数据

张效科临证专病高效方 20 讲 / 张效科著. — 西安：
西安交通大学出版社，2024.1
ISBN 978-7-5693-3385-5

Ⅰ.①张…　Ⅱ.①张…　Ⅲ.①中医临床—经验—中医—
现代　Ⅳ.①R249.7

中国国家版本馆 CIP 数据核字（2023）第 149160 号

书　　名	张效科临证专病高效方 20 讲
著　　者	张效科
责任编辑	张沛烨
责任校对	郭泉泉

出版发行	西安交通大学出版社
	（西安市兴庆南路 1 号　邮政编码 710048）
网　　址	http://www.xjtupress.com
电　　话	（029）82668357　82667874（市场营销中心）
	（029）82668315（总编办）
传　　真	（029）82668280
印　　刷	西安五星印刷有限公司

开　　本	710mm×1000mm　1/16	印张　13.25	字数　222 千字
版次印次	2024 年 1 月第 1 版	2024 年 1 月第 1 次印刷
书　　号	ISBN 978-7-5693-3385-5
定　　价	78.00 元

如发现印装质量问题，请与本社市场营销中心联系。
订购热线：（029）82665248　（029）82667874
投稿热线：（029）82668805

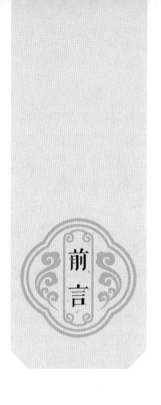

前言

　　临床专病高效方（或专病专方）既是提高临床疗效的关键，也是临证辨治疾病较为快捷的方法及途径，更是当今中医人与时俱进的不断追求。专病高效方（或专病专方）早已有之，如《黄帝内经》中在阐述半夏秫米汤疗效时即言："故其病新发者，覆杯则卧，汗出则已矣。久者，三饮而已也。"此即临证所用之高效专方。《伤寒论》《金匮要略》虽未言其专病用方的神奇疗效，但《伤寒论》每篇冠之以"×××病脉证治"或"××方主之"，或"××亦主之"，皆有主证、主病之专方或专药。如治伤寒中风表虚证之桂枝汤、治阳明气分热盛之白虎汤、治腹满燥实证之承气汤，皆乃一证所用之专方；又如《金匮要略》治狐惑病之甘草泻心汤、治阴阳毒之升麻鳖甲汤、治肠痈之大黄牡丹汤、治血痹之黄芪桂枝五物汤、治黄疸病之茵陈蒿汤、治失眠之酸枣仁汤、治肺痈之葶苈大枣泻肺汤等，如此专病专用之方皆为高效专方或专病专方，且每方均有其主药，如桂枝汤中桂枝、茵陈蒿汤中茵陈、葶苈大枣泻肺汤中葶苈子、酸枣仁汤中酸枣仁等，故徐灵胎直言："一病必有主方，一方必有主药。"

　　千百年来，中医始终强调辨证论治，这是中医临床诊治疾病的基本思路，在此思路的指导下才能准确选方用药，当今临床多数专著及教材皆以此途径示人。而专病高效方（或专病专方）则更多是医家在辨证论治的基础上，结合个人经验，总结出某方或某药对某病有较为特殊的疗效，其组方用药思路与传统的辨证论治思路相左,但疗效显著,甚至有些用药超出传统用药经验,即所谓"药贵精专,法重配伍",如刘完素言:"方不对证非方也,药不瓤疾非药也。"张介宾更言:"既得其要,便用一二味即可拨之;即或深固,则五六味、七八味亦已多矣!"故专病专方尤其是专药亦值得临床推广。

本人从事中医临床工作多年,是第三批全国中医临床优秀人才,先后师从多位名医大家。在个人多年临床实践的基础上,对诸多临床常见病及疑难病有较为系统深刻的认识。鉴于当今疾病模式的变化,为突破临床治病用药以传统经验为主,降低群众医疗成本,遂精研经典,博采众长,秉承守正创新的思想,治病用方追求大道至简,在传统辨治的基础上,不断创新,尊重传统又超越传统,一切以简化辨证、追求卓越疗效为目的。如把藤类药物用于咳嗽、哮喘、失眠的治疗中既有理论创新,又有独特用药;另如,对更年期高血压从奔豚气病及冲胃气逆论治,拓展了中医辨治高血压的新思路;又如,在专病及创新用药方面,首创徐长卿及桔梗用于治疗失眠、使君子用于治疗小儿遗尿、石韦用于治疗颈椎及腰椎间盘突出症、土茯苓及栀子用于治疗带状疱疹等,开辟了中药老药新用的创新用法,大大提高了临床疗效。

今重点选择20种常见疾病的专病高效方及用药,结合本人临证经验著录成书。书中对于出自《伤寒论》及《金匮要略》的经方,采用原文摘录及注解的形式,其余经方采用通用的摘录形式,即方药组成、功效、主治及方解进行阐释。此外,为便于临证用药,书后将本人近年来行之有效的精选用药一并录入,供同道中人临证参考使用。

本书在编写过程中,由旬阳弟子张博、西安弟子焦铭进行资料收集,博士研究生丁纪茹和硕士研究生牛苗苗、张艺馨对本书的补充、完善亦做出贡献,特此感谢。由于出版时间仓促,书中难免有不足之处,还请广大同仁批评指正,以便再版时修订。

张效科

2023 年 6 月

目录

第 1 讲　咳嗽（哮喘）

　　咳嗽是临床最常见的症状之一，主要见于呼吸系统疾病，但非呼吸系统疾病或其他全身性疾病也可引起此症。咳嗽，一方面属于一种保护性反射，通过咳嗽清除呼吸道分泌物及气道内异物，有利于疾病的恢复；另一方面，咳嗽可导致呼吸道内感染扩散，严重者出现呼吸道出血、诱发气胸，频繁咳嗽也会影响患者的日常生活。

　　人体非自主性咳嗽均由完整的反射弧完成，当位于呼吸道黏膜的感受器受到刺激后，神经冲动经迷走神经等传入延髓的呼吸中枢，信号整合后经传出神经传递至效应器（膈肌、喉、胸部及腹部肌群等），从而引发咳嗽。上呼吸道感染严重时，黏膜充血水肿、黏液分泌增多、毛细血管壁通透性增加，由红细胞、白细胞、巨噬细胞、纤维蛋白等渗出物与黏液、尘埃、某些组织代谢物等混合而形成痰液，随着咳嗽动作排出。

　　咳嗽常分为急性咳嗽与慢性咳嗽，急性咳嗽指持续时间短于 3 周的咳嗽，较为多见；慢性咳嗽指持续时间在 3 周以上的咳嗽，可分为特异性咳嗽和非特异性咳嗽。特异性咳嗽指除咳嗽外，还存在能够提示特异性病因的其他症状或体征，即咳嗽只是明确诊断的症状之一。非特异性咳嗽是以咳嗽为主要或唯一的表现，而胸片未见明显异常的慢性咳嗽，主要包括感染后咳嗽、上气道咳嗽综合征、咳嗽变异性哮喘。

一、西医病因

　　西医认为导致咳嗽的病因大致有以下几点。

　　（1）呼吸系统疾病：呼吸系统感染，鼻咽部至小支气管任何部位黏膜受刺激，如喉癌、支气管扩张、肺部肿瘤等。

　　（2）胸膜病变：各种原因所致的胸膜炎、胸膜间皮瘤、自发性气胸等。

（3）变态反应性疾病：过敏原所致的支气管哮喘、过敏性肺炎、嗜酸性粒细胞增多性肺炎等。

（4）心血管疾病：左心衰竭，出现肺水肿或肺淤血；右心或体循环静脉栓子脱落造成肺栓塞时。

（5）神经精神性因素：皮肤受冷刺激或咽峡部黏膜受刺激时引起反射性咳嗽；脑炎或脑膜炎时，延髓受损；习惯性咳嗽等。

二、中医病因病机

早在《素问·咳论》中就已指出咳嗽的病因有内、外两个方面，属"内外合邪"，外是"皮毛先受邪气，邪气以从其合也"；内则"其寒饮食入胃，从肺脉上至于肺"。还有"五脏六腑皆令人咳，非独肺也"的理论，即五脏六腑的功能失调皆可"聚于胃，关于肺"而致咳。宋代陈无择在《三因极一病证方论》中指出致咳的内因、外因和不内外因，如房劳伤肾、饥饱伤脾、罢极伤肝、叫呼伤肺、劳神伤心等为咳嗽的不内外因。明代张景岳在《景岳全书·咳嗽》中认为咳嗽有外感和内伤两大成因，并按此分类，认为外感由外邪所致，素无他疾，起病突然，由肺及他脏；内伤病无外邪，体质较弱，来势缓慢，由他脏及肺。清代程国彭在《医学心悟·咳嗽》中将致咳的过程概括为"肺体属金，譬若钟然，钟非叩不鸣。风、寒、暑、湿、燥、火六淫之邪，自外击之则鸣。劳欲情志，饮食炙煿之火，自内攻之则亦鸣。"

三、中医治则

（一）中医辨治思路

据咳嗽之病因不同，可将其分为外感与内伤之咳，外感咳嗽多为外感六淫（风、寒、暑、湿、燥、火），从口鼻或皮毛而入，使肺气被束，肺失肃降。风为六淫之首，其他外邪多随风邪侵袭人体，故外感咳嗽常以风为先导，或挟寒，或挟热，或挟燥，其中尤以风邪挟寒者居多。内伤咳嗽多因脏腑功能失于调节，累及肺而发病，具体可分其他脏腑病变涉及于肺和肺脏自病，其辨证分型为痰湿蕴肺证、痰热郁肺证、肝火犯肺证、肺阴亏耗证。故外感咳嗽治疗当以祛邪为主，内伤咳嗽治疗当以补虚为主。

清代沈金鳌在《沈氏尊生书》中言："咳之为病，有新久、虚实之殊。新咳者，肺有实邪，风则散之，寒则发之，热则清之，火则泻之，湿则除之，痰则涤之。有久病忽咳,病虽久而咳则暴,亦为新咳,必新伤风食也。风则疏之,食则消之即愈矣。""久咳者,属虚属郁,有由气虚者,有由血虚者,有由血虚火盛、喘咳声嘶者,有气血两虚者,有虚劳嗽、痰热渴汗者,有虚劳、咳血痰喘者。"

对咳嗽的辨治,清代尤怡的《金匮翼》论述较全:"治嗽最要分别肺之虚实,痰之滑涩,邪之冷热,及他脏有无侵凌之气,六腑有无积滞之物。""虚者人参、黄芪之属补之,使气充则脏自固;实者葶苈、杏仁之属泻之,使邪去肺自宁;痰滑者南星、半夏之属燥其湿;痰湿者瓜蒌、杏仁之属润其燥;寒者干姜、细辛温之;热者黄芩、栀子清之;气侵者五味、芍药收其气,使不受邪也;积滞者枳实、瓜蒌逐其客,使无来犯也。"

咳嗽的治疗根据病症不同,治法亦有所不同。急性咳嗽治疗以宣肺祛邪、止咳为主,即所谓的"表证解,咳嗽止"。临证治则往往以六经辨证为主,如太阳经证,以麻黄汤、桂枝汤、葛根汤、麻杏石甘汤、小青龙汤为主方;少阳经证,以小柴胡汤为主方;少阴经证,以麻黄附子细辛汤为主方。慢性咳嗽重在治肺、治脾、治肾,也包括治肝,其中尤以二陈汤、金水六君煎、黛蛤散、麦门冬汤为主要用方,治疗慢性咳嗽亦不忘宣肺止咳,因而麻黄剂亦为临床所选用。

(二)治疗急性咳嗽的经典方

1. 麻黄系列方(以三拗汤为底方)

《伤寒论》第35条云:"太阳病,头痛发热,身疼腰痛,骨节疼痛,恶风无汗而喘者,麻黄汤主之。"条文主证中虽无"咳",但后世医家均视其为风寒咳嗽之祖方。凡是咽痒咳嗽或哮喘皆可应用。临证以咳嗽、咽痒、口淡、便干,舌淡,苔腻,脉浮弦为辨证要点。因咳嗽之症,无论外感、内伤,其病机皆为肺气上逆、肺失宣降,故治咳当以宣肺为先,《景岳全书·咳嗽》所言"咳证虽多,无非肺病"即指此意。因此,麻黄为宣肺散寒、止咳平喘第一用药,当推首选。方中杏仁70枚,是仲景方中用量最大者,其主要作用为止咳化痰。

宋代《太平惠民和剂局方》中三拗汤[甘草、麻黄(不去根节)、杏仁(不去皮尖),上等份],被认为是麻黄汤去桂枝,或麻黄杏仁甘草石膏汤去石膏化裁而来。因本方未按仲景之意遵古炮制,与古法相悖而行,故名"三拗汤",从而成为中医治疗外感风寒咳嗽的基本方。《证治准绳》在三拗汤基础上加荆芥(不去梗)、桔梗(蜜拌炒),名五拗汤,治感受风寒形寒肢冷、痰嗽连声者。笔者经多年实践验证,无论有无表证、有无寒热,无论急、慢性咳嗽,三拗汤均可作为基础方。近代江南一带受温病学"养阴保津"学说影响，对用麻黄解表宣肺较为慎重。但只要灵活掌握配伍特点，不畏麻黄"刚燥发汗"之弊，方能获良好疗效。麻黄常用量为 10～15 克，小儿、老年人或伴心律失常者适当减量，或改用炙麻黄。杏仁为中枢性止咳药，用量大则止咳化痰力强。一般认为苦杏仁食用过量可致中毒，但笔者多年治疗咳喘使用杏仁 30 克，未见任何毒副作用及过敏反应。郭亚雄教授治小儿咳喘，常用杏仁 30 克，亦未见有不良反应。甘草常用量为 10～30 克，是治疗感冒咳嗽、咽喉疼痛的主药，如甘草汤、桔梗汤。现代药理学研究表明，甘草有抗炎、抗过敏、解毒、止咳等作用，如复方甘草片。

麻黄汤及三拗汤对于治疗风寒咳嗽具有良好效果，但若治不及时或治不得法，往往迁延不愈。西医谓咽部及气道高反应性是发病主因，多用异丙嗪等药物。中医则认为风邪入里停留，故治疗当以祛风为先。麻黄汤及三拗汤中麻黄解表祛风，同类祛风药有荆芥、防风，病情稍重的用僵蚕、地龙、乌梅等，其作用主要是抗过敏。现今临床相当一部分咳嗽，表证不明显，但咽部刺激症状明显，或支原体检查为阳性，或使用抗生素效果不佳，或对一般辨证用药不敏感，临证需认真辨证、创新用药，方能取得较好疗效。笔者多年临证实践发现，治疗咳嗽在一般祛风药基础上，加入藤类祛风药，如青风藤 15～30 克、海风藤 15～30 克等，临床疗效明显提高。《朱良春用药经验集》中也谈到治咳喘时，加藤类药（如穿山龙）能起明显增效作用，并认为其机理即现代医学的抗炎、抗过敏作用。岭南名医黎炳南治小儿咳喘时亦常用藤类药五爪龙，效果良好。对于迁延性咳嗽或顽固性咳嗽，藤类风药抗炎、抗过敏作用远远强于一般祛风止痒药，且临床疗效明显提高。

2. 柴胡系列方

小柴胡汤亦是治疗咳嗽的基本方，无论急性或慢性，持续性或阵发性的剧烈咳嗽，无痰或痰少而黏，本方皆适宜。《伤寒论》第 96 条中言明小柴胡汤可治咳嗽，"若咳者，去人参、大枣、生姜，加五味子半升，干姜二两。"除此之外，《黄帝内经》载"久咳不已，则三焦受之，三焦咳状，咳而腹满，不欲饮食"。《素问·咳论》谓："五脏六腑皆令人咳，非独肺也。"《伤寒论》第 230 条："阳明病，胁下硬满，不大便而呕，舌上白苔者，可与小柴胡汤。上焦得通，津液得下，胃气因和，身濈然汗出而解。"宋代许叔微在《伤寒百证歌》中更有"小柴治咳值千金"口诀。清代陈修园在《医学实在易》中则言："胸中支饮咳源头，方外奇方勿漫求，又有小柴加减法，通调津液治优优。"《血证论》中提到"五脏六腑皆有咳嗽，而无不聚于胃,关于肺……兹有一方,可以统治肺胃者,则莫如小柴胡汤……盖小柴胡能通水津,散郁火,升清降浊,左宜右有,加减合法,则曲尽其妙。"郝万山教授认为少阳病涉及三焦,三焦气机不畅,水道失调,水液代谢障碍,故致痰饮内生,痰饮犯肺,出现肺气宣发肃降失调的咳喘。

小柴胡汤集寒热、补泻于一方,寒温同用,扶正祛邪,攻补兼施,从而达到疏利三焦,调达上下,宣通内外,和畅气机的效果。另外,单味柴胡治咳,代有明训,如《神农本草经》言柴胡"主心腹,去肠胃中结气,饮食积聚,寒热邪气,推陈致新";《名医别录》言"主痰热结实,胸中邪逆";《大明本草》记载柴胡"主消痰止嗽,润心肺";《全国中草药汇编》载:"有较强的镇咳作用"。按方后治咳用药加减,即由柴胡、黄芩、半夏、甘草、干姜、五味子组成,因其为六味药物组成,故可称为"六味小柴胡汤",是从少阳论治咳嗽基本方。急性或慢性咳嗽,往往伴有咽痒或油烟刺激后干咳,呈现出"往来咳嗽"现象。若无明显的痰饮、表证、阳虚等指征,可看作是少阳证"往来寒热"的一种延伸,此时即是柴胡药证。四川名医江尔逊及其弟子治疗咳嗽时,常在小柴胡汤的基础上合用金沸散等,效果良好。

(三)治疗慢性咳嗽的经典方

1. 金水六君煎

金水六君煎是慢性咳嗽高效方,原方为"当归二钱,熟地黄三至五钱,陈皮一钱半,半夏二钱,茯苓四钱,炙甘草一钱,生姜三至七片。"《景岳全书·杂证谟》言:"外感之嗽,凡属阴虚少血,或脾肺虚寒之辈,则最易感邪。但察其脉体稍弱,胸膈无滞,或肾气不足,水泛为痰,或心嘈呕恶,饥不欲食,或年及中衰,血气渐弱,而咳嗽不能愈者,悉宜金水六君煎加减主之。"张景岳言:"阴气不足,多痰兼燥而咳者,金水六君煎""若虚在阴分,水泛为痰,而呕吐者,宜金水六君煎"等。从其论述分析,金水六君煎以二陈汤健脾化痰,熟地黄、当归滋补肺肾,如此则脾气健运,湿痰不生,肺肾复元,咳喘自止。所治病证当以肺肾阴虚,水泛为痰,或年迈阴虚,血气不足,外受风寒,咳嗽呕恶,多痰喘急等症为宜。

裘沛然在《壶天散墨》载其曾治"一个寓居嘉定县里张姓的男性患者,患咳嗽痰喘甚剧,病程已历半年,备尝中西药物都没见效。予通阳运脾、温肺肃降、理气祛痰、燥湿畅中之剂,愈进而病愈剧,病者已经失去了治疗的信心,而我对这个病也何尝有治愈把握。由于他远道而来,为勉处一方:熟地黄 45 克,当归

30 克,半夏、茯苓各 12 克,陈皮、甘草各 9 克。仅服三剂,胸闷已觉渐宽,颇思进食。服七剂后,咳减喘轻,胃纳大香,痰化而痞胀竟消。后仍照原方续进七服……缠绵痼疾,半月尽除。"

金水六君煎除治慢性咳喘外,尚能治"痰咸"一证。王孟英用熟地黄等药治阴虚水泛痰嗽时,补充了一个独特症状"脉细,痰咸"。《王孟英医案》载:"张与之令堂,久患痰嗽碍卧,素不投补药。孟英偶持其脉,曰:非补不可!予大剂熟地黄,一饮而睡。与之曰:'吾母有十七载不能服熟地黄矣,君何所见而重用颇投。'孟英曰:'脉细、痰咸,阴虚水泛,非此不为功。以前服之增病者,想必杂以参、术之助气。昔人云勿执一药以论方,故处方者,贵于用药能恰当病情,而取舍得宜也。'"笔者体会"脉细"不一定为必须症状,但部分患者感觉喉中痰咸或黏腻不爽则为特征,治疗均可从脾、肾入手。2015 年,笔者曾治一名 60 岁妇女,虽不咳嗽,但感喉中黏腻发咸,在别处治疗数月,但未见效。分析其治疗思路当从肾入手,咸入肾,《张氏医通》云:"口咸,肾液上乘也,六味地黄丸加五味、乌贼骨",遂以金水六君煎加减,治疗 2 个月获愈。

2. 黛蛤散

治疗慢性咳嗽的另一个有效方为黛蛤散,该方始见于郑显庭编撰的《丸散膏丹集成》,其组成仅两味,一为青黛,一为海蛤壳。方中青黛出自《药性论》,别名靛花,有清热解毒、凉血的功效,主治热病发斑、吐血、咯血、肺热咳嗽、小儿发热、惊痫等症;海蛤壳出自《本草原始》,别名蛤壳,有清热利湿、化痰软坚功效,主治热痰喘嗽、瘿瘤瘰疬、水肿、遗精等症。两药组成黛蛤散,主治肝火犯肺所致的咳嗽吐痰、胸胁作痛等症,主要用于慢性咳嗽,尤其对干咳无痰或咳声连连等治疗效果良好。常用量为青黛 6~15 克、海蛤壳 15~30 克。

3. 麦门冬汤

部分迁延性咳嗽以燥咳为主,无痰或少痰、喉咙干、发痒,病变部位在咽喉,咽喉部病灶不去,则致咳嗽反复不愈,因此,治疗重点应以治咽部炎症为主。《伤寒论》少阴篇有专论咽痛,说明咽部疾病与少阴有关,少阴阴液不足、虚火上炎可致咽痛,故以麦门冬汤治火逆上气,咽喉不利;《医学入门》提出"咽喉病皆属于火";《景岳全书》列镇阴煎,方由"熟地黄一二两、牛膝二钱、炙甘草一钱、泽泻一钱半、肉桂一二钱、制附子五七分或一至三钱"组成,并认为该方冷服可治格阳喉痹上热。这些方剂可适当用于治疗慢性咳嗽,尤其是伴有咽部微红、咽喉干燥、轻微咽痒时,效果良好。

四、专病高效方药

（一）高效方

麻杏二青六君煎

麻黄 10 克、杏仁 25 克、甘草 15 克、青黛 8 克、海蛤壳 15 克、青风藤 15 克、熟地黄 25 克、当归 15 克、天浆壳 25 克。

本方为三拗汤加黛蛤散、青风藤、金水六君煎加减组合而成，其中三拗汤源于麻黄汤，后被《太平惠民和剂局方》（简称《和剂局方》）收录去桂枝而成方，治"感冒风邪、鼻塞声重、语音不出；或伤风伤寒，头痛目眩，四肢倦怠，咳嗽多痰、胸满气短"，可作为治疗急、慢性咳嗽的基础方，有宣肺解表、散寒、止咳之效。黛蛤散有清肺泻热、清肺化痰、软坚散结之功效，对急、慢性咳嗽均有良好的疗效。金水六君煎为常用的治疗慢性咳嗽良方，本方取此方中特色用药熟地黄、当归，有滋阴润燥、化痰之效；天浆壳味咸，性平，有清肺化痰、止咳平喘、软坚散结之效，为治疗咳嗽较为有效的特异性用药；青风藤有清热除湿及较强的祛风止痒之效，全方组合，则寓宣肺散寒、清热化痰、祛风止痒、滋阴润燥等功效，可以作为急、慢性咳嗽的高效方，临床适当加减，效果良好。

（二）特色用药

二陈汤为治咳常用之方，但当归、熟地黄的使用为部分医家所不解。殊不知临证治疗慢性咳喘单凭补脾肺，痰难消，加熟地黄、当归则痰自消，此为补肾化痰之法，诚如王纶在《名医杂著》中言："痰之本水也，源于肾；痰之动湿者，主于脾；痰之末饮也，贮于肺。"

熟地黄 张景岳认为熟地黄"大补血衰，滋培肾水，填骨髓，益真阴，专补肾中元气，兼疗藏血之经""阴虚而水邪泛滥者，舍熟地黄何以自制；阳虚而真气散失者，舍熟地黄何以归原。"《景岳全书》中贞元饮则以熟地黄、当归、炙甘草滋阴养血，填精纳气，为治元海无根而虚喘欲脱之要方。《古今图书集成·医部全录》引张景岳大补元煎、右归丸、大营煎、小营煎，以治气血亏损、真阴精血虚少、元阳不足之喘息，诸方皆用当归、熟地黄、枸杞等药物，以补血生精、纳气定喘。叶天士也善用熟地黄治疗咳喘，《未刻本叶氏医案》首案曰："嗽而脉数，脏阴亏矣，金水同治，第参之色脉，恐延损怯。熟地、甜北参、麦冬、茯苓、川石斛、天冬。"近代中西汇通大家张锡纯也常用大剂熟地黄治疗咳喘,其在《医学衷中参西录》中言:"痰饮病轻则治肺脾,重则治肾。以虚痰之本源于肾,肾气虚则闭藏失职,上见饮泛为痰,下呈不约为遗,故加熟地黄、当归使令肾气得充,厚其闭藏之力则水湿运化,痰之本源清也。肺为水之上源,上源得清,金水相生,肾气振复,固摄有权则遗漏自止。故前哲云:'脾肾为生痰之源,肺胃为贮痰之器'。"并认为"熟地黄小则作闷,多用反不作闷"。《红炉点血·火热炎痛》亦指出脾虚肾阴亏喉痹及治则,"若夫土衰水涸,则相火蒸炎,致津液枯竭,由是咽喉干燥、疼痛等证作矣。火病至此实真阴失守,孤阳无根,冲浮于上,而乃至此……唯滋阴抑阳,使水升火降,津液复回,而后可止。"熟地黄之补肾、滋阴润燥的作用,不单对慢性咽炎有很好的疗效,对咽部炎症引起的慢性咳嗽亦有明显治疗作用。

当归　《神农本草经》言"主咳逆上气",《和剂局方》中所载苏子降气汤中即有当归;《证治准绳》以川当归散(药用川当归、牡丹皮、白芍、黄芩、木通、华阴细辛、麦冬、甘草、生地黄)"理荣卫,消瘀血,出声音,治痰嗽。"清代唐宗海在《医学见能》中以当归、白芍、茯苓、柴胡、煨姜、薄荷、丹参、香附、半夏、黄芩、五味子、牡丹皮、白术、甘草组成加味逍遥散,治疗小儿咳嗽连呛数十余声者,效果良好。由此推断,《神农本草经》言当归治"咳逆上气",究其所治当属内伤久咳,无问虚实、有痰无痰,皆可应用,与熟地黄配伍最为切合。

天浆壳　为萝藦科植物萝藦的果壳,异名天将壳(《饮片新参》)、萝藦荚(《药材学》)等。秋季采收成熟果实,剥取果壳,晒干。主要分布于我国东北、华北、华南等地区。味咸,性平,具有清肺化痰、止咳平喘、软坚散结等功效。《药材资料汇编》言:"治小儿麻疹";《草药手册》载:"治肺风痰喘,损伤出血";《上海常用中草药》言:"化痰、止咳、平喘。治咳嗽痰多、气喘、百日咳、麻疹透发不畅、发热咳嗽"。在民间常用于治疗咳嗽痰多、肺风痰喘、百日咳、惊痫、麻疹不透等。如以天浆壳、枇杷叶各15～20克,冰糖适量,治疗咳嗽。

由于陕西不产,且北方医家多不用,因而对治疗咳嗽效果良好的该味中药并不清楚,但其在南方则被部分名家所推崇。笔者经临床验证其效果良好,推荐常用量为15～30克。

五、用药创新

笔者在多年治疗咳、喘等肺系疾病,尤其是缠绵难愈的顽固性咳嗽的过程中发现,加入藤类风药具有事半功倍的效果。顽固性咳嗽,属于中医"风咳"范畴,自古即为较为难治之病,如《礼记·月令》中即有"季夏行春令,则谷实鲜落,国多风咳,民乃迁徙"的描述。《诸病源候论·咳嗽病诸候》载:"又有十种咳。一曰风咳,欲语因咳言不得竟是也。"《备急千金要方》亦有类似记载:"问曰:咳病有十,何谓也?师曰:有风咳、有寒咳、有支咳、有肝咳、有心咳、有脾咳、有肺咳、有肾咳、有胆咳、有厥阴风咳。问曰:十咳之证以何为异?师曰:欲语因咳言不得竟,谓之风咳。"风咳常表现为急迫性、挛急性和阵发性,受风、受寒而发,反映"风者善行而数变""风盛则挛急"的致病特点;伴有咽痒、无痰或者少痰等,则体现"无风不作痒""风盛则动"的发病特点。外感风邪迁延不愈,往往入里停留,《素问·风论》曰:"风者,百病之长也。至其变化,乃为他病也,无常方,然致有风气也。"因此,迁延性咳嗽(喘)等,往往风邪作怪,虽为难治,但其治疗仍然以祛风为先。

治疗方面,叶天士言"若因风者,辛平解之",以疏风宣肺、缓急止痉、止咳利咽为常法,常用麻黄、蝉蜕、地龙等疏风宣肺之品,外加宣肺止咳之紫菀、款冬花、百部、杏仁、枇杷叶、五味子等,此类药物对一般风咳效果良好,但仍有部分风咳效果并不明显。笔者受上述理论及导师张炳厚临床应用藤类药物的启发,充分发挥藤类药搜剔祛风止痒良好作用,又见朱良春老师在治咳喘时每每加入藤类药穿山龙,效果倍增。因而在治疗咳嗽(风咳)、咳喘等呼吸系统疾病时,在辨证的基础上可加入部分藤类药物,以显著提高临床疗效。

经多年临床实践,笔者总结出临证治疗咳嗽的高效方如下。急性咳嗽可用三拗汤合青风藤 15～30 克、海风藤 15～20 克;慢性咳嗽可用三拗汤合青风藤 15～30 克、海风藤 15～20 克合金水六君煎(当归 20～30 克、熟地黄 20～30 克)合黛蛤散;偏寒者,取三拗汤合桔梗甘草汤,辅以利咽药(如紫苏梗、前胡、威灵仙、白芷、白僵蚕、赤芍)、藤类风药、天浆壳;偏热者,取小柴胡汤合桔梗甘草汤,辅以前述药物。临证应用此思路辨证论治,疗效确切而迅速。

六、临证备要

咳嗽之辨证有外感与内伤,外邪犯肺发生演变转化者应随证变法。风寒客肺化热而表未解见外寒内热者,应解表清里;风寒化热者,转用清法;风热化燥者,当用润法。内伤气火咳嗽者,易耗伤肺津,应适当配合清养肺阴之品;痰湿咳嗽者,常易伤及肺脾之气,应配合补脾益肺之品,以免久延导致肺气虚寒、寒饮伏肺诱发咳喘;肺阴亏耗咳嗽者,每致阴虚火炎、灼津为痰,必要时还当兼以清火化痰。外感咳嗽反复不愈可成内伤咳嗽,其中夹湿、夹燥者较为缠绵,应彻底治疗,以杜其迁延、转化;内伤咳嗽每因感受外邪使发作加重者,治疗应权衡标本、主次,或先后分治,或标本兼顾。

治疗咳嗽时,应注意辨别病性,外感者,宜宣肃肺气,疏散外邪,因势利导,肺气宣畅则咳嗽自止。忌用敛肺、收涩的镇咳药。误用可导致肺气郁遏,不能达邪外出,邪恋不去而久咳伤正。内伤者,须注意调护正气,标本兼顾。忌用宣肺散邪法。误用易致耗损阴液,伤及肺气,正气愈虚。

此外,治疗时注意审证求因,切勿见咳止咳,必须按照不同的病因分别处理。一般说来,咳嗽的轻重可以反映病邪的危重与否,但在某些情况下,因正虚不能祛邪外达,咳虽轻微,但病情却重,应加以警惕。

七、病案举隅

杨某,女,52岁,2021年2月20日就诊。主诉:间断咳嗽2年余,加重伴咽痒不适1个月。患者2年前感冒后出现干咳、咳痰色白,量少质黏,自行服用感冒药后症状缓解,之后每年秋冬季节咳嗽间断发作。1个月前因偶遇风寒后咳嗽频发。现症见:阵发性干咳,咯少量白色泡沫痰,伴咽痒及咽部异物感,无胸闷喘息等不适,纳、寐可,二便调,舌红、苔薄白,脉弦缓。西医诊断:慢性咳嗽;中医诊断:风咳(风邪伏肺证)。治以祛风宣肺、止咳为主,辅以补肾等。方选麻杏二青六君煎合桔梗甘草汤等加减,拟方如下:麻黄15克、杏仁20克、甘草20克、桔梗15克、紫苏叶15克、前胡20克、射干20克、青黛8克、海蛤壳15克、黄芩20克、威灵仙15克、天花粉30克、熟地黄25克、细辛5克、当归20克、青风藤20克、牛蒡子15克、天浆壳25克。7剂,水煎服,每日1剂。

2021年2月27日二诊:服用上方后,患者诉咳嗽症状缓解明显,但仍有咽痒、咽紧,纳、寐可,二便调,舌红苔薄,脉弦缓。于原方去紫苏叶,加紫苏梗20克,14剂,煎服法同前。

2021年3月14日三诊:继服上方后,患者咳嗽完全缓解。

【按语】该患者是2年前感风受邪后,因失治、误治导致风邪留伏于体内,迁延不愈,入里停留,故形成慢性咳嗽。病久则肺肾虚损,故此后每遇外风侵袭,则引动伏风,以致"风气内动,脏气不平,上逆生咳",故其治当祛风宣肺、止咳,肺肾同治,以宣肺止咳为主。选方以麻杏二青六君煎合桔梗甘草汤,并加利咽药及特色药,因患者久病,亦不忘适当补肾。方中麻黄、细辛、杏仁宣肺散邪、止咳;黄芩苦寒,合黛蛤散,清肺热并制约麻黄辛、温及宣散之性;桔梗、甘草清肺利咽,合紫苏叶、前胡、牛蒡子、射干则作用更强;熟地黄、当归、天花粉滋阴补肾、化痰止咳;青风藤、威灵仙祛风止痒,两药对咽部的风邪,即所谓的气道高反应有较强的抗过敏作用。二诊时,易紫苏叶为紫苏梗,意为加强利咽止痒之功,紫苏梗有较强的抑制咽喉反射作用,对慢性咳嗽尤其是咽喉源性咳嗽作用较强,全方肺肾同治,以宣肺为主,久病则参之以补肾之品,另加入强力之祛风止痒之品青风藤,特效药天浆壳,则起效更速。

附:哮喘的辨证思路及技巧

哮病是一种发作性痰鸣气喘疾患,以喉中哮鸣有声、呼吸气促困难为特征,甚则喘息不能平卧;喘证则是以呼吸困难为主,表现为张口抬肩、鼻翼翕动、不能平卧等。明代虞抟在《医学正传》中指出:"喘以气息言,哮以声响名"。哮喘乃以宿邪内伏,外因诱发,而致肺气上逆、肺失宣降为主要病机。哮喘自古即为难治性疾病,有"名医不治喘,治喘白伤脸"之说,但笔者经多年的临床实践,以肺肾同治合传统经方辨治哮喘,加之用药细心大胆,大部分均可痊愈,或完全不用西药。

(一)哮喘经典方

(1)咳逆倚息不得卧,小青龙汤主之。(《伤寒论》)

麻黄(去节)、芍药、细辛、干姜、炙甘草、桂枝(去皮)各三两、五味子半升、半夏半升(洗)。[1]

上八味,以水一斗,先煮麻黄,减二升,去上沫,内诸药,煮取三升,去滓,温服一升。若渴,去半夏,加栝楼根三两;若微利,去麻黄,加荛花,如一鸡子,熬令赤色;若噎者,去麻黄,加附子一枚,炮;若小便不利,少腹满者,去麻黄,加茯苓四两;若喘,去麻黄,加杏仁半升,去皮尖。且荛花不治利,麻黄主喘,今此语反之,疑非仲景意。

(2)发汗后,不可更行桂枝汤。汗出而喘,无大热者,可与麻黄杏仁甘草石膏汤。(《伤寒论》)

麻黄四两(去节)、杏仁五十个(去皮尖)、甘草二两(炙)、石膏半斤(碎、绵裹)。

上四味,以水七升,煮麻黄,减二升,去上沫,内诸药,煮取二升,去滓,温服一升。

---

① 根据汉代度量衡制度,推算古方剂量,一钱=1.5~1.8克;一两=15.625克,约15克;一斤=16两=250克;一合=20mL;一升=10合=200mL;一斗=10升=2000mL。

（3）咳逆上气，时时吐浊，但坐不得眠，皂荚丸主之。（《金匮要略》）

皂荚八两（刮去皮，用酥炙）。

上一味，末之，蜜丸梧子大。以枣膏和汤服三丸，日三，夜一服。

（4）咳而上气，喉中水鸡声，射干麻黄汤主之。（《金匮要略》）

射干十三枚（一法三两）、麻黄四两、生姜四两、细辛、紫菀、款冬花（各三两）、五味子半升、大枣七枚、半夏大者八枚（洗，一法半升）。

上九味，以水一斗二升，先煮麻黄两沸，去上沫，内诸药，煮取三升，分温三服。

（5）肺胀，咳而上气，烦躁而喘，脉浮者，心下有水，小青龙加石膏汤主之。（《金匮要略》）

麻黄、芍药、桂枝、细辛、干姜、甘草各三两，五味子、半夏各半升，石膏二两。

上九味，以水一斗，先煮麻黄，去上沫，内诸药，煮取三升。强人服一升，羸者减之，日三服。小儿服四合。

（二）哮喘祖方——射干麻黄汤

射干麻黄汤可宣肺平喘、化痰降逆，被认为是治疗哮喘的祖方及主方。"咳而上气，喉中水鸡声，射干麻黄汤主之"，仲景描述的"咳而上气"，包括咳嗽与气喘；"喉中如水鸡声"即为哮喘发作时哮鸣音。《医学心悟》言："喘以气息言，哮以声响言"。故本证"咳而上气，喉中水鸡声"，即哮喘病，见于今支气管哮喘或喘息性支气管炎等。此证早期往往为风寒诱发，临证表现以"寒喘""冷哮"为主，如咳嗽、咳痰，色白、清稀、量多，背部寒冷，咯痰困难，喉中痰鸣等，此即射干麻黄汤之适应证。

方中射干、麻黄均为君药，麻黄发散风寒、宣肺平喘，自古是中医治喘主药。《幼幼集成》载"哮喘为顽痰闭塞，非麻黄不足以开肺窍"，今言其有拟肾上腺素作用，能解除支气管平滑肌痉挛而起到平喘效果，寒热、虚实均可应用；射干，《神农本草经》载"主咳逆上气，喉痹咽痛"。《本草纲目》言："射干，能降火，故古方治喉痹、咽痛为要药。"其苦寒泄降，清热解毒，专入肺经，故擅于清肺泻火、利咽消肿，因而对痰气互结而喉中痰鸣如水鸡声，射干为首选之药。本病发作，多以寒喘为先，故常配细辛以温化寒痰，与麻黄、五味子相须为用，可明显增强平喘之力，减缓以至消除喉中痰喘；半夏燥湿化痰，降逆和胃，用半升约65克（今用15～30克），可见其痰为胶固顽痰，非大剂半夏不能化其痰；紫菀、款冬花温而不热，润而不燥，寒热皆宜，是温化寒痰常用对药。全方配伍犹如《千金方衍义》言："上气而作水鸡声，乃是痰碍其气，气触其痰，风寒入肺之一验。故于小青龙方中,除桂心之热,芍药之收,甘草之缓,而加射干、紫菀、款冬、大枣。专以麻黄、细辛发表,射干、五味下气,款冬、紫菀润燥,半夏、生姜开痰,四法萃于一方,分解其邪,大枣运行脾津以和药性也。"

(三)名家经验

孟河医家费开杨强调治哮喘熟地黄须与五味子合用,且用量宜大,临证时熟地黄用30～100克、五味子15～30克。且五味子有收敛肺气之效,常用以治疗咳喘,今认为其有较强的抗过敏作用。笔者认为在此基础上,加藤类抗过敏药,如青风藤20～30克、海风藤20～30克,或徐长卿15～30克,效果更加明显。岭南儿科名医黎炳南先生认为鹅管石对寒喘顽痰者尤宜,久病肾虚,发作时用之能助肾纳气定喘,合五味子则其效愈强,如无鹅管石,亦可以海蛤壳30～50克,或生牡蛎30～60克,或生龙骨30～60克代替。《医学衷中参西录》言:"龙骨善治肺中痰饮咳嗽,咳逆上气",与牡蛎并用"为治痰之神品"。

笔者治本病常在射干麻黄汤基础上合金水六君煎(二陈汤加熟地黄、当归),从肺、脾、肾入手,效果良好。方中二陈健脾化痰,培土生金;熟地黄补肾,扶元固本;当归止咳逆上气。《名医杂著》言:"痰之本水也,源于肾;痰之动湿者,主于脾;痰之末饮也,贮于肺。"张景岳认为熟地黄"大补血衰,滋培肾水,填骨髓,益真阴,专补肾中元气,兼疗藏血之经""阴虚而水邪泛滥者,舍熟地黄何以自制;阳虚而真气散失者,舍熟地黄何以归原",故金水六君煎足可称治疗咳喘"神剂",其中熟地黄用量宜大,临证常用30～60克。

(四)临证备要

哮喘为慢性病,久病常耗伤肺、脾、肾之气,治疗时需加用扶正之品。同时,本病以常有宿痰内伏为病根,哮喘一时平息,而伏痰未去,又需在补虚基础上加用宣肺化痰之品,故射干麻黄汤类宣散风寒、化痰、降气平喘不可少。因本病患者体质往往为外寒内热,或寒郁化火,故方中需另加清泻肺热之药,常用黄芩、石膏、桑白皮等。此类患者,往往因外感所诱发,临证用药需时刻观其咽喉之色。

咽喉乃肺之门户,临证若咽喉红肿,需加强清热解毒之力,常合桔梗甘草汤、黛蛤散,或加大射干用量;若咽喉色淡,则需加强温化之力,如细辛、干姜等用量可适当加大,这些细微用药,对消除病因及诱因,巩固疗效,乃至痊愈有重要意义。

本病组方用药与咳嗽基本相同,均以宣肺为基本思想,不同之处在于咳嗽以宣肺为主,重在治肺;哮喘以肺肾同治,重在补肾。哮喘的寒热用药常以辨别咽喉之色为依据,来灵活调整药物比例,此点切不可忽视。组方选方可参考:射干麻黄汤合黛蛤散合金水六君煎合重镇固摄、收敛肺气之品。特色用药为:麻黄 10 ~ 15 克、射干 15 ~ 30 克、熟地黄 15 ~ 60 克、五味子 15 ~ 50 克、青黛 10 ~ 15 克、海蛤壳(或鹅管石、生牡蛎)15 ~ 30 克。此外,尤要重视仙鹤草扶正补虚之效,细辛、徐长卿、青风藤、海风藤的抗过敏作用,以及桔梗汤(桔梗、甘草)的抗炎作用。当哮喘发作停止后,应适当减少宣肺之品,加大或坚持补肾健脾扶正之药的使用,这对于哮喘的痊愈至关重要。

今含麻黄的方剂(如射干麻黄汤、麻杏石甘汤、大小青龙汤等)均可治喘,北京赵锡武先生曾言:"喘息亦即哮喘,以小青龙汤为主方。挟有热象者,小青龙汤与麻杏石甘汤合用。脉微细、恶寒、嗜睡者麻黄附子细辛汤加黑锡丹治之。"今上述方剂不但常用于支气管哮喘、喘息性支气管炎、咳嗽变异性哮喘、感染后咳嗽、放射性肺炎、喉源性咳嗽等病证的治疗,还可用于过敏性鼻炎、血管神经性水肿、花粉症、荨麻疹、小儿支气管炎等的治疗,临证加减,往往能取得较为良好的效果。

(五)病案举隅

李某,女,55 岁,2020 年 10 月 13 日就诊。主诉:间断胸闷、喘息气憋 20 余年,加重 1 周。患者 20 年前因劳累后出现胸闷气短、喘息气促,遂就诊于当地医院,完善相关检查,诊断为"支气管哮喘",予抗炎、解痉平喘等对症治疗后症状好转。此后患者每因受凉后上述症状加重,多次住院治疗。近 2 年来,每遇夜间则遗尿。现长期吸入沙美特罗替卡松吸入剂 0.05 微克,每天 2 次。1 周前,患者因受凉后再次出现胸闷气短、喘息气促,服用西药后喘促症状未见明显好转。现症见:胸闷、喘息气促、咳嗽、咳痰、痰少、不易咳出,喉间可闻及哮鸣音,无心悸、胸闷,无肢体浮肿,纳、寐欠佳,夜间遗尿,大便干,舌暗红,苔薄白,脉弦细。西医诊断:支气管哮喘;中医诊断:哮病(风痰内阻、肺肾两虚证)。治以祛风化痰平喘,补益肺肾为法。方选射干麻黄汤合金水六君煎加减,拟方如下:麻黄 12 克、射干 20 克、姜半夏 15 克、细辛 6 克、五味子 30 克、杏仁 25 克、甘草 15 克、桔梗 15 克、熟地黄 40 克、当归 20 克、黄芩 25 克、陈皮 15 克、乌梅 30 克、炒白芍 20 克、仙鹤草 40 克、青风藤 20 克、干姜 5 克、徐长卿 20 克、金樱子 30 克、威灵仙 15 克。7 剂,水煎服,每日 1 剂。嘱患者注意保暖,谨避风寒,防止感冒,清淡饮食,避免生冷辛辣、腥膻发物,远离烟雾异味,防止过度疲劳。

2020 年 10 月 20 日二诊:患者服药后症状较前好转,近 1 周哮喘仅发作 1 次,发作时胸闷气喘症状较前明显减轻,偶有咳嗽,夜间遗尿消失,纳、寐尚可。

于原方基础上加用青黛 6 克（另包）、鹅管石 30 克。继服 7 剂。

2020 年 10 月 27 日三诊：偶有干咳，遇冷空气及刺激气味咳嗽明显，无喘息、气短，纳、寐可，二便调。继服上方 7 剂。后前后微调加减，治疗 3 个月，随访一年未再复发。

【按语】患者有哮喘病史多年，易损伤肺金之气，而五脏之病，穷必及肾，终致肾不摄纳而见肺肾两虚。肺肾摄纳失常，气不归原，加之久病顽痰胶固，一遇风寒外袭，则常引动伏痰，导致肺气上逆而喘。病情反复持续，则肺虚不能制下，见夜间遗尿。故其应肺肾同治，重在补肾。方中射干开结消痰，合桔梗则利咽作用尤强；麻黄疏风散寒、宣肺平喘；黄芩清泻肺热，并制约麻黄、细辛等辛温发散之性；干姜、细辛温肺化痰；桔梗、甘草清肺利咽；杏仁止咳平喘；陈皮、姜半夏理气降逆，燥湿化痰；五味子收敛肺气，配熟地黄补肾纳气，其效更佳；当归补血活血，止咳逆上气；金樱子收敛止遗，再加以徐长卿、青风藤、威灵仙、乌梅祛风、抗过敏；仙鹤草补虚扶正以调整免疫，全方共奏宣肺化痰平喘、补益肺肾、收敛止遗之效，加之关键用药量大故而见效。

第2讲 过敏性鼻炎

过敏性鼻炎,属于中医"鼻鼽"的范畴。鼻鼽,又称"鼽""嚏""鼽嚏",首见于《素问·脉解》言:"所谓客孙脉,则头痛、鼻鼽、腹肿者,阳明并于上,上者则其孙络太阴也,故头痛、鼻鼽、腹肿也。"《素问·五脏别论》言:"五气入鼻,藏于心肺,心肺有病,而鼻为之不利也。"《素问·宣明五气》亦言:"五气所病肾为欠、为嚏"。《灵枢·口问》言:"'人之嚏者,何气使然?'岐伯曰:'阳气和利,满于心,出于鼻,故为嚏。'"许慎于《说文·鼻部》中说:"鼽,病寒鼻塞也。"《素问玄机原病式·六气为病》中指出:"鼽者,鼻出清涕也。"该病临床常表现为突然和反复发作性鼻塞、鼻痒、喷嚏、鼻流清涕等,逢气候寒冷及巨变时表现明显,多数患者在清晨或夜晚表现较为明显。本病的病机历代论述甚多,均为肺、脾、肾三脏虚损,正气不足,感受风寒或湿邪,邪气侵袭鼻窍,病久致寒热错杂,故缠绵难愈。

一、西医病因

过敏性鼻炎,又称变应性鼻炎,常与接触变应原有关,遗传和环境亦是导致疾病的重要因素。

变应原主要通过三种方式作用于人体。①吸入变应原:室内变应原主要有尘螨、动物皮毛或来源于植物的过敏原等;室外变应原包括花粉和真菌等。②食入变应原:常见者如牛奶、鸡蛋、肉类、鱼虾及其他海味和某些药物等。③直接接触变应原:如化妆品、肥皂、油漆及某些外用药等。

变态反应性疾病是一个慢性发展过程,与遗传有关。遗传现象在单受精卵双胞胎中比双受精卵双胞胎更明显,而具有某种基因的儿童可能会特别敏感。

环境因素表现在室内外的空气污染,室外空气污染主要来源于机动车和大气污染,如臭氧、氮氧化物和二氧化硫等;室内空气污染主要有甲醛、甲苯等。

此外,还有感染因素"卫生假说"认为,变应性疾病增加是感染性疾病减少的结果。其理论依据是细菌感染或接触细菌的产物而激发 T 辅助 1 型细胞(Th1)的反应,从而产生抑制 Th2 的反应力,达到减少变应性疾病和哮喘的发病率。

二、中医病因病机

变应性鼻炎病因病机不外乎外感和内伤两方面。外感多责之于风寒,也与痰、热、湿、火相关。内伤者,通常认为与肺、脾、肾三脏关系密切。《医方辨难大成·中集》有:"鼻窍属肺,鼻内属脾。"《灵枢·本神》言:"肺气虚则鼻塞不利",《素问·宣明五气》曰:"五气为病……肾为欠为嚏"。中医认为鼻鼽的病因病机是肺气虚弱,风寒外袭。鼻功能的正常有赖于肺气的调畅,肺和气道通利,则鼻窍功能正常。肺本为娇脏,加之气虚,寒邪趁机自鼻而入,鼻窍不利而流涕。脾为后天之本,气血生化之源,肺气的充实,有赖于脾的升清作用。脾气虚弱,则肺气虚弱,鼻窍不利。《医学入门》中说:"鼻乃清气出入之道,清气者,胃中生发之气也",并指出用健脾化湿、祛风通窍法治疗本病,又说"鼽者,鼻流清涕,热微,二陈汤加芍药、当归、细辛、白芷、防风、羌活、桔梗等分,姜煎,入薄荷少许。久不止者,芷夷散去薄荷加荆芥、黄芩、神曲、半夏、南星。"肾为脏腑阴阳之本,生命之源。肾主纳气,肾虚则摄纳无权,气不归元,气浮于上,会导致喷嚏的发生。肾阳为人之元阳,肾阳虚导致肺气虚。肺主皮毛,皮毛之元阳虚弱,再感外寒,就会出现鼻流清涕、喷嚏不止等表现。中医学认为肾主水,肺主金,金能生水,所以肺为肾之母,正如李东垣在《脾胃论》中所说:"肺者,肾之母,皮毛之元阳本虚弱,更以冬月助其冷,故病者善嚏,鼻流清涕,寒甚出浊涕,嚏不止。"

三、中医治则

过敏性鼻炎中医辨证多以脏腑辨证为主,以六经八纲辨证为辅,临证之时亦常根据病因病机结合临床症状分类而治。

（一）中医辨证思路

（1）八纲辨证:过敏性鼻炎早期以寒为主,中后期则寒热并见、虚实夹杂。

（2）脏腑辨证:初起在肺,继续深入伤脾,继之损及肾。

（3）六经辨证:早期以太阳、阳明合病,太阳、太阴合病多见,慢性期则以太少(太阴、少阴)两感多见。按部位,鼻腔为阳明,太阳之地,所以开太阳、清阳明为基本治法,后期常需温补少阴。

(二)六经辨证分型

根据六经辨证,可将该病分型如下。

(1)太阳表证:症见面白、鼻痒、喷嚏连连,颈部常感不适,口不干、大便偏干,苔白,质不红,脉浮,常感寒加重,方用麻黄汤、葛根汤等加减。

(2)太阳、太阴合病:症见面色萎黄、鼻痒,或见鼻塞、乏力、食欲不佳、大便溏,舌淡苔白,脉弱,常选补中益气汤加减。

(3)太少两感:症见鼻痒、喷嚏连连,对气味、冷空气敏感,时感腰酸,口中和,舌淡苔薄,脉细弱,病程较长,常选麻黄附子细辛汤加减。

(三)治疗经典方

过敏性鼻炎的临证组方用药,可从以下四方面作为参考。

(1)过敏体质:方选过敏煎、脱敏煎、五皮五藤饮。

(2)风寒诱发:方选麻黄汤。

(3)肺有伏热:药用黄芩、石膏、桑白皮。

(4)鼻窍不通:方选苍耳子散。

1.过敏煎

组成:防风、银柴胡、乌梅、五味子、甘草各10克。

功效:益卫固表,抗过敏。

主治:凡过敏试验阳性者,均可采用本方。

本方为已故名老中医祝谌予先生的名方,临证时宜随证加减,如过敏性荨麻疹属风寒者,加桂枝、麻黄、升麻、荆芥;风热者,加菊花、蝉衣、金银花、薄荷;血热者,加牡丹皮、紫草、白茅根;热毒内盛者,加连翘、金银花、甘草、蒲公英、紫花地丁、板蓝根;过敏性哮喘者,常加莱菔子、白芥子、紫苏子、葶苈子、杏仁;过敏性紫癜者,常加藕节炭、血余炭、荆芥炭、茜草根、旱莲草、仙鹤草;过敏性鼻炎者,常加白芷、石菖蒲、辛夷、菊花、细辛、生地黄、苍耳子、葛根;对冷空气过敏症,常加桂枝、白芍、生姜等。

2.脱敏煎

组成:紫草10克、茜草10克、墨旱莲10克、蝉衣3克、干地龙10克。

功效:凉血疏风,脱敏止嚏。

主治:一般过敏性鼻炎,对重症及病证复杂者,力不能及。

本方为已故国医大师干祖望先生的经验方。方中紫草味甘、咸,性寒,具有凉血活血、解毒透疹的功效。药典记载紫草外用可预防麻疹,减轻麻疹症状或减少麻疹发病率。茜草味苦,性寒,阴中微阳,无毒,其色与血色相同,故可入血分,而通利血脉。墨旱莲补肾益阴;蝉蜕散风除热,利咽透疹;地龙息风、通经活络。现代药理研究证明,墨旱莲有增强机体免疫力、抗病原微生物的作用;蝉蜕、干地龙有良好的脱敏作用。

3. 五皮五藤饮

组成:青风藤 25 克、海风藤 25 克、夜交藤 25 克、钩藤(双钩)25 克、络石藤 25 克、粉牡丹皮 30 克、白鲜皮 20 克、海桐皮 20 克、桑白皮 20 克、地骨皮 20 克。

功效:祛风胜湿,清热解毒,通络和血。

主治:血热夹风夹湿之皮疹,包括过敏性鼻炎、皮炎、湿疹、荨麻疹、带状疱疹、痤疮、过敏性紫癜、皮肤瘙痒(疹)等。

本方为已故皮肤大家赵炳南先生的经验方。全国名中医张炳厚认为方中青风藤、海风藤辛散、苦燥、温通,既可祛风止痒燥湿,又可温通经络气血。夜交藤养血安神、祛风通络,专止夜间皮肤瘙痒。钩藤清肝与心包之火,既清血分之热,又解血分之毒,轻清透热,达邪外出;牡丹皮味辛,性寒,可清热解毒、散风止痒、活血消肿。更妙的是,全方以皮达皮,皮属肺,能利水消肿,祛邪给以出路;以藤达络,络通,则风去痒止、血行疹消。皮、藤合用,透风于外,渗湿于下,清中有行,行中有清,效能愈彰。临床实践证明,本方为高效抗过敏方,治疗过敏性鼻炎常选用一两味藤类风药,能明显增强其抗过敏之功,且效果超过传统的抗过敏方。

《本草便读》云:"凡藤蔓之属,皆可通经入络"。藤类药如络脉纵横交错,无所不至,取象比类,多具通络之功。因此,藤类药一可驱除络脉病邪,二可走行通利,引诸药直达病所。临床常用藤类药有:雷公藤、忍冬藤、海风藤、青风藤、络石藤、鸡血藤、钩藤、夜交藤等。功效主要有:①温通散寒,祛风通络:如雷公藤、丁公藤;②清热除湿,祛瘀通络:如络石藤、忍冬藤等;③祛风止痛,除湿通络:如青风藤、海风藤等;④柔筋舒筋通络:如络石藤、伸筋藤等;⑤活血通络,利水消肿:如鸡矢藤、天仙藤;⑥养血安神,祛风通络:如鸡血藤、夜交藤、钩藤。

上述药物作用的着眼点在于"风"。《本草新编》谓:"钩藤,祛风甚速,有风证者必宜用之。"夜交藤,味甘性平,入心、肝经,功擅养心安神,通络止痒,为养心安神之用药。前人谓："风邪深入骨骱,如油入面,非用蔓藤之品搜剔不克为功。"故可用海风藤祛风除湿、通经活络、消肿止痛。《本草汇言》对青风藤有这样的记载:"青风藤,散风寒湿痹之要药也,能舒筋活络,正骨利髓,故风病软弱无力,并劲强偏废之症,久用常服,大建其功。"现代药理证明,该药含有青藤碱等多种生物碱,具有镇痛、抗炎、免疫抑制与免疫调节等作用,可显著抑制前列腺素的合成与释放,达到抗炎目的。从青风藤中提取的有效成分,经现代工艺精制成正清风痛宁,是治疗风湿、类风湿性关节炎的最常用药物。

四、专病高效方

麻辛附子苍耳煎

麻黄 10 克、桂枝 20 克、细辛 8 克、苍耳子 15 克、辛夷 15 克(包煎),黄芩 25克、石膏 30 克(先煎)、熟地黄 30 克、制附子 5 克(同煎)、合欢皮 25 克、干姜8 克、徐长卿 25 克。

本方为治疗过敏性鼻炎的专病高效方,用于过敏性鼻炎太少两感患者,方中麻黄、桂枝辛温共入太阳,开腠理,透毛窍,散寒解表;熟地黄、附子温肾助阳,且有提高免疫之效;细辛、干姜温化寒饮;黄芩、石膏清泻内热,亦制约麻黄、桂枝之发散之性;徐长卿祛风止痒、抗过敏;合欢皮通鼻窍、抗过敏;苍耳子、辛夷通鼻窍。苍耳子最早记载于《千金食治》,其味苦,性温,有散寒通窍之力,能上通脑顶,下走足膝,外达皮肤,将清阳之气带上巅顶,为治疗鼻渊鼻塞头疼要药。辛夷味辛,性温,入肺、胃经,因其辛散温通,轻浮上升,芳香走窜,故能祛风解表、宣肺通窍,是古今治疗鼻渊、鼻衄、鼻窒(即现代所指副鼻窦炎、过敏性鼻炎、慢性鼻炎)等病的专药、要药。诸药合用,共奏宣肺散寒,温肾助阳,通窍止嚏,收涕之功。

五、临证备要

依据本病的发病特点、病位、病程长短可归纳为:鼻炎无症状期时,病位在阴;症状明显时,常表现为阴中伏阳,即外寒内热,临证大多两经(太阳、阳明),或三经(太阳、阳明、少阴或太阴)合病。在用药方面,在上述组方用药基础上,可加白芷与威灵仙以通利鼻窍。鼻塞为主者,加鹅不食草或丝瓜络以减轻鼻塞;痒者,加用藤类风药(一二味)或祛风药,如荆芥、徐长卿等以祛风止痒;清涕涟涟者,加大麻黄、桂枝用量,并加细辛以温化水饮;免疫力下降者,加熟地黄、制附子、仙鹤草以扶助正气；病程长者，常配熟地黄（20～30克）、附子（3～5克），取"急则温之，缓则补之"之意。上述加减用药，无论何种证型，均需加清泻肺热之品，如黄芩、桑白皮、石膏等，并根据寒热的比例，灵活调整。本病基本疗程在3周或以上。

六、病案举隅

曹某，男，29岁，2021年11月20日就诊。主诉：鼻塞流涕20余日。患者诉既往过敏性鼻炎病史3年余，曾多次发作，迁延不愈。20余日前因季节变化出现鼻塞、流清水涕，晨起喷嚏频作，鼻痒、咽痒、目痒，恶风畏寒，遇风、遇寒鼻症即作，纳、寐一般，舌质红，苔黄白，脉弦滑。西医诊断：过敏性鼻炎；中医诊断：鼻鼽（太少两感兼内热）。治以温阳散寒、清泻肺热、通利鼻窍为法。方用麻辛附子苍耳煎加减：麻黄10克、桂枝20克、细辛8克、苍耳子15克、辛夷15克（包煎）、黄芩25克、石膏30克（先煎）、熟地黄30克、制附子5克（同煎）、鹅不食草25克、干姜10克、合欢皮30克、徐长卿25克、白芷30克、威灵仙25克、乌梅30克、陈皮30克、生姜3片、大枣5枚。7剂，水煎服，每日1剂。

2021年11月27日二诊：患者诉服药后鼻塞、流清涕、恶风畏寒症状大为改善，但仍感鼻痒。于原方基础上加用海风藤30克，继续服14剂。

2021年12月10日三诊：症状基本消失。后随访患者诉未再发作。

【按语】患者既往有过敏性鼻炎病史，首诊为过敏性鼻炎急性发作，症见鼻塞、流清水涕，故中医辨病为鼻鼽。肺在窍为鼻，肺失宣肃，气机不利，故鼻塞、流清涕、打喷嚏；少阴阳虚，纳气无权，故喷嚏频作，遇寒则犯，其病久伤肾，正气不足，迁延不愈、反复发作。故辨证属太少两感兼内热，治以温阳散寒，清泻肺热，通利鼻窍，以麻辛附子苍耳煎加减。其中麻黄、桂枝辛温入太阳，开腠理，透毛窍，散寒解表；熟地黄、附子温肾助阳；细辛、干姜温化寒饮；黄芩、石膏清泻内热，制约麻黄、桂枝发散之性；徐长卿、威灵仙、乌梅祛风止痒、抗过敏；苍耳子、辛夷、鹅不食草、合欢皮通鼻窍；白芷祛风燥湿；陈皮理气燥湿化痰。诸药合用，共奏宣肺散寒、温肾助阳、通窍止嚏、收涕之功。

第 3 讲　胸痹（胸痞）

胸痹是指以胸部闷痛，甚则胸痛彻背、喘息不得卧为主症的一种疾病。轻者仅感胸闷如窒、呼吸欠畅（胸痞）；重者则有胸痛，更甚者心痛彻背、背痛彻心，甚至伴有心阳欲脱。此病与今之冠心病（心绞痛、心肌梗死）等相类似，因而无论国标还是行业标准，均认为胸痹（胸痞）即临床所见之冠心病（心绞痛、心肌梗死）。

一、西医病因

冠心病是指冠状动脉粥样硬化使血管狭窄或阻塞，导致心肌缺血、缺氧或坏死而引起的心脏病，它和冠状动脉功能性改变（痉挛）一起，统称为冠状动脉性心脏病，简称冠心病，亦称缺血性心脏病。动脉粥样硬化是一种全身性疾患。经过对 1886 例 62 岁患者的研究发现，冠心病、周围血管病变及动脉粥样硬化性脑梗死或卒中多同时存在。对 1000 余例冠状动脉造影的患者研究发现，冠心病患者中约 20% 合并肾动脉狭窄。

冠心病的分型主要为无症状型冠心病（隐匿型冠心病）、心绞痛型冠心病、心肌梗死型冠心病、缺血性心肌病型冠心病（缺血性心肌病）、猝死型冠心病，其治疗原则为防止心肌梗死的发生、降低心肌耗氧量、改善心肌供血，治疗措施包括药物治疗、介入治疗、外科手术治疗。

二、中医病因病机

"胸痹"病名，始见于《黄帝内经》，如《灵枢·本脏》言："肺小则少饮，不病喘咳；肺大则多饮，善病胸痹、喉痹、逆气。"另外，尚有"心痛""厥心痛""真心痛"等描述，如《素问·脏气法时论》载："心病者，胸中痛，胁支满，胁下痛，膺背肩甲间痛，两臂内痛……真心痛，手足青至节，心痛甚，旦发夕死，夕发旦死。"

《灵枢·厥病》言："厥心痛，色苍苍如死状、终日不得太息"等。胸痹的病位，《灵枢·五邪》直言："邪在心，则病心痛"。胸痹之治疗，《灵枢·杂病》提出针刺之法："心痛引腰脊，欲呕，取足少阴；心痛，腹胀，啬啬然，大便不利，取足太阴。心痛引背，不得息，刺足少阴，不已，取手少阳。心痛引小腹满，上下无常处，便溲难，刺足厥阴。心痛，但短气不足以息，刺手太阴。心痛，当九节刺之，不已，刺按之，立已。"《灵枢·五味》言："心病者，宜食薤"。

《金匮要略·胸痹心痛短气病脉证治》正式把胸痹作为专篇论治，言其病因病机曰："夫脉当取太过不及，阳微阴弦，即胸痹而痛，所以然者，责其极虚也。今阳虚知在上焦，所以胸痹、心痛者，以其阴弦故也。"具体论治详见后论述。晋代葛洪《肘后备急方》言："胸痹之病，令人心中坚痞忽痛，肌中苦痹，绞急如刺。不得俯仰，其胸前皮皆痛，不得手犯，胸满短气，咳嗽引痛，烦闷自汗出，或彻引背膂不即治之，数日害人。"《诸病源候论·心病诸候心痛候》载："心痛者，风冷邪气乘于心也。其痛发，有死者，有不死者，有久成疹者。心为诸脏主而藏神，其正经不可伤，伤之而痛，为真心痛，朝发夕死，夕发朝死。心有支别之络脉，其为风冷所乘，不伤于正经者，亦令心痛。"《三因极一病证方论·九痛叙论》言："夫心痛者，在方论则曰'九痛'，《内经》则曰'举痛'，一曰卒痛，种种不同，以其痛在中脘，故总而言之曰心痛，其实非心痛也。若真心痛，则手足青至节，若甚，夕发昼死，昼发夕死，不在治疗之数，方中所载者，乃心主包络经也。"《素问病机气宜保命集·心痛论第二十》载："诸心痛者，皆少阴厥气上冲也。有热厥心痛者，身热足寒，痛甚则烦躁而吐，额自汗出，知为热也。……有大实心中痛者，因食受时气，卒然发痛，大便或秘，久而注闷，心胸高起，按之愈痛，不能饮食，急以煮黄丸利之。……有寒厥心痛者，手足逆而通身冷汗出，便利溺清，或大便利而不渴，气微力弱，急以术附汤温之。寒厥暴痛，非久病也，朝发暮死，当急救之，是知久痛无寒，而暴痛非热也。"

三、中医治则

胸痹之临床表现为本虚标实、虚实夹杂。本虚有气虚、气阴两虚及阳气虚衰；标实有血瘀、寒凝、痰浊、气滞，且可相兼为病，如气滞血瘀、寒凝气滞、痰瘀交阻等。胸痹发展趋势为由标及本，由轻转剧。其治当先辨虚实、分标本，标实应区别寒凝、气滞、血瘀、痰浊之不同；本虚应区别阴阳、气血亏虚之不同。治疗原则宜"急则治其标"，以活血化瘀为主，或兼辛温通阳，或兼涤痰泻热，使脉络通而不痛，待邪去痛缓后，再"缓则治其本"，培补正气，以善其后。若虚实夹杂，当须攻补兼施。

关于心痛的治疗，《太平惠民和剂局方》卷三载："治一切气：苏合香丸疗传尸骨蒸，肺痿，痃忤鬼气卒心痛，霍乱吐利，时气鬼魅瘴疟，赤白月闭，癖疔肿惊痫，鬼忤中人，小儿吐乳，大人狐狸等病。"其方由青木香、香附、白檀香、安息香、沉香、丁香、龙脑、苏合香油等组成。卷九关于失笑散有："治产后心腹痛欲死，百药不效，服此顿愈"的记述。《世医得效方》言："苏合香丸，治卒暴心痛"。

王肯堂首先明确心痛与胃脘痛的区别，《证治准绳》曰："或问丹溪言心痛即胃脘痛。然乎？曰心与胃各一脏，其病形不同，因胃脘痛处在心下，故有当心而痛之名，岂胃脘痛即心痛者哉？历代方论将两者混同叙于一门，误自此始。"治疗主张凡治诸般心痛，必以开郁行气为主，此其要法也。大法诸般心痛，先用猪心一具，煎汤，取出猪心，入药煎之，其效立奏。盖猪心直引诸药至患处也。其煮熟猪心亦切为片子，蘸乳香、没药、甘草、官桂细末嚼之，大有奇效。治疗虚性心痛又当服大补之剂。且提出真心痛救治之法"真心痛，手足青至节者死，寒至节者亦死。盖因寒邪直至心经，心火衰弱，反为寒气所劫故也。医者不忍坐视，用猪心煎汤去猪心，入麻黄、官桂、干姜、附子之类，直至心经以散寒。此秘要之妙法，亦死中求生之意也。"

日本人丹波元坚《杂病广要》第三十八卷言："胸痹、心痛，其病如二而一，均是为膈间疼痛之称。胸痹轻者仅胸中气塞，心痛重者为真心痛。"《临症指南医案》载胸痹医案共四个，如"某，痛久入血络，胸痹引痛，血络痹痛。炒桃仁、延胡、川楝子、木防己、川桂枝、青葱管。"案中"痛久入血络"，为后世应用络病学说诊治胸痹心痛之先河。《时方歌括》载以丹参饮治心腹诸痛。《医林改错》尤注重活血化瘀，列举多种血瘀证，立方首，代表方有膈下、血府、少腹三大逐瘀汤，以及通窍活血汤和补阳还五汤。立法上提出"补气活血"和"逐瘀活血"两大法，特别提出突发胸痛投木金散、瓜蒌薤白白酒汤，不效时可服血府逐瘀汤，其论曰："胸痛在前面，用木金散可愈；后通背亦痛，用瓜蒌薤白白酒汤可愈。在伤寒，用瓜蒌、陷胸、柴胡等皆可愈。有忽然胸痛，前方皆不应，用此方一剂血府逐瘀汤，痛立止。"

另外，特别强调的是，无论古代还是现代，有些胸痹（胸痛）的临床症状表现不典型，有时候很难分清胃痛（心口痛）或心痛，因而古人创立两者同治的方剂，临证验证对胃痛及胸痹均有效果，著名的有九痛丸、丹参饮，尤其是丹参饮，至今仍是临证治疗胸痹的常用方剂。

《金匮要略》载："九痛丸，治九种心痛""附子三两（炮）、生狼牙一两（炙香）、巴豆一两（去皮心,熬,研如脂）、人参、干姜、吴茱萸各一两。上六味,末之,炼蜜丸如桐子大,酒下,强人初服三丸,日三服,弱者二丸。兼治卒中恶,腹胀痛,口不能言。又连年积冷,流主心胸痛,并冷肿上气,落马坠车血疾等,皆主之,忌口如常法。"

《外台秘要》方卷第七《心痛心腹痛及寒病三十二门》载:"疗九种心痛,一虫心痛,二注心痛,三气心痛,四悸心痛,五食心痛,六饮心痛,七冷心痛,八热心痛,九来心痛。"

自仲景《金匮要略》列胸痹专篇以后,至今所记载的方剂仍是临床治疗胸痹的常用方及首选方,根据胸痹的临床症状,可分为常用经典方、轻症经典方、急症经典方,特介绍如下。

（一）常用经典方

1. 瓜蒌薤白白酒汤

胸痹之病,喘息咳唾,胸背痛,短气,寸口脉沉而迟,关上小紧数,瓜蒌薤白白酒汤主之。（《金匮要略》）

瓜蒌实（一枚,捣）、薤白（半升）、白酒（七升）。

上三味,同煮,取二升,分温再服。

2. 瓜蒌薤白半夏汤

胸痹不得卧,心痛彻背者,瓜蒌薤白半夏汤主之。（《金匮要略》）

瓜蒌实（一枚）、薤白（三两）、半夏（半斤）、白酒（一斗）。

上四味,同煮,取四升。温服一升,日三服。

3. 枳实薤白桂枝汤、人参汤

胸痹心中痞,留气结在胸,胸满,胁下逆抢心,枳实薤白桂枝汤主之;人参汤亦主之。（《金匮要略》）

枳实薤白桂枝汤方

枳实（四枚）、厚朴（四两）、薤白（半斤）、桂枝（一两）、瓜蒌（一枚,捣）。

上五味,以水五升,先煮枳实、厚朴,取二升,去滓,内诸药,煮数沸,分温三服。

人参汤方

人参、甘草、干姜、白术(各三两)。

上四味,以水八升,煮取三升。温服一升,日三服。

4. 方证解读

《金匮要略》列举了治疗胸痹的方剂共九首,从其方证来看,治疗范围包含现代医学中的冠心病心绞痛、心肌梗死,肺部、食道、胸壁乃至胃的疾病以及神经症等,其中瓜蒌薤白白酒汤、瓜蒌薤白半夏汤、枳实薤白桂枝汤为临床治疗痰瘀内阻、胸阳不通所导致的胸痹心痛的基础方,是中医从痰瘀论治冠心病的开山鼻祖。对于痰瘀内阻、胸阳不通胸痹之治疗,仲景以瓜蒌、薤白为主进行加减治疗,其中瓜蒌有宽胸理气、化痰润燥、通利大便等作用。另外,仲景在小陷胸汤及小柴胡汤加减法中提到"若胸中烦而不呕者,去半夏、人参,加瓜蒌实一枚",可见瓜蒌的主要作用就是宽胸理气。现代药理研究表明,瓜蒌注射剂能显著抑制 ADP 和花生四烯酸诱导的血小板聚集和 TXA_2 的合成,其作用强度与剂量有关。瓜蒌的有效成分瓜蒌酸对胶原、二磷酸腺苷和肾上腺素诱导的血小板聚集有浓度依存性抑制作用,瓜蒌抑制血小板聚集可能与抑制血小板环氧合酶活性及减少 TXA_2 的形成有关。薤白,中医认为其有温通心阳之作用,《灵枢·五味》就有"心病者……宜食薤"。《伤寒论》中薤白还见于四逆散加减法,"泄利下重者,先以水五升,煮薤白三升",后世医家均强调薤白辛温,能通阳散结。叶天士临证常用薤白辛温通阳,并赞其宣阳疏滞而不伤胃气。半夏有燥湿化痰作用;桂枝温通经脉;枳实、厚朴降气,对于气机上逆抢心等有降气之用。上述之方,对痰瘀闭阻、心阳不通之胸痹有良好的理气宽胸、化瘀通阳之用。该方经千百年临床验证,是中医治疗胸痹的经典名方。

对于瓜蒌薤白白酒汤、瓜蒌薤白半夏汤中为什么要白酒七升、一斗煎煮,一般认为酒具有轻清上扬、载药上行和引经报使的作用。另外,酒能提高药物的溶出率。仲景虽用酒煎煮药物并不多用,但在治疗胸痹时,特别强调酒的煎煮作用。临床实践证明,治疗胸痹时加酒效果明显好于不加酒。《医林改错》用通窍活血汤时也强调酒的作用,并着重指出酒用量宜大、宜久煎。张炳厚先生治疗胸痹时发现,煎煮 20 分钟时加入二锅头 100 克入药,再煎煮 20 分钟,效果最好,笔者在临床中亦得验证,因而可以大胆推测,医圣仲景在长期临床实践中观察到了这个事实,故该方法临证必考虑之。

(二)轻症经典方

1.茯苓杏仁甘草汤、橘枳姜汤

胸痹,胸中气塞,短气,茯苓杏仁甘草汤主之;橘枳姜汤亦主之。(《金匮要略》)

茯苓杏仁甘草汤

茯苓(三两)、杏仁(五十个)、甘草(一两)。

上三味,以水一斗,煮取五升。温服一升,日三服。

橘枳姜汤方

橘皮(一斤)、枳实(三两)、生姜(半斤)。

上三味,以水五升,煮取二升,分温再服。

2.桂枝生姜枳实汤

心中痞,诸逆心悬痛,桂枝生姜枳实汤主之。(《金匮要略》)

桂枝、生姜(各三两)、枳实(五枚)。

上三味,以水六升,煮取三升,分温三服。

3.方证解读

胸痹轻证,仲景列出茯苓杏仁甘草汤、橘枳姜汤、桂枝生姜枳实汤、人参汤等,它既可以治心脏病导致的胸痹,也可以治疗肺部、胸部、胸壁、食道、胃肠及神经症所导致的胸痹,因为古代没有现代的检查手段,所以难以区分是否是真正的心绞痛或者心肌梗死。茯苓杏仁甘草汤中用茯苓、杏仁、甘草,有宣肺理气、化饮作用,后世有人谓此方所治之为胸痞,乃湿浊邪气阻滞胸中,肺气不降。因此《沈注金匮要略》云:"此痞胸中之气也,邪气阻塞胸膈,肺气不得往来流利,则胸中气塞短气。方用杏仁通调肺气,以茯苓渗导引湿下行,甘草和中,俾邪去则痞开而气不短矣。"临床观察表明,此方证在临床最为常见,患者往往不是真正的心脏病,主要感觉胸中气塞、呼吸不顺畅、气短,与情绪关系明显,检查无重要阳性体征,应用此方效果良好,但要注意,大便偏稀者,杏仁量要少。

橘枳姜汤方以行气理气、降逆为主,生姜用量达半斤之多,可见此方所治之症应为肺部及心下痞塞为主,《金匮要略方义》曰本方与茯苓杏仁甘草汤均治胸痹胸中气塞短气之证。前者是肺气不利,饮停胸膈,重在停饮,故治宜宣肺化饮,而用茯苓、杏仁;此方主治乃肺胃气滞,气阻饮停,重在气滞,治宜行气开郁。

故方中以橘皮为君,行肺胃之气而宣通气机;臣以枳实,行气除满而利五脏;佐以生姜,散结气而降逆化饮。三者相合,行气开郁,和胃化饮,使气行痞散,胃气因和,而胸脘气塞之症自除。临床上此方所治病证与中焦脾胃水饮导致气机痞塞相关,患者既有胸部不适,也有心下痞塞,部分患者就是由胃部疾病引起。中医过去心、胃不分,或者是心下不适等,往往混淆了胃及心脏之区别,当然心脏疾病也可引起胃部不适,甚至以胃部症状为主要表现,临床不可不知。

对于"胸痹心中痞,留气结在胸,胸满,胁下逆抢心,枳实薤白桂枝汤主之;人参汤亦主之"的解读,临床所见心脏病及精神神经因素,胃肠病变引起的心脏不适,实证、虚证均可见到,枳实薤白桂枝汤从其方义可见其行气力量较瓜蒌薤白半夏汤及瓜蒌薤白白酒汤强,其病机为痰气阻滞,气机上逆,扰乱心神或胸中血脉不通。"胁下逆抢心"临床确实有此表现,笔者临证遇见一中年妇女,典型表现为胸闷、气短,左胁下有一股气上攻,每遇精神因素则发作或加重,此表现可以认为是医圣仲景描述之胁下逆抢心,此处用枳实薤白桂枝汤加疏肝理气药可使症状缓解。对于气结在胸的轻证,仲景则给出了桂枝生姜枳实汤主之。人参汤所治上述表现,则以中焦气虚,心失所养,气虚上逆为主,故以健脾益气,养血安神。所谓人参汤实即理中汤也,可温中益气,可振奋中阳,驱除寒邪,调理气机,故对中焦气虚,或阳虚引起的胸痹,或心下不适伴随胸部不适等有很好的治疗作用。后世有人认为茯苓杏仁甘草汤所治为胸痹,人参汤所治为胃痹,可作为参考。

(三)急症经典方

1. 乌头赤石脂丸

心痛彻背,背痛彻心,乌头赤石脂丸主之。(《金匮要略》)

蜀椒一两(一法二分)、乌头一分(炮)、附子半两(炮,一法一分)、干姜一两(一法一分)、赤石脂一两(一法二分)。

上五味,末之,蜜丸如梧子大。先食服一丸,日三服。

2. 薏苡附子散

胸痹缓急者,薏苡附子散主之。(《金匮要略》)

薏苡仁十五两、大附子十枚(炮)。

上二味,杵为散,服方寸匕,日三服。

3.方证解读

对于胸痹的重症,仲景则用乌头赤石脂丸,那么为什么重症反而要用丸剂呢?通过对仲景用药的对比发现,凡是治疗重症疼痛类疾病,仲景用附子或乌头,或者两者同用,或因因为乌头类止痛效果较好。如治疗寒疝腹痛的抵当乌头桂枝汤,治疗寒疝绕脐而痛的大乌头煎,治疗历节病痛不可屈伸者乌头汤,治疗胸痹的薏苡附子散、乌头赤石脂丸等,因此,仲景治疗胸痹重症之心痛,应用附子、乌头首先是止痛,其次才是温阳救逆或温阳宣通。既往的教科书及注释均认为应用赤石脂以镇敛耗散之阳气,缓和乌头、川椒、附子辛、热之性,事实果真如此吗?

桃花汤中赤石脂的应用为"赤石脂一斤(用一半,筛末一半),干姜一两,粳米一斤,上三味,以水七升,煮米令熟,去滓,温服七合,内赤石脂末方寸匕,日三服。若一服愈,余勿服。"该方是经典的止泻之方,在赤石脂禹余粮汤中也有体现,验证赤石脂主要功效为收涩止泻,这点与蒙脱石散类似(赤石脂一半筛末)。但仲景在治疗危重症胸痹心痛时,为什么要用赤石脂,而且要做成丸剂?笔者分析或由于古代没有现代强力止痛药吗啡、哌替啶等,且重症胸痹心痛需要持续用药,而赤石脂作用于消化道黏膜,有很强的覆盖保护能力,能修复黏膜、提高黏膜的屏障作用,同时,它也能阻止毒物及药物的吸收。因此,仲景在应用附子、乌头等强力止痛药的基础上,纳入赤石脂并做成丸剂,起到缓释作用,使药物不至于吸收过快,且能持续发挥作用,可以说乌头赤石脂丸是中医最早应用缓释剂的典范,薏苡附子散以散剂给药也有此意。国外有研究发现,赤石脂能减轻脂肪肝,笔者分析此作用可能与赤石脂能延缓肠道吸收,从而延缓脂肪乳粒的吸收有关,此亦是对仲景对药物的理解的佐证。

四、专病高效方

瓜蒌陷胸白酒汤

瓜蒌 30 克、薤白 30 克、桂枝 25 克、红景天 20 克、黄连 8 克、赤芍 30 克、桔梗 15 克、石菖蒲 20 克、丹参 30 克、姜半夏 15 克、生山楂 25 克、白酒 100 克。

本方为瓜蒌薤白半夏汤合小陷汤加减而成,为治疗胸痹的专病高效方。方以瓜蒌薤白半夏汤为主,瓜蒌宽胸理气、化痰散结;薤白、桂枝温通心阳;半夏降逆祛痰逐饮。尤怡于《金匮要略心典》言:"胸痹不得卧,是肺气上而不下也。心痛彻背,是心气塞而不和也。其痹为尤甚矣,所以然者,有痰饮以为之援也,故于胸痹药中加半夏以逐痰饮。"佐以白酒通经活络,以助各药上行。小陷胸汤清热化痰,散结消痞,其在《伤寒论》中虽为伤寒误治而设,但仍不失清热涤痰,宽胸散结之功。黄连清热泻火;石菖蒲芳香化湿;赤芍、丹参活血化瘀;再加以桔梗活血通痹,红景天补益扶正,山楂活血降脂,全方有化痰通络、宽胸理气、温通心阳之效,俾使心血、心阳畅通而见效。

五、临证备要

胸痹为临床常见疾病,临证常以温通心阳、活血化瘀为主,胸痹发作期以芳香温通为主。无论缓解期或发作期,其辨证要点仍以虚实辨证为主,重在温阳温通、化痰祛瘀、活血止痛等,其基本选方如下。

1.基本选方

温阳散寒:乌头赤石脂丸、附子理中汤、真武汤。

活血通阳:血府逐瘀汤、桃红四物汤。

化痰通阳:瓜蒌薤白半夏汤。

清热化痰:小陷胸汤。

补气助阳:人参汤、参附汤。

宣痹通阳:瓜蒌薤白白酒汤、瓜蒌薤白半夏汤、枳实薤白桂枝汤。

回阳救逆:四逆汤、参附汤。

情志抑郁:柴胡疏肝散、逍遥散、越鞠丸。

心胃同治:丹参饮。

2.经验方

(1)治疗胸痹(发作期、缓解期)的经验方。

瓜蒌30克、薤白30克、丹参30克、桂枝20克、半夏15克、黄连8克、川芎25克、红景天15克、赤芍25克、延胡索15克、桔梗15克、百合25g、忍冬藤25克、白芥子25克、生山楂15克、鸡内金15克、陈皮15克、炙甘草15克、檀香6克(后下)、砂仁6克(后下)、生姜5~10片、大枣1或2枚、白酒100克。

水煎20分钟,再入白酒100mL,再煎煮20分钟,滤滓取汁后加水再煎30分钟,混合2次煎液,每日3次。本方作为治疗胸痹的基本方,可用于胸痹发作期及缓解期的治疗。以白酒煎煮、少量多次服用效果最佳。

(2)治疗胸痛的经验方。

茯苓30克、杏仁30克、炙甘草15克、瓜蒌20克、厚朴20克、枳壳20克、丹参 25 克、姜半夏 8 克、黄连 6 克、木香 15 克、鸡内金 15 克、陈皮 15 克、延胡索 15 克。

本方作为胸痞的基本方，所治病症以气短、胸闷为主，更年期尤其多见。本方以量大为取效关键，如不效，合丹参饮。以白酒煎煮，效果更佳。

3.辨证技巧

（1）胸痹之病，有发作期、缓解期之别，其病机皆为虚实夹杂，阳微阴弦，其治当淡化分期，尤重温通。

（2）胸痹的辨证，基本以轻症和重症两种表现为主。轻症者仅胸中气塞、短气，以胸痞为主，以茯苓杏仁甘草汤为基本方；重症者为胸痹，以瓜蒌薤白白酒汤、瓜蒌薤白半夏汤为基本方。

（3）不可忽视川乌温阳、散寒、止痛的作用；附子回阳救逆的作用；桔梗活血止痛的作用（仲景言其治血痹）；红景天补益活血的作用。络风内动在胸痹发作期（不稳定型心绞痛）的因素，尤其要重视藤类风药的祛风通络作用（青风藤、海风藤、忍冬藤等）。除薤白的通阳作用外，亦要重视葱白的通阳散结作用。

（4）要重视白酒在煎煮中的特殊作用，最佳剂量为 100mL，亦可根据既往饮酒史而灵活变动。

（5）部分胸痹（胸痞）患者，从心治之无效，即考虑从胃入手，即仲景所说"胸痹心中痞，留气结在胸，胸满，胁下逆抢心，枳实薤白桂枝汤主之，人参汤亦主之。"切不可忽视少数胃病引起的心脏不适，此时人参汤即为主方，尤其强调方中所用为红参而非西洋参，可适当加入活血安神之品。

六、病案举隅

赵某，男，47 岁，2020 年 11 月 14 日就诊。主诉：间断胸闷、胸痛 3 月余，再次发作 1 周。患者 3 个月前因胸痛住院治疗，植入支架 1 枚。近 3 天无明显诱因出现心前区不适、胸闷气短。现症见：不时胸痛、胸闷气短、心慌、心悸、心烦，深呼吸可缓解，口黏腻、微腹胀、纳、寐差，入睡困难、多梦、早醒、难复睡，二便调。舌红，苔黄腻，脉弦滑。西医诊断：冠心病；中医诊断：胸痹（痰湿阻络、心阳不通）。治以化痰通络、宽胸理气、温通心阳为法。方选瓜蒌陷胸白酒汤加减，拟方如下：瓜蒌 30 克、薤白 30 克、桂枝 25 克、干姜 6 克、炙甘草 15 克、红景天 20 克、黄连 8 克、赤芍 30 克、桔梗 15 克、石菖蒲 20 克、丹参 30 克、姜半夏 15 克、生山楂 25 克、忍冬藤 20 克。7 剂，每日 1 剂。水煎 20 分钟，再入白酒 100 克，再煎煮20分钟,滤滓取汁,加水再煎30分钟,将2次煎液混匀,每日3次。

2021年11月21日二诊:患者诉胸痛、胸闷较前减轻,偶有心慌反复、心前区不适。于原方基础上加鹿衔草30克、枳壳25克。继服7剂。

2021年11月30日三诊:患者诉已无明显心前区疼痛等症,纳、寐可,二便调。

【按语】患者素有胸痹病史,虽植入心脏支架,得一时之缓解,但其核心病因未除。其口黏腻,饮后缓解,轻微腹胀,舌苔黄腻,乃痰湿之象。痰湿内阻、心阳不振,故见胸闷、气短等象,其治当化痰通络、宽胸理气、温通心阳,方以瓜蒌薤白半夏汤为主。方中瓜蒌宽胸理气、化痰散结;薤白、桂枝温通心阳;半夏降逆祛痰逐饮;干姜散寒通络;小陷胸汤(黄连、姜半夏、瓜蒌)清热化痰,散结;石菖蒲芳香化湿;赤芍、丹参活血化瘀;再加以桔梗活血通痹,红景天补益扶正,忍冬藤祛风通络,山楂活血降脂,炙甘草通阳复脉、调和诸药,白酒温通血脉,全方化痰通络、宽胸理气、温通心阳,俾使心血心阳畅通而见效。

附:苏合香丸的前世今生

(一)苏合香丸溯源

自宋代以来,苏合香丸一直是"芳香温通"的代表药物,但苏合香丸到底是古代哪位医家所创,至今无从查证;最早见于哪本医籍,也有争议。有记载苏合香丸最早见于开元年间(713—741)的《广济方》,言:"本出《广济方》,谓之白术丸,后人编入《外台秘要》,千金不传,真宗朝,尝出苏合香酒赐近臣,又赐苏合香丸。自此,方盛行于世。此药大能安气血、却外邪,凡疾自内作,不知其名者,服自往往得效。唯治气痊气厥、气逆不和、吐利、营卫阻塞,尤有神功。"但是在《广济方》里名为"吃力迦丸"。《广济方》虽已亡佚,但在《旧唐书·玄宗本纪》称:"开元十一年九月己巳,颁上撰《广济方》于天下。"即公元723年,也是"吃力迦丸"名称最早出现的时间,比《外台秘要》早近30年,比《局方》早约250余年。"吃力迦"属于外来语言,所以名字听起来很奇怪。西晋嵇含所撰的《南方草木状》最早收录此名,"药有吃力迦,术也"。《本草纲目》称"西域谓之吃力迦""吃力迦"是"白术"的西域梵文名。

《外台秘要·鬼魅精魅方八首》载:"广济疗传尸骨蒸、肺痿、疰忤鬼气、卒心痛、霍乱吐痢、时气鬼魅瘴疟、赤白暴痢、瘀血月闭、癖丁肿、惊痫鬼忤中人、吐乳狐魅、吃力迦丸方。吃力迦(即白术)、光明砂(研)、麝香(当门子)、诃黎勒皮、

香附子 (中白)、沉香 (重者)、青木香、龙脑香 (各半) 上十五味。捣筛极细。白蜜煎,去沫,和为丸。每朝取井华水,服如梧子四丸。于净器中研破服。老、小每碎一丸服之。仍取一丸如弹丸,蜡纸裹绯袋盛,当心带之,一切邪鬼不敢近。千金不传,冷水、暖水临时斟量。忌生血肉腊月合之有神。藏于密器中,勿令泄气出,秘之。忌生血物、桃李、雀肉、青鱼酢等。"王焘亦注释吃力迦即 "白术"。宋代改名后的苏合香丸,其方源历来均据《外台秘要》,而上溯至唐代开元年间《广济方》的 "吃力迦丸",并知 "吃力迦" 是 "白术" 的西域梵文名。上海中医药大学王兴伊教授在此基础上研究,提出其方源见于俄藏敦煌文书中 (编号:ⅡX.09178R) 的 "鬼疰心痛方"。经考证该文书出土于吐鲁番交河故城,故当为吐鲁番文书,抄写于高昌国时期 (460—640),再据敦煌吐鲁番文书的 "疗鬼疰方""治一切疰方" 及《外台秘要》的 "鬼疰心腹痛方" 恢复其组成,与 "苏合香丸" 组成、主治基本一致,当为其方源。鬼疰心痛方组成为麝香、犀角、雄黄、白术、甘草 (光明砂、诃黎勒、沉香、青木香、薰陆香、龙脑香、檀香、巴豆)。主治鬼疰连胸背,如刀乍刿 (刺) 心。

宋徽宗时,裴宗元等医官奉召将官药局所收药方校订后编成《太平惠民和剂局方》,并作为官药局的制药规范。其中新添诸局经验秘方 "吃力迦丸" 被统一更名为苏合香丸,不但改了名,连药量也翻了一番。虽然《太平惠民和剂局方》中苏合香丸的药物组成、功效主治与《广济方》中的 "吃力迦丸" 完全相同,但此药已非彼药,所以,目前公认苏合香丸最早见于 900 年前的《太平惠民和剂局方》。苏合香 (圆) 丸:疗传尸骨蒸、肺痿、疰忤鬼气卒心痛、霍乱吐利、时气鬼魅瘴疟、赤白月闭、癖疔肿惊痫、鬼忤中人、小儿吐乳、大人狐狸等病。组方为:白术,青木香,乌犀屑,香附子 (炒,去毛),朱砂 (研,水飞),诃黎勒 (煨,去皮),白檀脑。上为细末,研入药匀,用安息香膏并炼白蜜和剂,每服旋丸如梧桐子大。早朝取井华水,温冷任意,化服四丸。老人、小儿可服一丸。温酒化服亦得,并空心服之。用蜡纸裹一丸如弹子大,绯绢袋盛,当心带之,一切邪神不敢近。

至明英宗正统十年 (1445),苏合香丸的组方被朝鲜金礼蒙等人编撰的《医方类聚》收录,苏合香丸的方剂传至朝鲜。后来《医方类聚》又辗转流传到日本,也将苏合香丸的组方带到了日本,对日韩汉方医学的发展产生了深远影响。日本后来生产的治疗胸痹心痛的汉方制剂 "救心丹",其组方思路就源于中国的苏合香丸。

(二)苏合香丸组方探析

1.组方

苏合香、冰片(龙脑)、熏陆香(制)各一两(30克),麝香、安息香(用无灰酒一升熬成膏)、青木香、香附、白檀香、丁香、沉香、荜茇、白术、诃黎勒、煨朱砂、乌犀屑(水牛角代)各二两(60克)。

2.功效

芳香开窍,行气止痛。主治寒邪秽浊、蒙蔽清窍、寒凝胸中、邪壅中焦。

3.用法

古代用法:共为细末,研入药匀,用安息香膏并炼白蜜和剂,每服旋丸如梧桐子大,取井华水化服四丸(8克);老人、小儿可服一丸。温酒化服亦可,并空心服之。

现代用法:以上15味除苏合香、麝香、冰片、水牛角浓缩粉外,朱砂水飞成极细粉;其余安息香等10味药粉碎成细粉;将麝香、冰片、水牛角浓缩粉研细,与上述粉末配研、过筛、混匀。再将苏合香炖化,加适量炼蜜与水制成水蜜丸,低温干燥;或加适量炼蜜制成大蜜丸。口服,每次1丸,小儿酌减,每日1或2次,温开水送服。昏迷不能口服者,可鼻饲给药。

4.临床主治

(1)寒闭证,症见突然昏倒、牙关紧闭、不省人事,苔白,脉迟。
(2)心腹卒痛,甚则昏厥。
(3)亦治中风、中气及感受时行瘴疠之气,属于寒闭证者。

5.方解

君药以苏合香、麝香、冰片、安息香芳香开窍,辟秽化浊;臣药以木香、檀香、沉香、乳香、丁香、香附诸香辛散温通,行气解郁,散寒止痛,理气活血;佐药以荜茇温中散寒,下气止痛。另外,方中白术补气健脾、燥湿化浊;诃子温涩收敛,下气止痛;水牛角凉血清心、泻火解毒;朱砂重镇安神,防止诸香辛散温热,耗气蕴热。全方共奏芳香开窍、行气止痛之功。

三、历代医家的应用

苏合香丸的组方理论最早可追溯到《黄帝内经》,《素问·脏气法时论》提出了"芳香温通"的治法治则。从宋代开始,苏合香丸一直作为"芳香温通"的代表药物,主要功效是芳香开窍、行气止痛,常用来治疗寒凝气滞所致胸痹心痛,痰迷心窍所致痰厥昏迷、中风偏瘫,以及中暑、心胃气痛等病症,此外,还可用于治疗外伤所致的昏厥。

南宋法医学家宋慈在《洗冤集录·救死方》记载了苏合香丸可用于昏厥等病的急救。

自宋代以后,大量病例证明了苏合香丸的神奇疗效,苏合香丸被奉为"圣药",并被医家广泛用于胸痹、心痛、卒中、昏厥等病症的治疗,在元、明、清医学典籍中均可见其身影。元代危亦林所著《世医得效方》也曾提到用苏合香丸治疗卒暴心痛。直到今天,苏合香丸仍是中医治疗冠心病心绞痛等病症的主要药物。

(四)苏合香丸现代应用

1. 药物特点

苏合香丸特点在于"香"多,除13味药直接冠以"香"名外,龙脑也是一味香药,这样14味药中香药占了10味。香药多味辛性温,芳香温通、走窜、辟瘟解毒、开窍醒神是其特点,故用于治疗胸痹可直达病所。舌下含服,其到冠状动脉的时间为 $18 \sim 22$ 秒。

《苏沈良方》方后:"人家不可无此药,以备急难,瘟疫时尤宜服之,辟疫尤验。仓卒求人参不得,只白汤亦佳。勿用酒,古方虽云用酒下,酒多不效,切宜记之。"故今服用此类药物,宜舌下含化,不提倡酒下。

2. 现代药理研究

苏合香丸能显著扩张冠状动脉,增加冠脉流量,增加心肌营养性血流量,减慢心率,降低心肌耗氧量,延长动物的耐缺氧能力,具有显著的抗血栓和抗血小板聚集能力。

3. 现代运用

本方常用于治疗急性脑血管病、癔症性昏厥、癫痫、有毒气体中毒、阿尔茨海默病、流行性乙型脑炎、肝昏迷、冠心病心绞痛、心肌梗死等证属寒闭或寒凝气滞者。

(五)苏合香丸的应用延伸

历经千年岁月冲刷,一代圣药苏合香丸因组方用药的匮缺和稀有,处于断方终结的边缘。现代医家运用现代药理学研究方法,在苏合香丸的基础上,对苏合香丸治疗冠心病的有效成分逐一进行筛选,在保留了原组方中的心血管活性成分、去除了药效不明显或有害的成分后,制作出冠心苏合丸、苏冰滴丸、麝香保心丸等药。

1. 冠心苏合丸(《中华人民共和国药典》)

组成:苏合香50克、冰片105克、乳香(制)105克、檀香210克、青木香210克。

用法:以上五味,除苏合香、冰片外,其余三味粉成细粉,过筛;冰片研细,与上述粉末配研,过筛,混匀。另取炼蜜适量微温后加入苏合香,搅匀,再与上述粉末混匀,制成1000丸即得。嚼碎服,每次1丸,每日1~3次,或遵医嘱。

功效:理气活血,宽胸止痛。

主治:心绞痛、胸闷、憋气证属痰浊气滞血瘀者。

2. 苏冰滴丸

组成:苏合香、冰片。

用法:口服,一次2~4粒,每日3次,发病时可即刻吞服或含服。

功效:芳香开窍,理气止痛。

主治:用于胸闷、心绞痛、心肌梗死等冠心病。

3. 麝香保心丸

组成:人工麝香、人参提取物、人工牛黄、肉桂、苏合香、蟾酥、冰片。

用法:口服,每次1或2丸,每日3次,症状发作时服用。

功效:芳香温通,益气强心。

主治:气滞血瘀所致的胸痹,症见心前区的疼痛、固定不移,以及心肌缺血所致的心绞痛、心肌梗死症见上述者。

第4讲 失 眠

人的一生中有三分之一以上的时间在睡眠中度过,良好的睡眠不仅可以恢复躯体的疲劳,还有促进大脑发育、提高记忆及认知能力、促进机体生长发育、延缓衰老、增强免疫、保护中枢神经系统等多方面的生理功能。因此,保持正常的睡眠极为重要。按照世界卫生组织的标准,失眠患者为每天睡眠时间不足6.5小时;或连续一个月每周至少有3天出现卧床30分钟无法入睡;或睡眠过程中夜间醒来次数超过3次,醒后难于入睡;或多梦、噩梦的情节如同电视连续剧一样;或次日起床后伴有嗜睡、疲劳、精神状态不佳、认知功能下降等。若出现上述其中一项或几项同时存在时,即可判定为失眠。无论何种表现的失眠,它对人的躯体和精神均可产生不良影响。

由于当今生活方式的改变及压力的增加,失眠也成为困扰人们最常见的疾病之一,因而改善及保持良好的睡眠成为中医临床不可回避的话题。中医治疗失眠的历史悠久,传统中医的不寐、不得(能)卧、目不瞑、夜不瞑、不得(能)眠、卧起不安等,其意大抵相同。中医传统治疗失眠的方法及方剂众多,但由于古今病因病机的变化及生活压力的增加,且常用失眠药物如酸枣仁、半夏、阿胶等药材大幅度涨价,使临床辨治用药受到很大影响及限制,因此,如何在临床治疗中使患者取得高质量的睡眠又不增加患者的费用,是每位临床医生需要考虑的。

一、西医病因

(1)器质性疾病:可分为脑器质性失眠、躯体器质性睡眠障碍。

(2)心理因素:如单纯思虑过度、兴奋、不安或焦虑、烦恼。

(3)精神疾病:如躁狂症、抑郁症、精神分裂症。

(4)睡眠节律改变:外源性睡眠节律改变主要见于倒班和长期夜间作业者;内源性睡眠节律改变主要见于痴呆患者。

(5)药物因素:强心药(如洋地黄类)、抗结核药(如异烟肼)、补血药(如铁制剂)、抗病毒药、镇痛药、降压药、糖皮质激素、利尿药、平喘药、抗抑郁药等。

(6)年龄因素:老年人入睡较早,睡眠表浅,缺少深睡,觉醒较多,早醒尤为突出。

二、中医病因病机

古人云:"天有昼夜,人有起卧。阴气盛则寐,阳气盛则寤""卫气夜行于阴,阴气盛则寐;卫气昼行于阳,阳气盛,盛则兴,此为常也"。《灵枢·营卫生会》言:"营在脉中,卫在脉外,五十而复大会,阴阳相贯如环无端。卫气行于阴二十五度,行于阳二十五度,分为昼夜,故气至阳而起,至阴而止……夜半而大会,万民皆卧,命曰合阴,平旦阴尽而阳受气,如是元已,与天地同纪。"换言之,白天卫气从阴出阳,夜晚卫气从阳入阴,从而阳入于阴而卧。如果阳气独盛于外,阴气亏损于内,阳气独盛为不能入阴,则阴阳失交,或心肾失交从而不眠,如《灵枢·大惑论》言:"夫卫气者,昼日常行于阳,夜行于阴,故阳气尽则卧,阴气尽则寤。"《灵枢·邪客》曰:"厥气客于五脏六腑,则卫气独卫其外,行于阳,不得入于阴。行于阳则阳气盛,阳气盛则阳跷陷(满);不得入于阴,阴虚,故目不瞑。"因此,失眠的病理变化总属阳盛阴衰,阴阳失交。

对于老年人的少寐或失眠,《黄帝内经》认为此乃"老者之气血衰,其肌肉枯,气道涩,五脏之气相搏,其营气衰少而卫气内伐,故昼不精,夜不瞑。"不寐之名最早见于《难经》,《难经·四十六难》曰:"老人卧而不寐,少壮寐而不寤者,何也? ……老人血气衰……故昼日不能精,夜不得寐也。"

另外,对于失眠,《黄帝内经》亦有不得卧、卧不安、卧不得安、不得安卧、不卧、不能卧、少卧、目不瞑、夜不瞑、不夜瞑和不能眠等称谓。以"卧"而称者共有25处,其中以"不得卧"而称者为最多,共计15处;以"瞑"称者6处,以"目不瞑"称者2处,"夜不瞑""不夜瞑""不能眠"各1处,其最经典当属于"胃不和则卧不安"(详解见后)。

仲景对于此类疾病的称谓,计有"不得眠"共19处、"不得卧"共13处、"不能卧"共6处、"卧起不安"共4处及"不得卧寐""不眠"和"不得睡"各1处。其对后世影响最大的当属"虚劳虚烦不得眠",及"少阴病,得之二三日以上,心中烦,不得卧",其经典方酸枣仁汤、黄连阿胶汤影响至今(详解见后)。《外台秘要》卷三首次出现了"失眠"病名,"夫诊时行,始于项强救色,次于失眠发热,中于烦躁思水,终于生疮下痢,大齐于此耳。"对于辨证,晋唐医家多以五脏藏神为辨证中心,重在心胆,临证用药善于使用镇静安神之品,如《千金要方》的大远志丸、云母芎藭散、大镇心散、石英煎、镇心丸等潜镇安神之方,善用磁石、紫石英、白石英、云母等石性药物和铁精、银屑等质重安神之品,除此之外,亦用龙骨、龙齿、远志、酸枣仁、柏子仁等镇静安神药。

自《难经》以来,鲜有医学文献述及不寐,而宋元时期的许多重要著作如《证类本草》《太平圣惠方》《圣济总录》《严氏济生方》《儒门事亲》《卫生宝鉴》《世医得效方》等都提到了不寐的病名。其治疗由心、胆转向以五脏为中心的辨治体系。其中《太平圣惠方》《圣济总录》和《太平惠民和剂局方》中均载有数十首治疗不寐的方剂,常用人参、酸枣仁、甘草、麦冬、茯苓、茯神、黄芪、当归、朱砂等,与晋唐相比,补益安神药明显增多。

明清时期医家仍以不得卧、不眠来命名失眠,但不寐的病名也得到了较为广泛的应用,称此类疾病为"不寐"的医学著作和在医著中出现的频次均明显增多,而且已有医家开始把不寐单独列为一大类疾病,如清代陈士铎的《辨证录》和洪金鼎的《医方一盘珠》等书都列不寐病门。此阶段的治疗,在前人的基础上更加丰富,突出强调水火既济、心肾相交等理论,如《韩氏医通》的交泰丸。《先醒斋医学广笔记》中列不眠治法,提出"以清心火为第一义",具有一定的代表性和普遍性,得到后世许多医家的遵奉。

清代汪文绮善用动物药以安神,提出了"纯甘补虚,灵物安神"的治法。在治疗上他主张专用纯甘之味以补虚,并加入犀角、羚羊角、龟板、虎睛、琥珀、龙骨、珍珠等药以镇静安神清火。王清任在《医林改错·血府逐瘀汤所治之症目》言:"夜不能眠,用安神养血药治之不效者,此方(血府逐瘀汤)若神"(注意这里面的三个药:柴胡、桔梗、生地黄,均为临床常用的安神药)。

三、中医治则

失眠主要分为入睡困难、早醒、浅睡眠三类。入睡困难分实火、虚火、虚实夹杂。实火者常表现在少阳、阳明,临床表现以入睡困难为主,伴有口干、口苦或口渴,大便黏滞不爽,舌苔黄腻,脉弦滑数。虚火者从少阴论治,常表现为肾精亏虚,临床表现多见早醒,同时伴有腰酸、乏力、四肢怕冷,舌淡胖,脉沉细或细弦。浅睡眠、早醒则以少阴虚,或厥阴寒热错杂为多见,临床表现多见睡觉表浅、容易惊恐、醒后不易入睡,伴有腰酸、下肢冷、便秘,舌胖大,脉细弦或沉细,或弦滑浮大等。

从病变部位看,失眠主要与心、肾、肝(胆)、脾关系密切。生理情况下,心主神,心主血,血舍魂,失眠均为心神不安,或心不藏神,或心神失养,而心神与肾密切相关。心火者,阳也,夜间下降于肾;肾水者,阴也,夜间必上济于心,所谓心肾相交,神安而寐。如心火独亢而不下,肾水不足而不济,则水火失交或心肾失交而不寐。肝胆者,少阳也,其气以疏通调达为顺,又主决断,如肝胆气郁或肝胆火盛,则扰乱心神而不安。脾者,乃气血生化之源,如气血化源不足,则心神失养而不寐。五脏相通、移皆有次,因而肝胆火旺可以扰神,亦可横逆犯胃而见痰热扰神;胃火旺盛,胃中不和,亦可扰神,此即所谓"胃不和则卧不安"。此等表现,均可导致五脏六腑相互影响而见失眠,临证辨证不可不明。

临证传统辨治失眠,一般遵循脏腑辨证及八纲辨证,脏腑辨证尤其重视肝胆及心肾;八纲辨证中尤其强调虚实辨证,如张景岳言:"寐本乎阴,神其主也,神安则寐,神不安则不寐。其所以不安者,一由邪气之扰,广由营气之不足耳。"因而,临床在虚实的基础上,常结合脏腑辨证,实证尤其重视实火、痰热;虚证尤重视气血阴阳,特别要注意血不养神在不寐中的作用。另外,失眠亦常结合六经辨证,重视少阳(实火、痰热),阳明(火热、痰热、积食),少阴(虚火、阳虚)在失眠中的作用;亦可参照睡眠的情况辨别,如早醒在厥阴、少阴;入睡困难在少阳、阳明;睡眠浅在阳明、少阴、厥阴等。临证辨治失眠,辨证方法有多种,可参合而行之,一切以提高辨证水平及临床疗效为目的,切不可墨守成规。

中医传统治疗失眠,均在辨证祛邪、调整阴阳的基础上加安神之品。经典治疗失眠的方剂主要有以下几类:一是清热除烦类,如栀子豉汤、龙胆泻肝汤、百合地黄汤、黄连温胆汤、丹栀逍遥散;二是养心安神类,如酸枣仁汤、甘麦大枣汤、天王补心丹;三是滋阴清热、交通心肾类,如黄连阿胶鸡子黄汤、交泰丸、朱砂安神丸;四是调和脾胃类,如半夏秫米汤、温胆汤;其他类,如桂枝甘草龙骨牡蛎汤、柴胡加龙骨牡蛎汤、血府逐瘀汤等。另据多种文献统计,古今治疗失眠的方剂依次为:酸枣仁汤、温胆汤、归脾汤、半夏秫米汤等。

上述治疗失眠的经典方剂及常用方剂中,知名度最高及常用方至今仍然是半夏秫米汤、黄连阿胶汤(《伤寒论》)、酸枣仁汤(《金匮要略》)。另外,考察仲景对失眠的治疗,有不得眠、不得睡、不能卧、不得卧、卧起不安、不得卧寐等,当中以不得眠和不得卧为主。《黄帝内经》多数以不得卧或卧不安等"卧"来指称,极少以"眠"称谓,仲景延续了前人"眠""卧""寐",又增加了"睡"之称,沿用至今。结合《伤寒论》和《金匮要略》中称不得眠者,除"衄家……不得眠"一条以外,失眠患者均兼见烦或躁,因此,传统经方中治疗失眠均同时治疗烦躁,如虚劳虚烦的酸枣仁汤;治少阴病心中烦、不得卧的黄连阿胶汤;百合病的百合系列方;治心中懊恢的栀子豉汤系列方等。

1. 半夏秫米汤

生半夏五合,秫米一升。(《黄帝内经》)

半夏秫米汤出自《黄帝内经》,被誉为"失眠第一方",其治失眠病机为胃不和则卧不安。《素问·逆调论》言："阳明者,胃脉也。胃者,六腑之海,其气亦下行。阳明逆,不得从其道,故不得卧也。下经曰:胃不和则卧不安,此之谓也。"《灵枢·邪客》言:"补其不足,泻其有余,调其虚实,以通其道,而去其邪。饮以半夏汤一剂,阴阳已通,其卧立至。""以流水千里以外者八升,扬之万遍,取其清五升煮之,炊以苇薪,火沸,置秫米一升,治半夏五合,徐炊,令竭为一升半,去其滓,饮汁一小杯,日三,稍益,以知为度。故其病新发者,覆杯则卧,汗出则已矣;久者,三饮而已也。"

方中半夏五合,约今 65 克,半夏有调和脾胃,交通阴阳作用。张锡纯认为"半夏生当夏半,乃阴阳交换之时,实为由阳入阴之候,故能通阴阳合表里,使心中之阳渐渐潜藏于阴,而入睡乡也。"半夏的安神作用,历代均有论述,吴鞠通更论半夏有"一两降逆,二两安眠"之说,《本草纲目》亦言:"除腹胀,目不得瞑";《得配本草》言一般认为半夏治疗失眠用量为 30～150 克时安神效果最好,可与秫米、夏枯草、薏苡仁、夜交藤、茯苓、百合、酸枣仁等配伍,以加强安神催眠的作用。现代药理研究证实,半夏有较强的镇静催眠作用。同理,酸枣仁的安神作用也与剂量相关。原方中秫米一升,折合现代剂量约合 120 克。秫米甘、凉益阴,通利大肠。《灵枢·五味》谓:"如脾病宜食秫米饭……故秫米即能和胃安神,又能健运脾阳。"《名医别录》曰:"治胃不和,夜不得眠。"《温病条辨》曰:"秫米秉燥金之气而成,故能补阳明燥气之不及。"

2. 酸枣仁汤

虚劳虚烦不得眠,酸枣仁汤主之。(《金匮要略》)

酸枣仁二升,甘草一两,知母二两,茯苓二两,川芎二两(深师有生姜二两)。

上五味,以水八升,煮酸枣仁,得六升,内诸药,煮取三升,分温三服。

酸枣仁汤为经方治疗失眠的第一方,首载于《金匮要略》,"虚劳虚烦不得眠,酸枣仁汤主之。"该方由酸枣仁、甘草、知母、茯苓、川芎组成,方中酸枣仁养血补肝、宁心安神为主药,《神农本草经》云其:"主心腹寒热,邪结气聚,四肢酸疼,湿痹。"《名医别录》中谓其:"主烦心不得眠,脐上下痛,血转久泄,虚汗烦渴,补中,益肝气,坚筋骨,助阴气,令人肥健。"《本草拾遗》中有:"睡多生使,不得睡炒熟。"王好古也有同样的认识,"治胆虚不眠,寒也,炒服;治胆实多睡,热也,生用",故后世用酸枣仁安神皆用炒枣仁入药。曹颖甫认为"酸枣仁汤之治虚烦不寐,予既屡试而亲验之矣。特其所以然,正未易明也。胃不和者寐不安,故用甘草、知母以清胃热。藏血之脏不足,肝阴虚而浊气不能归心,心阳为之不敛,故用酸枣仁以为君。"但有关酸枣仁生用治疗多睡,熟用治疗失眠并未得到临床验证,但多数人均认为治疗失眠应用炒熟品比较好。此外,用药之巧在于量,一般成人一次用量多在30克以上,甚至可达到75～120克。

3. 黄连阿胶汤

少阴病,得之二三日以上,心中烦,不得卧,黄连阿胶汤主之。(《伤寒论》)

黄连四两,黄芩一两,芍药二两,鸡子黄二枚,阿胶三两。

上五味,以水五升,先煮三物,取二升,去滓,内胶烊尽,小冷,内鸡子黄,搅令相得,温服七合,日三服。

经方中另一治疗失眠的经典方为黄连阿胶汤。少阴者,心肾也,心火下交于肾水,肾水上交于心火,水火既济,心肾交通命之曰泰,今邪入少阴二三日化热伤阴,使肾水不能上济心火,形成阴虚于下,阳亢于上,故而心中烦不得卧。张仲景取阿胶、鸡子黄、白芍养血救阴,《本草备药》言:"鸡子黄入心经,镇心安神,益气补血,散热定惊""阿胶甘平色黑入肾,养肝滋阴,活血补阴,清火润燥";黄连、黄芩旨在泻火,使阴复火降,水火既济,心肾交泰,烦除而卧安,后世之交泰丸即含有此意。刘渡舟教授指出此方所治之证为,"每晚当阳入于阴之时,则烦甚而不能卧寐",还可伴有口燥咽干、出汗,舌红绛,脉细或数等。

四、专病高效方药

(一)高效方

三三安神合剂

延胡索30克、山茱萸30克、百合30克(或炒酸枣仁30克)。

本方是笔者总结出的治疗失眠的高效基础方,其组成及命名参照了三两三系列方,由3味用量为30克的主药组成。其中延胡索味辛、苦,性温,归肝、脾、心经,具有活血、行气、止痛之功。延胡索其中的延胡乙素有一定的催眠、镇静和安定作用,对机体外界条件反射有抑制作用,且能增加环己巴比妥钠镇静时间,抑制中枢神经兴奋性,其同等剂量安神效果超过传统安神药酸枣仁;山茱萸味酸、涩,性微温,归肝、肾经,有补益肝肾、收敛心神之用;百合味甘、性寒,归心、肺经,有养阴润肺,清心安神之用。《本草新编》言其"安心益志……气味甚薄,必须重用,其功必备。"临床应用表明,三味药既可为安神的基础方单用,亦可在辨证的基础上加入应用。

四神合剂

延胡索30克、山茱萸30克、百合30克、炒枣仁30克、徐长卿15～30克。

本方是在三三安神合剂的基础上,加徐长卿 15～30 克而成,其安神效果更佳,尤其是加入徐长卿为笔者首创,效果良好。

三黄三神合剂

天竺黄 15 克、姜黄 15～30 克、生地黄 30～100 克、延胡索 30 克、山茱萸 30 克、百合 30 克、炒枣仁 30 克。

本方是在三三安神合剂的基础上加入生地黄、姜黄、天竺黄,三味药出自刘方柏教授的"三黄安神汤"。生地黄味甘,性寒,归心、肝、肾经,其主要功效在于清热凉血、养阴生津、安神。心为肝之子脏,心藏神,肝藏魂,肾藏精主志。生地黄可清心火、补肝脏,肝肾足则筋骨壮,心肾相交则志远矣。故此方中生地黄用量独大,尤其适合于大便干燥的患者。天竺黄、姜黄均归心、肝经。天竺黄清热豁痰、清心定惊、镇静安神;姜黄行气。姜黄、天竺黄合用可豁痰、行气、调畅气机升降。《景岳全书·不寐》曰:"痰热内扰,心神不安,或忧思过虑,痰气郁结,火炽与痰郁搏结,多发不眠。"三味药合三三安神合剂,组成三黄三神合剂,对于心肝火旺、大便干燥的失眠患者,效果良好。

三黄四神合剂

天竺黄 15 克、姜黄 15～30 克、生地黄 30～100 克、延胡索 30 克、山茱萸 30 克、百合 30 克(炒枣仁 30 克),徐长卿 15～30 克。

本方为在三黄三神合剂的基础上加徐长卿而成,其安神效果更佳明显。

上述专病高效方,既可以作为安神方单用,亦可以在常规辨治的基础上加减,其安神效果远较传统的安神药(重镇安神、养血安神)效果好,且价格便宜。

更年速眠饮

组方:熟地黄 20～30 克、附子 3～5 克(或肉桂,或制川乌),夏枯草 30 克、竹茹 30 克、姜黄 25 克、石菖蒲 25 克、蔓荆子 15 克、川芎 25 克、延胡索 20～30 克、合欢皮 30 克、百合 30 克。

功效:补肾降火、安神。

加减:心烦明显者,加牡丹皮 30 克,或焦山栀 20 克、淡豆豉 20 克;血压偏高者,加桑寄生 30～50 克、黄芩 30 克(后下)、杜仲 30 克(后下)、桂枝 20 克;心悸者,合桂枝甘草龙骨牡蛎汤或旋复代赭石汤等。

(二)特色用药

酸枣仁 该药为治疗失眠常用药,亦为酸枣仁汤之君药。其特点在酸枣仁汤中已述,此处不再赘述。

百合 "百合病,不经吐下发汗,病形如初者,百合地黄汤主之。"说明百合地黄汤为百合病基本用方,本方由百合、地黄组成,用泉水煎服。《神农本草经》记载,百合"味甘平,主邪气腹胀心痛,利大小便,补中益气"。《名医别录》云:"除浮肿胪胀、痞满、寒热、通身疼痛及乳难、喉痹,止涕泪。"《药性论》云:"除心下急、满、痛,治脚气、热咳逆。"《日华子本草》云:"安心,定胆,益志,养五脏。治癫邪啼泣、狂叫、惊悸,杀蛊毒气、熠乳痈、发背及诸疮肿,并治产后血狂运。"百合可补虚滋养、镇静安神、祛邪,对体虚、身体功能紊乱、神经功能紊乱等临床错综复杂的百合病,既能补其虚,又能理其乱,其机理又符合百合病"百脉一宗,悉致其病也",故仲景把其作为治疗主药,李士材云:"行止坐卧不定,谓之百合病,仲景以百合治之,是亦清心安神之效钦。"

生地黄 《日华子本草》云:"干地黄,助心胆气,安魂定魄,治惊悸,劳劣心肺损,吐血鼻衄,妇人崩中血运,助筋骨,长志。日干者,平;火干者,温。"《本经逢原》所言:"有润燥之功,而无滋腻之患也。"汪绮石在《理虚元鉴》中指出:"肺部喜其润,心部喜其清,肾部喜其滋,肝部喜其和,脾部喜其甘缓",反过来分析,炙甘草汤中用生地黄,其作用应该是以安神为主。陕西民间著名中医王幸福老师用生地黄500克治疗失眠,名曰失眠立效饮。因为生地黄有通便作用,量大易导致腹泻,所以临床一般用量在15~30克。

对于一般性的精神失常或神经症,百合地黄汤确是治疗此类病症的良方。不过方后云:"中病勿更服",乃因地黄性寒而润,多服可致泻痢。且方中地黄汁用量甚大,仲景后注:"大便当如漆",故取效后当避免用药过量。《温病条辨》治疗阳明温病、津亏便秘证的增液汤就有生地黄,其作用滋阴通便,服药后大便当下,对于生地黄的此副作用临床不必过度解读。

延胡索 《本草纲目》言:"活血、利气、止痛、通小便。延胡索,能行血中气滞,气中血滞,故专治一身上下诸痛,用之中的,妙不可言"。历代本草文献,均未见延胡索有安神功效的记载。重庆名老中医马有度自拟双粉双藤方(炒酸枣仁、醋炒延胡索、夜交藤、鸡血藤)治疗失眠效果显著。后期其通过实验研究证实,酸枣仁的浓煎液和延胡索的有效成分在镇静催眠方面确有协同作用。

徐长卿 《神农本草经》言徐长卿"主蛊毒、疫疾、邪恶气、温疟"。《中药志》载:"治一切痧证和肚痛、胃气痛、食积、霍乱。"临床药理研究发现,徐长卿具有镇静、镇痛作用。治疗头痛、失眠、健忘、疲劳、焦虑等症的神经衰弱者,可给予徐长卿散剂 10 ~ 15 克,每日 2 次,口服;或徐长卿蜜丸(每丸含生药 5 克),每次 2 丸,日服 2 次,疗效尚可。

引起失眠的原因不仅有"胃不和""心中烦""衄家""胆虚""肝血虚"等,气滞血瘀、诸身疼痛及其他疾病均能导致失眠。临证时重在辨证,用药时可加延胡索 30 克,重症者再加徐长卿 15 克,收效更捷。

五、用药创新

笔者在临床中发现,将藤类药物用于治疗失眠能明显提高临床疗效。一是临床上祛风药有明显的安神作用,安神药亦有平定内风的作用;二是风、神之间有着密切的相关性,贾海忠老师提出了"顽固性失眠"可从"顽固性风证论治",笔者也注意到失眠病机与"风邪"关系密切。失眠往往源于内风扰乱心神,即所谓"树欲静而风不止"。顽固性失眠病情复杂,非一般风药所能达,故在治疗本病时常在经验方三三安神合剂的基础上引入藤类风药(钩藤 30 克,青风藤、海风藤等 15 ~ 30 克),临床疗效显著。

六、临证备要

(1)失眠患者应优先解决入睡困难的问题,其次要解决睡眠浅、早醒及醒后不易再睡的问题。

(2)组方原则:注重五脏,淡化虚实,尤重火热(旺),引火下行,即下入丹田,或心肾相交。少数情况下必须注意临证虽然以火旺扰神多见,即所谓的阳不入阴,但少数患者亦可见阳虚而不能入阴的问题,此时需温阳、助阳入阴,所以对于此类患者,麻黄、附子、细辛也能助眠。

(3)不可忽视行气止痛药(延胡索、徐长卿、川楝子等)、化瘀止痛药(桔梗)的安神作用。同时,不要忽视风、神相关理论,如藤类风药在失眠中的作用。

(4)要特别重视服药时间,即睡前服用 2/3 量,重者,睡前一次服完。

七、病案举隅

曹某,女,50 岁,2020 年 11 月 12 日就诊。主诉:入睡困难 1 年余,加重 2 个月。1 年前患者无明显诱因出现入睡困难,睡中易醒,醒后难以入睡,并伴有急躁易怒、烘热汗出等,先后服用诸多药物,如朱砂安神丸、酸枣仁汤等稍有疗效,而后反复。近 2 个月症状加重,每晚睡眠不足 4 小时,严重时彻夜不眠,服用安定等药物后仍难以入睡。现症见:夜不能寐、睡后易醒,心烦急躁,头目昏沉,经期紊乱,夜间多汗、口干口苦、纳食不佳、小便色黄、大便干燥,两日一行,舌红,苔少,脉弦细。西医诊断:更年期失眠;中医诊断:不寐(肾虚火旺、心肾不交)。治以补肾降火、宁心安神为法。方用更年速眠饮加减,拟方如下:熟地黄25克、附子5克(同煎)、夏枯草30克、竹茹30克、姜黄25克、石菖蒲25克、蔓荆子15克、川芎25克、延胡索20克、合欢皮30克、百合30克、牡丹皮30克、黄连6g、干姜6g、炙甘草10克。7剂,水煎服,每日1剂,睡前服用2/3。

2020年11月19日二诊:服用此方后,患者自觉睡眠较前改善,头目昏沉、多汗等症状较前好转,但口苦、大便干燥改善不明显。于原方基础上黄连加量至10克,继服7剂。

2020年11月26日三诊:继服上方后,患者自诉夜间可安睡5～6小时,上述症状均已改善,建议患者继续服用本方,保持心情舒畅,清淡饮食,规律作息。

【按语】该患者正值七七之年,出现失眠心烦、月经紊乱等症状,考虑为更年期综合征,其中以更年期失眠为主。此类失眠常为肾气渐亏、天癸渐绝,不单表现为经期紊乱,且肾精不足、肾水亏虚难以上济心火,致使心肾不交,心火独亢于上,故见失眠、心烦急躁、多汗、口干等;肾精匮乏致使肝血不足,肝失柔养,虚热上扰而失眠加重。辨证属心肾不交证,治疗以滋阴潜阳、补肾降火、宁心安神为主,方以更年速眠饮加减,方中熟地黄、附子、干姜益肾精、温肾阳;夏枯草、竹茹、牡丹皮、黄连清泻心肝之火、除烦安神;姜黄行气;石菖蒲、川芎、延胡索活血、行气、止痛、镇静催眠;蔓荆子清利头目;合欢皮、百合镇静除烦、解郁安神;炙甘草滋阴养血、调和诸药,全方合用,使肾水、肝血渐充,心肾既济,肝肾相滋,则脏腑功能调和,失眠渐愈。

第5讲　慢性胃炎（胃痛）

慢性胃炎是由多种原因引起的胃黏膜的慢性炎性反应，是消化系统常见病之一。西医认为，慢性胃炎的病因较多，其中最重要者为幽门螺杆菌（Hp）感染，临床表现主要为胃脘痛、吐酸、嗳气、腹胀、大便失调、甚或黑便等，治疗多采用抗感染、抑酸、保护胃黏膜等治疗手段，有三联、四联疗法等。中医药在本病的诊疗方面有着多年的积累，以胃痛为主症者，诊为"胃脘痛"；以胃脘部胀满为主症者，诊为"痞满"。慢性胃病常与肝脾不和密切相关，肝的正常疏泄，有助于胃的和降，故中医常通过调和肝脾，或调肝和胃以治胃病。除此外，脾与胃相表里，脾升胃降始终是中焦气机升降的关键。

一、西医病因

（1）生物因素：幽门螺杆菌感染是慢性胃炎最常见的病因，可致胃黏膜慢性炎症损伤。90%以上的慢性胃炎患者有幽门螺杆菌（Hp）感染。

（2）免疫因素：自身免疫性胃炎（又称A型萎缩性胃炎）以胃体萎缩为主，其发生在自身免疫异常的基础上。患者血清中能检测到壁细胞抗体，伴有恶性贫血者还能检出内因子抗体。

（3）物理因素：长期饮浓茶、烈酒、咖啡、过热、过冷或过于粗糙的食物，可导致胃黏膜的反复损伤。

（4）化学因素：长期大量服用非甾体消炎药（如阿司匹林、吲哚美辛等）可抑制胃黏膜前列腺素的合成，破坏黏膜屏障；烟草中的尼古丁可影响胃黏膜的血液循环；各种原因引起的胆汁、胰液和肠液反流均可破坏胃黏膜屏障。

（5）其他：环境改变、气候改变、长期精神紧张、生活不规律等都可能引起胃液分泌和胃的运动不协调，从而形成慢性胃炎。

二、中医病因病机

慢性胃炎病位在胃,既与肝脾关系密切,也与胆肾有关。基本病机为胃气阻滞,胃络瘀阻,胃失所养,不通则痛。胃脘痛的病因主要为寒邪客胃、饮食伤胃,情志不遂,脾胃虚弱等。

1. 寒邪客胃

寒属阴邪,其性凝滞、收引。胃脘上部以口与外界相通,气候寒冷,寒邪由口吸入,或脘腹受凉,寒邪直中,内客于胃,或服药苦寒太过,或寒食伤中,致使寒凝气滞,胃气失和,胃气阻滞,不通则痛。

2. 饮食伤胃

胃主受纳腐熟水谷,其气以和降为顺,故胃痛的发生与饮食不节关系最为密切。若饮食不节,暴饮暴食,损伤脾胃,饮食停滞,致使胃气失和,胃中气机阻滞,不通则痛;或五味过极,辛辣无度,或恣食肥甘厚味,或饮酒如浆,则伤脾碍胃,蕴湿生热,阻滞气机,以致胃气阻滞,不通则痛。

3. 情志不遂

脾胃的受纳运化,中焦气机的升降,有赖于肝之疏泄,《素问·宝命全形论篇》所说的"土得木而达"即是这个意思。所以病理上就会出现木旺克土,或土虚木乘之变。忧思恼怒,情志不遂,肝失疏泄,肝郁气滞,横逆犯胃,以致胃气失和,胃气阻滞,即可发为胃痛。肝失疏泄,气机不畅,血行瘀滞,又可形成血瘀,兼见瘀血胃痛。胆与肝相表里,皆属木。若胆病失于疏泄,胆腑通降失常,胆气不降,逆行犯胃,致胃气失和,肝胆胃气机阻滞,也可发生胃痛。

4. 脾胃虚弱

脾与胃相表里,同居中焦,共奏受纳运化水谷之功。脾气主升,胃气主降,胃之受纳腐熟,赖脾之运化升清,所以胃病常累及于脾,脾病常累及于胃。若素体不足,或劳倦过度,或饮食所伤,或过服寒凉药物,或久病脾胃受损,均可引起脾胃虚弱,中焦虚寒,致使胃失温养,发生胃痛。若是热病伤阴,或胃热火郁,灼伤胃阴,或久服香燥理气之品,耗伤胃阴,胃失濡养,也可引起胃痛。

此外,若气滞日久,血行瘀滞,或久痛入络,胃络受阻,或胃出血后,离经之血未除,以致瘀血内停,胃络阻滞不通,均可引起瘀血胃痛。

三、中医治则

慢性胃炎临证须分寒热、虚实。寒者，应温中健脾，主以理中汤或吴茱萸汤；热者，应清热养阴，以清胃散治之；阴虚者，宜养阴益胃，用一贯煎或益胃汤；阳虚者，宜温中健脾，主以建中汤类。慢性胃炎（胃痛）的六经辨证大法为实证治在少阳、阳明；虚证治在太阴、少阴、厥阴；寒热错杂或上热下寒治在厥阴。慢性胃炎常据临床表现分为痞满、胃痛两类，痞满处以泻心汤类，辛开苦降、调和寒热为主；慢性胃痛以三合汤、四合汤行气活血、化瘀止痛为主，无论是痞满还是胃痛，须注意中药制酸止痛等特殊用药方法。

1. 痞满论治

以上腹胀满为主，食后尤甚，时有胃痛、吐酸、嗳气、口干，或食冷、食后加重，舌质红，苔黄腻，脉濡缓或弦，其病机常表现为寒热错杂，方选半夏泻心汤。

食后腹胀、乏力、面黄、口不干、大便时溏，舌苔薄腻，脉沉弱，此虽系寒热错杂，但寒多热少，或上热下寒，或胃热脾寒，方选半夏泻心汤，减黄芩、黄连，加红参、甘草、仙鹤草、葛根、山药、苍术等健脾药。

上腹胀伴胸闷、时有胃痛、嗳气、大便黏滞不爽，舌苔白腻，脉弦，虽亦表现为寒热错杂，但以寒湿阻遏脾阳为主，故方选瓜蒌薤白半夏汤为主。

2. 胃痛论治

一般胃痛寒多热少，故其治多从寒论治，常选理中汤或建中汤类。慢性顽固性胃痛常在辨证的基础上随证加减，偏寒者加高良姜、香附，即良附丸；热者加黄连、牡丹皮或左金丸；痛者加川楝子、延胡索、徐长卿；久病夹瘀者加蒲黄、五灵脂。临床无论何种证型，常选用三合汤或四合汤专方进行加减，效果良好。若胃痛伴夜间加重或失眠者，则拟从厥阴论治，常选乌梅丸。另外，与痞满一样，亦常根据胃镜的检查及 Hp 的检查，灵活运用具有制酸、消炎、抗幽门螺杆菌等作用的中药。

四、专病高效方

半夏泻心汤

半夏半升（洗），黄芩、干姜、人参各三两，黄连一两，大枣十二枚（擘），甘草三两（炙）。（《伤寒论》）

半夏泻心汤见于《伤寒论》第149条："伤寒五六日,呕而发热者,柴胡汤证具,而以他药下之,柴胡证仍在者,复与柴胡汤。此虽以下之,不为逆,必蒸蒸而振,却发热汗出而解。若心下满而硬痛者,此为结胸也,大陷胸汤主之。但满而不痛者,此为痞,柴胡不中与之,宜半夏泻心汤。"亦见于《金匮要略·呕吐哕下利病脉证治第十七》:"呕而肠鸣,心下痞者,半夏泻心汤主之。"该方具有辛开苦降、寒热并用之妙,为诸泻心汤中代表方,结合《伤寒论》131条"病发于阴而反下之,因作痞",及151条"脉浮而紧,而复下之,紧反入里,则作痞,按之自濡,但气痞耳",158条"此非结热,但以胃中虚,客气上逆,故使硬也",均提示半夏泻心汤所治病涉及上呕、中痞、下肠鸣等,但其核心病症为心下痞,其病机为胃热脾寒、寒热错杂、中虚热结,故其治以半夏泻心汤辛开苦降、寒热并用,补虚泻实最为切合。

另外,北京广安门医院熊兴江认为此病"寒"的病机,主要表现不能饮冷食凉,食后不舒,或痞胀,或下痢,即《类聚方广义》所言:"及饮食汤药下腹,每辘辘有声而转泄者,可选用以下三方(半夏泻心汤、甘草泻心汤和生姜泻心汤)"。"热"的病机主要体现在不能进食辛辣,食后则胃中有烧灼感、嘈杂感等。"中虚"病机则体现为食欲不振、乏力、脉弱等,故其治非清热温补所能,必以辛开苦降、寒热并用、补泻兼施之半夏泻心汤使其证方相符。方中半夏味辛性平,《神农本草经》言其"主伤寒寒热,心下坚,下气",可认为是下气开结,和胃消痞体现;干姜以辛开痞结;黄芩、黄连苦降泄热;人参、甘草、大枣益气和中,如此配伍可使寒热得化,中虚得补,升降复常,则痞满、呕吐、泄下等得以消除。临证应用时,因本证病机寒热错杂,故其配伍虽舌红不忌姜、夏,舌淡不避芩、连,如柯韵伯于《伤寒附翼·太阳方总论》所言:"凡呕家夹热者,不利于香砂橘半,服此方而晏如。"临证时可据患者主观感觉及舌质、舌苔变化,灵活调整寒热药物比例,尤其是黄连、干姜比例。黄连、黄芩、大黄等皆具抗菌作用,但苦寒伤胃,故配半夏、干姜、人参、甘草、大枣等温补药以制约黄连、黄芩、大黄苦寒之性,此即寒热并用之妙,如刘渡舟言:"半夏、干姜辛开而温,以散脾气之寒;黄芩、黄连苦泻而寒,以降胃气之热;人参、甘草、大枣甘温调补,和脾胃,补中气,以复中焦升降功能,此即辛开苦降甘调之法。"药理研究证明,黄芩、黄连、大黄对幽门螺杆菌有杀灭作用,半夏、干姜、人参、甘草、大枣有保护胃黏膜作用,甘草更是抗溃疡的主药,从甘草中提取的生胃酮(甘珀酸钠)有较强的抗溃疡作用,此疗法及机理与西医治疗方案有异曲同工之妙。但中药成分复杂,配伍精妙,非西药单一成分所能媲美,而诸泻心汤方中药物加减及剂量变化,使其治疗病症随之有所不同,但临证仍需仔细辨证,方能体会其奥秘所在。

加减三合汤

高良姜 6～10 克、制香附 6～10 克、百合 30 克、乌药 9～12 克、丹参 30 克、檀香 6～9 克(后下)、砂仁 3～5 克、川楝子 6～15 克、生地榆 10～20 克、炙甘草 10 克。

本方是以三合汤为基础适当加减而成,名为加减三合汤。其中三合汤为良附丸、百合汤、丹参饮 3 个药方组合而成,故有其名。其中良附丸由高良姜、香附等组成,主治肝郁气滞、胃部寒凝所致的胃脘疼痛。高良姜辛热,温胃散寒,《本草求真》言其"同香附则除寒祛郁";香附味辛、甘、微苦,性平,可理气行滞,利三焦,解六郁,李杲曾言其"治一切气""消食下气"。二药合用,善治寒凝气滞所致的胃痛。若寒凝重者,重用高良姜;因气滞而痛者,重用制香附。

百合汤由百合、乌药组成,主治诸气膹郁所致的胃脘痛。百合味甘,性平,主入肺、胃二经,可降泄肺胃郁气,肺气降,胃气和,则诸气俱调;配以乌药快气宣通,疏散滞气,温顺胃气。二药合用,既能清泄肺胃郁气,又能防止百合平凉之性阻碍中运。再参《神农本草经》说百合能"补中益气",王好古说乌药能"理元气",故本方更适用于胃痛日久不愈、正气渐衰者。

丹参饮由丹参、檀香、砂仁三药组成,是治疗心胸、胃脘疼痛的良方。其中丹参味苦,性微凉,可活血祛瘀、通经止痛。《吴普本草》认为其"治心腹痛"。檀香辛温理气,利胸膈,调脾胃,《日华子本草》说:"治心痛"。砂仁辛温,行气调中,和胃醒脾。三药相合,以丹参入血分,又配以檀香、砂仁,既能活瘀滞,又能理胃气,再兼丹参功同四物,砂仁兼能益肾"理元气""引诸药归宿丹田",故对久久难愈、气滞血瘀、正气渐虚的胃脘痛,不但能够活瘀定痛,而且能养血、益肾、醒脾、调胃。以上 3 个药方相合,组成三合汤则既主气又主血,既主寒又主滞,既治病,又益人,功效全面。

慢性胃炎常伴有疼痛,故加川楝子有明显的行气止痛作用,常用量为 6～15 克;生地榆有明显的制酸止痛及消炎作用,且其苦寒力弱,不致损伤脾胃,与三合汤合用组成加减三合汤,为治疗慢性胃痛的高效基础方。

五、临证备要

(1)慢性胃炎以痞满、胃痛为主要表现,因而基本方依据症状不同各有不同,如痞满者,以半夏泻心汤为主;胃痛者,以加减三合汤(三合汤加蒲黄、五灵脂)为主。

(2)无论何种表现,临证时应首辨寒热、次辨虚实。痞满重在辨气虚、气滞;胃痛重在辨气血;胃病除感觉外,辨证用药尤其要重点参照舌象。

(3)无论何种表现,治疗首在改善或消除症状,气滞重者用厚朴、乌药、枳实、莪术;疼痛重者用金铃子散、徐长卿。

(4)今临床要结合内镜检查、Hp检查结果,选择适当的清热解毒(如白花蛇舌草、蒲公英)、制酸之品(如生地榆、败酱草等)以及能消除肠上皮化生或不典型增生(如刺猬皮、白花蛇舌草)等作用的药物。要注意六味地黄丸在逆转肠上皮化生中的作用,但疗程在半年以上。

(5)胃病的服药方法方面强调少量、多次、热服,此处还应重视红参在开胃、补虚、进食中的特殊作用,如胸痹(疑似冠心病)的个别病例与胃有密切关系,此时以人参汤为主方,方中用红参效果好于用西洋参、党参等。

六、病案举隅

程某,男,38岁。2021年7月8日就诊。主诉:胃脘痛4年余,加重3天。患者因工作繁忙,进食无规律,反复上腹部疼痛4年余,以隐痛为主,常感觉胃脘部冷凉,进凉食、情绪波动后则痛甚,进硬食后则嘈杂、胀满。既往行胃镜检查示:慢性浅表性胃炎。3天前患者饮酒后胃脘部疼痛加重。现症见:面容憔悴,面色萎暗,胃脘隐痛,喜温喜按,腹胀嗳气,食欲不振,小便可,大便每日1或2次,不甚成形。舌暗红,苔薄白,脉沉滑。西医诊断:慢性浅表性胃炎;中医诊断:胃脘痛(肝胃不和)。治以疏肝健脾、温阳散寒、止痛为法。方用加减三合汤,拟方如下:丹参20克、檀香6克(后下)、砂仁8克(后下)、乌药25克、百合25克、红参5克、高良姜6克、制香附6克、黄连5克、广藿香8克、茵陈8克、姜半夏10克、木香10克、炒川楝子10克、白芷10克、吴茱萸5克、地榆10克、鸡内金15克、炙甘草10克。7剂,每日1剂。嘱清淡饮食,忌生硬冷凉。

2021年7月15日二诊:胃痛减轻,精神转佳,仍食欲不佳,于原方基础上加莱菔子10克、焦山楂15克。继服7剂。

2021年7月22日三诊:诸症基本消失,继服上方7剂以巩固疗效。

【按语】胃脘痛之病位在胃,与肝、脾关系密切。胃为阳土,以通为要,以降为顺,肝属木,土木相克,若肝气郁结,则克脾犯胃,导致气机阻滞、胃失和降而痛。该患者经常饮食不规律,日久伤及脾阳,脾阳不足,寒自内生,则胃失温养,导致脾胃虚寒而痛,故施以加减三合汤。方中良附丸(高良姜、香附)温阳散寒、行气;丹参饮(丹参、檀香、砂仁)理气化瘀兼化湿气;百合汤(百合、乌药)滋养行气,再加红参开胃补虚,干姜、吴茱萸温胃散寒,黄连、广藿香、茵陈、姜半夏化湿和中,生地榆制酸,木香、川楝子行气止痛,白芷散结,鸡内金健胃消食,炙甘草调和、止痛,诸药合用,共奏疏肝理气、温中散寒、化瘀止痛之功。

第6讲 便 秘

便秘指粪便在肠内滞留过久,秘结不通,排便周期延长;或周期不长,但粪质干结,排出艰难;或粪质不硬,虽有便意,但便而不畅。现今人们由于生活方式的改变及久坐少动等因素,使得便秘已成为临床常见的病症之一。

便秘主要是大肠传导功能失调所致,《素问·灵兰秘典论》曰:"大肠者,传导之官,变化出焉"。便秘与五脏关系也十分密切,《素问·五脏别论》曰:"魄门亦为五脏使,水谷不得久藏。"脾主运化,运化失职,则水谷糟粕积滞难下。肝主疏泄,肝气不升,肺气不降,腑气不通,阳气不得宣通,阴液不得润布,湿浊壅滞,传导无力,升降机制失调,故大便不通。肾司二便,主五液,若肾虚津亏,则肠道干涩难行,故中医治疗便秘的同时,必须兼调五脏。

一、西医病因

1. 器质性疾病

(1)慢性结肠梗阻:如结肠狭窄、良性或恶性大肠肿瘤、大网膜粘连综合征(横结肠受牵拉,而形成锐角,导致内容物通过困难)及其他慢性结肠梗阻性疾病可致便秘。

(2)先天性巨结肠:便秘系因肠腔高度扩张,肠麻痹,肠肌肉收缩、蠕动功能消失所致。

(3)肠道外病变压迫,尤其是直肠、乙状结肠外病变压迫,例如盆腔肿瘤、卵巢囊肿、前列腺肿瘤、腹腔内巨大肿瘤或肿块、腹水等均可导致本病。

2. 功能性便秘与便秘型肠易激综合征(IBS)

(1)腹肌、肛门部肌肉或结肠平滑肌及肌间神经丛功能障碍,常可引起排便的动力减弱而发生便秘,多见于多次妊娠妇女、慢性肺气肿、营养不良、衰弱、老年及腹腔内脏下垂者。

（2）直肠扩张、收缩的排便反射迟钝或消失,多见于未能养成每天定时大便习惯者,此时因无粪便刺激的感觉,故正常的排便反射明显减弱,患者久而久之可导致顽固性便秘。

（3）如摄入饮食过少,或饮食习惯、饮食种类的改变,环境变化等因素均可造成肠蠕动功能减弱而引起便秘。

（4）情绪的改变、紧张、忧虑等因素可导致肠蠕动功能的减弱,而发生便秘,但多与腹泻交替发生者多见,亦称为肠易激综合征(便秘型),患者常伴有腹痛或腹部不适。

二、中医病因病机

便秘的病因主要有饮食不节、情志失调、久坐少动、劳倦过度、年老体虚、病后产后、药物所致等,部分患者与先天禀赋不足有关。

过食肥甘厚腻,可致胃肠积热、大便干结。恣食生冷,可致阴寒凝滞、腑气不通。思虑过度,或久坐少动,致使气机瘀滞、腑失通降。劳倦过度、年老体虚或病后产后,可致气血亏虚,气虚则大肠传送无力,血虚则肠道失于濡润,大肠传导失司。屡用苦寒泻下药物,可耗伤阳气,肠道失于温煦。

"大肠者,传导之官,变化出焉",故便秘的病位主要在大肠。导致大肠传导失司的原因很多,如肺与大肠相表里,肺失宣降,则大肠传导无力;脾虚运化失常,则糟粕内停;胃热炽盛,耗伤津液,则肠失濡润;肝气郁结,气机壅滞,或气郁日久化火伤津,则腑失通利;肾主水而司二便,肾阴不足,肠道失濡;肾阳不足,失于温通,亦可发为本病。

本病的基本病机为大肠通降不利,传导失司。阳明燥热伤津、气滞腑失通降、寒邪凝滞肠腑、气虚推动无力、血虚肠道失荣、阴虚肠失濡润、阳虚肠失温煦。除上述病因、病机外,亦有湿、瘀所致的湿秘和瘀血秘。瘀血秘是多种因素共同作用的结果,而湿秘则如张景岳所云:"再若湿秘之说,湿则岂能秘,但湿之不化,由气之不行耳,气之不行,即虚秘也,亦阴结也。"

便秘的病理性质可概括为寒、热、虚、实四个方面,且常相互兼夹或转化。如肠道积热,久延不愈,津液渐耗,肠失濡润,病情可由实转虚;气血不足,运化失健,饮食停滞,胃肠积热,病情则可由虚转实。屡用苦寒泻下之品,易耗伤阳气,阳虚不能温通,病证可由热转寒;若寒凝日久,郁而化热伤阴,则可由寒转热;病情日久,又可见寒热虚、实夹杂之象。

三、中医治则

传统中医治疗便秘,以经方最为常用,如《伤寒论》中的桂枝汤、麻杏石甘汤、桃核承气汤、大承气汤、小承气汤、调胃承气汤、大柴胡汤、小柴胡汤、麻子仁丸;《金匮要略》中的枳术汤、厚朴三物汤、厚朴七物汤、大黄附子汤、肾气丸、白术附子汤等,均有调理脏腑气机,或通利大便等作用。除此之外,仲景记载尚有中医的栓剂、丸剂、灌肠剂等通便药,后世治疗便秘的药物,大抵不脱离仲景之记载。

中医治疗便秘需分寒热、虚实,尤其是虚实辨证,在便秘的治疗中占有重要因素,临证不可忽视。临证而言,便秘大多以实秘、热秘为多,老年人少数可见虚秘、寒秘;临证选药,优先选用有通便作用的药物,尤其是润肠通便药,慎用通里攻下、峻下逐水之品。古代治疗便秘的硫黄(半硫丸),因含有金属,不建议选用。便秘的治疗,始终需结合饮食、运动、气功等基础治疗。

无论何种原因导致的便秘,以调畅胃肠气机、升清降浊为治法,永远是治疗便秘的不二法门。无论是实秘,还是虚秘,抑或是伴有泄利后重,或便秘、泄泻交替,其基本病机,皆为气机升降失常,因而临证皆以调理气机为主。

常用通便药物可分为以下几类。

(1)刺激类泻下药:如大黄、芦荟、番泻叶、决明子等药物主含蒽醌类成分,为刺激性通便药,具有见效快的特点,如承气汤类,但不能长时间应用,可引起结肠黑变病及泻剂结肠。

(2)理气类药物:如厚朴、枳实,此类药物具有理气导滞及加快肠蠕动作用,类似于西医的西沙比利等胃肠道动力药,这类药物能提高小肠蠕动,缩短小肠和大肠的转运时间,在不同状态下对胃肠道起到双重调节作用。

(3)富含油脂类药物:如麻子仁、杏仁、桃仁等,它们均能起到润肠通便的作用。

(4)富含肉质滋润类的药物:如白术、白芍、生地黄、当归等,此类药物质地滋润,具有润肠通便的作用,临床广泛运用肉苁蓉治疗便秘也是如此。

(5)其他:如甘遂、大戟、芫花、二丑、硫黄、巴豆等药有峻下作用,可出现泻下过度及水电解质紊乱等副作用,临床较少将其用于治疗单纯便秘。

四、专病高效方药

（一）高效方

理气通便汤

白术 15～60 克、白芍 15～60 克、厚朴 15～30 克、枳实 10～30 克、青皮 15～30 克、桔梗 6～10 克、升麻 10～30 克、木香 15 克、莱菔子 20～30 克、杏仁 10～30 克、当归 10～30 克、泽泻 10～30 克、柴胡 6～10 克、鸡矢藤 30 克、紫菀 30 克、鸡内金 15 克、炙甘草 10 克。

本方为治疗便秘之高效方，其重点在于润肠通便，调理和恢复胃肠气机升降功能。方用白术、白芍润肠通便，共为君药，《本草经读》云："以白术之功用在燥，而所以妙处在于多脂。"《本草正义》云："白术最富脂膏，故虽苦温能燥，而亦滋津液。"可见白术兼具"燥"和"润"两性，方中大剂量使用生白术以润燥通便；白芍味酸、苦，性微寒，入肝、脾两经，善养血柔阴。肝体阴而用阳，肝血足则疏泄有常，进而能促进大肠的蠕动，帮助排便，配枳实、厚朴、杏仁、升麻、桔梗、泽泻、青皮、柴胡、木香、莱菔子等以调理气机，大多有良效；当归补血活血，治疗血虚便秘效果良好，辅以鸡矢藤、鸡内金以消食降脂、清肠；紫菀可清肺、润肺、降肺气，恢复肺的气化功能与大肠的传导功能；炙甘草以调和诸药。此外，据笔者临床经验，如大便干燥，或羊屎样大便，可加生地黄 15～50 克，或麻仁 15～30 克；阳虚者，加肉苁蓉 15～30 克；大便不甚干燥，或粘腻者，可加猪牙皂 1～5 克，或沙参 15～30 克，或肉桂、制附子各 3～5 克；对老年气虚，或手术后便秘者，加黄芪 15～30 克、炒白术 5～30 克、党参 15～30 克、太子参 10～20 克等补气药；阳虚者，加桂枝 10～20 克、肉桂 5～15 克，或制附子 3～20 克等；特别顽固性便秘者可暂用大黄 5～20 克，甚或芒硝 10～20 克等。

（二）特色用药

白术 《伤寒论》174 条曰："伤寒八九日，风湿相搏，身体疼烦，不能自转侧，不呕不渴，脉浮虚而涩者，桂枝附子汤主之。若其人大便硬，小便自利者，去桂加白术汤。"原方重用白术 400 克，为后世重用白术治疗慢性便秘提供借鉴，现今临床强调通便时白术用量为 15～60 克。陈修园在《本经读》中曰："白术之功在燥，而所以妙处在于多脂。"清代医家李炳治病善用白术，人以"李白术"呼之,即秉承仲师之旨。其治"一便秘患者,胀甚,医用通剂益剧,炳令专服白术,至五日而胀已。又一口渴症患者,他医以为热证燥渴,治以凉药,口渴益甚。经李氏诊察,复改白术又愈。"

白芍 白芍的通便作用,在麻子仁丸中已有体现,《伤寒论·辨太阴病脉证并治》云:"本太阳病,医反下之,因而腹满时痛者,属太阴也,桂枝加芍药汤主之,大实痛者,桂枝加大黄汤主之。"可见桂枝加芍药汤中倍芍药剂量是用芍药酸敛平肝、缓解挛急,与甘草配伍酸甘化阴,可缓中补虚、缓急止痛,因而能缓解腹痛,此作用在芍药甘草汤治疗腓肠肌痉挛时也是同样之理,《神农本草经》言芍药"主邪气腹痛,除血痹、破坚积寒热、疝瘕、止痛、利小便"。但对于芍药的通便作用仲景强调:"太阴为病,脉弱,其人续自便利,设当行大黄、芍药者,宜减之。以其人胃气弱,易动故也。"

四川名医余国俊在治疗肠燥津亏所致的习惯性便秘时,常用白芍30~50克,生、炙甘草各5~10克,以滋补脾阴,加生决明、肉苁蓉各30克以润肠通便。对少数顽固性病例,腹胀明显者,必加炒莱菔子30~50克,降气通便效佳。中日友好医院贾海忠博士认为习惯性便秘以老年人及年轻女性尤其多见。其个人经验方为:当归、白芍、桃仁、红花、枳壳、桔梗,其中以当归、白芍各30~60克,桃仁10~15克养血润肠,红花、枳壳、桔梗以理气活血,诸药合用可养血活血、润肠通便、理气效果良好,用药后6小时左右可排便,腹不痛,大便不稀,六七剂后可停药,停药后大便亦不干是其优点,一个月服六七剂即能保持大便正常。

鸡矢藤 为我国南方常见的药用植物,又名鸡屎藤、牛皮冻、斑鸠饭、青风藤,系茜草科鸡矢藤属草本植物。味甘、酸,性平,可祛风活血、消食化积、止痛消肿。其主治中暑、风湿痹痛、食积、小儿疳积、痢疾、黄疸、肝脾大、肠痈、湿疹、皮炎、跌打损伤、蛇咬蝎螫等。在广西鸡矢藤多用于治疗关节疼痛、四肢麻木等症,壮药歌诀中有"有毛能祛风……蔓藤关节通"等说法。

鸡矢藤水提液有明显促进肠蠕动和胃排空的作用,因而可用于治疗积食、便秘、慢性胃痛、溃疡性结肠炎、慢性胆囊炎等。另外,鸡矢藤与山楂等合用可以降脂清肠,被誉为"肠道清道夫"。笔者认为鸡矢藤临证主要有三大功效,即消食、通便、止痛,尤以治疗便秘功擅,用量为15~50克,消食用10克,止痛用30克,轻症者或他病伴有便秘者,单用即可取效,尚未发现有明显的副作用。

紫菀 紫菀味苦、辛、甘,微温,可润肺化痰止咳。凡咳嗽之证,无论外感内伤、病程长短、寒热虚实皆可用之,诚如《本草新编·紫菀》言:"紫菀舍治嗽之外,原无多奇功。"至于紫菀通便一功,历版《中药学》教材均没有记载,因而鲜有人知其通性。

施彦执在《北窗灸录》中记载:"蔡元长(蔡京)苦大肠秘固,医不能通,盖元长不服大黄等药也。时史载之未知名,往谒之,阍者龃龉,久之乃得见。已诊脉,史欲示奇,曰:请求二十文。元长曰:何为?曰市紫菀耳。史遂市紫菀二十文,末之以进,须臾遂通。"是单味紫菀治疗便秘的最早记载。《本草汇言》载:"(紫菀)治老人血枯气燥,大便不通。"叶天士在《临证指南医案·肠痹》中载:"夏,二十,食下胀。旬日得一更衣。肠胃皆腑,以通为用。丹溪每治肠痹,必开肺气,谓表里相应治法。杏仁、紫菀、冬葵子、桑叶、土瓜蒌皮。"

江苏名医孟景春曾重用紫菀治便秘。"孔某,男,50岁,教师。患大便秘结已有余年,每5至6天一次,便时十分困难,需1小时左右,肛门常因此而出血,经多方调治如用果导、比沙可啶,中药生大黄、番泻叶,中成药脾约麻仁丸等,虽能一时见效,但停药后便秘依旧,且有时更剧,剧则用开塞露亦不能下,常用手指挖出,十分痛苦。除大便闭结外,更有咽干、鼻燥、口渴,一年中以秋季最为严重。饮食欠佳,睡眠欠安。舌质偏红,苔少,脉细数。证属肺阴不足,下不能润于大肠,治宜滋养肺阴,利气润下。处方:南沙参、北沙参各12克,麦冬、杏仁、郁李仁各10克,柏子仁10克,炙紫菀20克,熟地黄、云茯苓各12克,桔梗10克,厚朴花6克,芦根20克。7剂。梨膏1瓶,每次服2匙,晨起后用开水冲服,空腹服下。并嘱忌食辛辣、熏烤食物,戒烟酒。连服上方二十余剂方告痊愈。"并言"用紫菀治便秘,属肺津不足可用,其他证型的便秘用之,亦有辅助作用。"

紫菀治疗便秘的机理一是从肺论治。肺与大肠相表里,肺主宣降,生理上通过经络紧密相连,病理上正如唐容川《血证论》所云:"肺移热小肠则便结,肺津不润则便结,肺气不降则便结。"紫菀能清肺、润肺、降肺气,恢复肺的气化功能与大肠的传导功能,故可治疗便秘。二是从肾论治。紫菀质润味甘,善能滋肾,盖肾主二便,以此润大便燥结。因而《药品化义》言:"紫菀味甘而带苦,性凉而体润……因其体润,善能滋肾,盖肾主二便,以此润大便燥结……宣通壅涩,大有神功。"陈士铎于《石室秘录·腑治法》中云:"大便闭结者,人以为大肠燥甚,谁知是肺气燥乎。肺燥则清肃之气不能下行于大肠,而肾经之水仅足以自顾,又何能旁流以润溪涧矣……盖大肠居于下流,最难独治,必须从肾经以润之,从肺经以清之……此下病治上之法,亦腑病治脏之法也。"

五、临证备要

便秘责之于大肠，与脾胃和肾关系密切。致病之因有燥热内结，津液不足；情志不和，气机瘀滞；劳倦内伤，身体衰弱，气血不足；跌打损伤，气滞血瘀；痰浊内伏，闭塞难通。故依病因病机及临床所见甚为复杂，常以虚实两端分之。实者，热秘、气秘、瘀血秘、痰伏秘四端也；虚证，有气虚、血虚、阳虚。

便秘之治当以通下为主，以恢复大肠传导功能，保持大便通畅为原则，决不可单纯使用泻下药，应针对不同的病因采取相应的治法。实证因邪滞大肠，大肠传导失司，治以祛邪为主，分别施以泻热、温通、理气之法，辅以导滞之品；虚证大肠传送无力，或失于濡润，治以养正为先，用益气、养血、滋阴、温阳之法，酌用甘补滋润之药。《景岳全书·杂证谟》曰："阳结者邪有余，宜攻宜泻者也；阴结者正不足，宜补宜滋者也。知斯二者即知秘结之纲领矣。"

六、病案举隅

沈某，女，35岁，2021年11月20日就诊。主诉：排便困难1年余。患者1年前无明显诱因出现排便异常，大便数日一行，便质多硬。间断给予西药治疗，收效欠佳，故今来寻求中医药治疗。现症见：大便2～3日一行，便质先硬后稀，便量偏少，排便不爽，平素易疲乏，易生闷气，时有胃胀，饮食后甚，嗳气、矢气后觉舒，纳食一般，寐可，小便尚调。舌质暗红，舌苔薄白，脉象弦细。西医诊断：慢性功能性便秘；中医诊断：便秘（脾虚肝郁）。治以补脾疏肝、润燥通便为法。方选理气通便汤加减，拟方如下：白术40克、白芍30克、枳实30克、厚朴30克、鸡矢藤30克、紫菀30克、干姜10克、黄连10克、桔梗15克、当归30克、莱菔子30克、青皮30克、杏仁25克、鸡内金15克、炙甘草10克、生姜3片，大枣3枚。14剂，水煎服，每日1剂，睡前服用2/3。

2021年12月4日二诊：患者诉服药后症状减轻，大便1～2日一行，便量偏少，无未尽感，胃胀较前减轻，食欲好转。白术减至35克，继服14剂。

2021年12月18日三诊：自诉二诊后排便情况基本转佳，大便每日一行，量质尚可，余无特殊不适。嘱患者适寒暑，调情志，适当运动、规律饮食、作息，养成规律的排便习惯，促进肠道功能恢复。后随访患者排便通达，余症皆缓。

【按语】该患者为青年女性，平素乏力，排便时间延长，便质先硬后稀，伴胃胀、嗳气、矢气后觉舒，诊断为功能性便秘。脾虚（气虚质）是慢性便秘患者常见的共性体质，但个体间又有差异，该患者易生闷气，肝失调达，气机不能宣达，横乘脾土,脾失健运,气机升降失常,累及肠腑,致其传导失职,糟粕内停,不得下行,且脾气虚弱,不能运化水谷,大肠无力传送,故见排便异常。脾胃虚弱,升降失司,气滞中焦,则时有胃胀,嗳气、矢气后觉舒。故本方以补脾疏肝、润燥通便为法。方中白术、白芍润肠通便,配枳实、厚朴、杏仁、桔梗、青皮、莱菔子调理气机;当归补血活血,辅以鸡矢藤、鸡内金消食降脂清肠;紫菀可清肺润肺、降肺气,恢复肺的气化功能与大肠的传导功能;干姜健脾温中;黄连清肠祛湿;炙甘草以调和诸药,肝脾得调,气机得畅,则积滞得通。临床对此慢性气虚气滞之便秘,治疗仍以通利气机为主,且不可随意应用刺激性通便药。另外,服用本药强调睡前服用2/3,剩余量白天任意时间服用,并根据大便的情况随时调整药量,以调理大便至每日早上为好。

第 7 讲　口腔溃疡

复发性口腔溃疡临床表现为局部溃疡,溃疡多位于舌尖、舌缘、唇、软腭、腭弓和颊黏膜等部位,发病时可见溃疡部位发红、发黄,同时伴有局部凹陷,剧烈疼痛感,严重者影响进食。其发病呈周期性反复发作,但又有自限性、局限性的特点,其病因复杂,缠绵难愈。西医认为其发病可能与免疫功能下降、细菌或病毒感染导致内环境紊乱、部分微量元素缺乏等有关。中医将其归属于"口疮""口糜"的范畴,《素问·气交变大论》中有关于"口疮"及其发病病机的描述,《医宗金鉴》中亦有"口糜"专篇。

一、西医病因

1. 消化系统疾病和功能障碍

患有系统性疾病的患者容易患口腔溃疡,主要是通过影响免疫系统而致病。口腔溃疡与胃溃疡、十二指肠溃疡、溃疡性结肠炎、局限性肠炎、肝炎等有关。研究表明,30%~48%的口腔溃疡患者有腹胀、腹泻或便秘等消化道疾病。

2. 内分泌变化

一些女性患者经常在月经期出现口腔溃疡,这可能与体内雌激素水平下降有关。还有一些女性在月经期间或月经前后都会出现口腔溃疡,药物治疗只能暂时缓解症状,但下个月仍然出现,疼痛难以忍受,往往伴有口干、不安、易怒、大便干燥等症状。临床研究发现,月经期口腔溃疡主要是由于体内孕酮水平的增加和雌激素(孕酮等)水平的下降。

3. 精神因素

有些患者在精神紧张、情绪波动、睡眠状况不佳的情况下发病,可能与自主神经功能障碍有关。

4. 遗传因素

如果父母双方都患有复发性口腔溃疡,他们的孩子有 80%～90% 的概率患病;如果父母之一生病,他们的孩子有 50%～60% 的概率患病。

5. 其他因素

锌、铁、叶酸、维生素等缺乏及营养不良可以降低机体免疫力,增加口腔溃疡的复发率。

二、中医病因病机

《圣济总录》言:"口疮者,由心脾有热气冲上焦,熏发口舌,而为口疮。"《医贯》载:"口疮上焦实热、中焦虚寒"。《证治准绳》云:"心脉布于舌上,若心火炎上,熏蒸于口,则口舌生疮。脾脉布于舌下,若脾热生痰,痰热相搏,从相火上炎,亦生疮者,尤多。"因此,本病病机为上焦实火熏蒸,下焦阴火上炎,中焦虚寒或脾虚湿困。

三、中医治则

口腔溃疡新病者多热,病情日久者多寒,慢性易于反复者多为寒热错杂,或局部见火,全身属寒。其核心病机常表现为上焦实火熏蒸,下焦阴火上炎,中焦虚寒或脾虚湿困。另外,不同部位的溃疡与不同脏腑病变密切相关,因此,临证除辨别实、虚外,尚需辨明脏腑病变所在。如溃疡位于舌前,其病变部位属心,舌前部溃疡部位疼痛难忍,伴有口干口渴,大便干结,舌苔黄腻,脉濡滑,甘草泻心汤主之,一般加用生石膏、生地黄、竹叶、石斛、甘草梢等。溃疡位于舌中,其病位在脾,舌两边口腔溃疡反复发作,伴有腹胀、腹泻,舌苔淡,证属脾胃虚寒,阴火上冲以益火补土为法,方用理中汤或四君子汤,其中以炮姜代干姜。溃疡位于舌根,其病位在肾,舌根部疼痛,疮色暗红,伴有腰酸、无精神、乏力,舌淡胖,两尺脉沉弱或弦紧,治以填精化气法,重用熟地黄以引火汤封髓丹加味。

封髓丹由黄柏、砂仁、甘草组成。郑钦安在《医理真传》中指出:"按封髓丹一方,乃纳气归肾之法,亦上、中、下并补之方也。夫黄柏苦入心,禀天冬寒水之气而入肾;色黄而入脾,脾也者,调和水火之枢也,独此一味,三才之义已具。况西砂辛温,有纳五脏之气而归于肾,甘草调和上下,又能伏火,真火伏藏,则人身之根永固,故曰封髓,其中更有至妙者。黄柏之苦,合甘草之甘,苦甘能化阴。西砂之辛,合甘草之甘,辛甘能化阳。阴阳合化,交会中宫,则水火既济,而三才之道,其在斯也。"《本草纲目》指出"肾恶燥,以辛润之,缩砂仁之辛,以润肾燥。又云:缩砂属土,主醒脾调胃,引诸药归宿丹田,香而能窜,和合五脏冲和之气。"

后人认为封髓丹从脾肾先后天论治,主要作用于中下焦,意在调和阴阳水火,通过配伍既可用于阴虚火旺证,也可用于阳虚浮火证。近现代在治疗由上下、阴阳、寒热失调引起的包括口腔溃疡、遗精、早泄时,常常合用封髓丹,临床效果更佳。《蒲辅周医案·口疮》篇也提道:"口腔溃疡为病,一由胃火,一由脾热,脾热者采用封髓丹加味治疗,黄柏泻相火而清湿热,甘草补脾胃,清热解毒,乃补土伏火之方,土虚则浮火上炎,常用于多年反复发生的口疮,脉虚者屡效。"

四、专病高效方药

(一)高效方

加减甘草泻心汤

甘草20克、黄芩20克、黄连8克、干姜8克、清半夏15克、党参10克、黄柏15克、砂仁6克、熟地黄20克、制川乌3克、鸡内金15克、陈皮15克、生姜5克、大枣3枚。

本方由甘草泻心汤、封髓丹、精简引火汤组成,其中基本方为甘草泻心汤。甘草泻心汤治溃疡源自《金匮要略》,原文载"狐惑之为病,状如伤寒,默默欲眠,目不得闭,卧起不安。蚀于喉为惑,蚀于阴为狐,不欲饮食,恶闻食臭,其面目乍赤乍黑乍白;蚀于上部则声喝,甘草泻心汤主之。"此病类似现代医学的白塞氏病,主要表现为口、眼、前后二阴溃疡及皮肤、黏膜损害等,其中口腔溃疡几乎见于所有患者,其次为前阴溃疡。

甘草泻心汤可以用于治疗人体体内外黏膜溃疡,这些损伤包括充血、糜烂、溃疡,临床表现或痒,或痛,或有渗出物与分泌物异常等。《伤寒论》曰:"伤寒中风,医反下之,其人下利,日数十行,谷不化,腹中雷鸣,心下痞硬而满、干呕、心烦不得安。医见心下痞,谓病不尽,复下之,其痞益甚,此非结热,但以胃中虚,客气上逆,故使硬也,甘草泻心汤主之。"其"下利,日数十行,谷不化",即胃肠黏膜被泻下药损伤,甚至有溃疡,进而影响消化吸收。

另外,封髓丹及精简引火汤,有引火下行、补土伏火之功,其意如前所述,临证合甘草泻心汤治疗口腔溃疡效果良好。

(二)特色用药

熟地黄　本病属于上热下寒、寒热错杂之证,所谓上火,其基本病机常表现为胃热脾寒、上热下寒、心脾郁热而下焦虚寒、肾虚火旺等,故需引火归原,或补肾降火,用药常仿张景岳镇阴煎(熟地黄 50 ~ 100 克、牛膝 10 克、炙甘草 5 克、泽泻 7.5 克、肉桂 5 ~ 10 克、制附子 2.5 ~ 3.5 克,或 5 ~ 15 克)、陈士铎引火汤(熟地黄 150 克、巴戟天 50 克、茯苓 5 克、麦冬 50 克、五味子 10 克)。由上可以看出,熟地黄是必用之品,常用量为 15 ~ 50 克。另外,可随方配伍制川乌、制附子、肉桂,而以制川乌为首选。

川乌　本病证除上热下寒体质外,部分顽固性口腔溃疡常伴膝关节酸痛、酸困、难言等症,且在上下楼梯时表现尤其明显,此关节黏膜表现与口腔黏膜表现有内在关联性,此时用川乌除有引火归原作用外,对关节不适有较为特异的作用,对加快溃疡愈合亦有明显的促进作用,常用制川乌 3 ~ 5 克。

五、临证备要

口腔溃疡尤其是慢性、反复发作性者,其组方、选方、用药,基本方仍为甘草泻心汤,临床用药应注意淡化部位、分清虚实、重视寒热错杂之象,单纯热证、单纯寒证均很少见到,用药均以寒热错杂证为主。

要特别重视本病上热下寒之体质,尤其要重视口腔黏膜病变与膝关节黏膜之间的内在联系,切不可忽视问诊。

本病全身整体状况良好,但反复发作的口腔溃疡,表明存在内在免疫功能紊乱或低下,故用药时必须兼顾免疫功能,但需注意扶助正气不能补而助火,故仙鹤草、羊红膻为此病调节免疫的常用药。另外,疼痛严重时,徐长卿的止痛、调节免疫作用亦为常用,临证配伍,效果良好。

六、病案举隅

毛某,女,68 岁,2021 年 10 月 12 日就诊。主诉:间断口腔溃疡 5 年余,再发加重 10 天。患者自诉口腔及舌反复溃疡 5 年余,少则单个,多则四五个,内服牛黄清胃丸、健胃消食药、多种维生素,外用溃疡贴,并清淡饮食,效果均不佳。10 余天前因饮食辛辣后,舌体两侧及下唇内侧出现黏膜溃破,迁延不愈。现症见:口腔及舌破溃,口中有异味,口苦口干、腹胀、情志不畅、心烦、精神疲倦,小便正常、大便略干,舌淡红,苔厚微黄,脉弦滑。西医诊断:口腔溃疡;中医诊断:

口疮(脾虚湿盛)。治以健脾祛湿,清热解毒为法。方选甘草泻心汤合封髓丹加减。药用生甘草15克、黄芩25克、黄连10克、姜半夏15克、党参15克、砂仁10克(后下),盐黄柏15克、干姜10克、藿香30克、陈皮15克、徐长卿15克、熟地黄25克、石膏20克(先煎)、附子3克、桔梗10克、鸡内金15克、生姜3片、大枣3枚。7剂,水煎服,每日1剂。嘱患者忌食生冷、辛辣刺激食物。

2021年10月17日二诊:患者舌体两侧溃疡基本消失,仅余下唇有较大口疮,创面较前变浅,疼痛减轻,口干、口苦减轻。于原方加茵陈30克以芳香化湿,继服7剂以巩固疗效。

2021年10月24日三诊:患者创面已愈合,无明显不适。遂嘱其停药后进行饮食调护,后随访口疮未复发。

【按语】该患者为老年女性,病程虽久,但察其舌脉为湿热之邪久伏于内,正气未衰,因治疗过程中妄投寒凉之药,耗伤脾阳,而见中焦寒热错杂之象。故需以辛开苦降、寒热并用之法。遂用甘草泻心汤合封髓丹加减治疗,配伍熟地黄、附子引火下行,徐长卿止痛,石膏清热泻火,党参益气健脾,砂仁、藿香温脾化湿,陈皮、桔梗调理气机,鸡内金消食清肠。方证相合,则热清寒化、中焦湿热得清而不熏蒸上扰,溃疡得以愈合。另外,应用本方时须注意寒热平衡,根据舌象及溃疡的颜色、部位灵活调整,酌加化湿之品。若溃疡同时伴有膝关节不适,应配伍少量制川乌(3~5克),不但能明显改善关节症状,亦能显著促使溃疡愈合。

第8讲　头　痛

头痛即是指由于外感或内伤,致使脉络绌急或失养,清窍不利所引起的以患者自觉头部疼痛为特征的一种常见病症。

一、西医病因

1.产生头痛的主要机制

(1)颅内外动脉的扩张:多见于颅内感染、代谢性疾病、中毒性疾病。

(2)颅内痛觉敏感组织被牵拉或移位(牵引性头痛):多见于颅内肿瘤、颅内血肿、脑积水和低颅压等。

(3)颅内外感觉敏感组织炎症:如脑膜刺激性头痛。

(4)颅外肌肉的收缩:如紧张性头痛。

(5)传导痛觉的脑神经和颈神经直接受损或炎症:如三叉神经痛、枕神经痛。

(6)眼、耳、鼻、牙齿病变疼痛的扩散(牵涉性头痛)等。

(7)高级神经活动障碍:见于神经症和重症精神病。

2.神经递质参与头痛的发病机制

P物质、神经激肽A、5-羟色胺、组胺、降钙素基因相关肽(CGRP)、血管活性肠肽(VIP)和前列腺素(PGE)等神经递质存在于中脑导水管周围区域及延髓、脑桥中缝核,可产生内源性疼痛,并对疼痛的调控起重要作用。

3.头痛的分类

(1)原发性头痛:①偏头痛;②紧张性头痛;⑧三叉神经自主神经性头痛;④其他原发性头痛。

(2)继发性头痛:①缘于头颈部创伤的头痛;②缘于头颈部血管性疾病的头

痛;③缘于颅内非血管性疾病的头痛;④缘于某种物质或物质戒断性头痛;⑤缘于感染的头痛;⑥缘于内环境紊乱的头痛;⑦缘于颅、颈、眼、耳、鼻、鼻窦、牙、口或其他面、颈部结构的头面痛;⑧缘于精神障碍的头痛。

(3)脑神经痛、中枢和原发性颜面痛以及其他头痛:①痛性颅神经病和其他头痛;②其他类头痛。

二、中医病因病机

《素问·风论》认为头痛病因乃外在风邪寒气犯于头脑而致。《素问·五脏生成》还提出"是以头痛巅疾,下虚上实"的病机。《诸病源候论》已认识到"风痰相结,上冲于头"可致头痛。《三因极一病证方论》对内伤头痛已有较充分的认识,认为"有气血食厥而疼者,有五脏气郁厥而疼者"。金元以后,对头痛病的认识日臻完善。《东垣十书》指出外感与内伤均可引起头痛,据病因和症状不同而有伤寒头痛、湿热头痛、偏头痛、真头痛、气虚头痛、血虚头痛、气血俱虚头痛、厥逆头痛等,还补充了太阴头痛和少阴头痛,从而为头痛分经用药创造了条件。《丹溪心法》认为头痛多因痰与火。《普济方》认为:"气血俱虚,风邪伤于阳经,入于脑中,则令人头痛。"《古今医统大全》对头痛病进行总结说:"头痛自内而致者,气血痰饮、五脏气郁之病,东垣论气虚、血虚、痰厥头痛之类是也;自外而致者,风寒暑湿之病,仲景伤寒、东垣六经之类是也。"《证治准绳·头痛》言:"医书多分头痛、头风为二门,然一病也,但有新久去留之分耳。浅而近者名头痛,其痛卒然而至,易于解散速安也;深而远者为头风,其痛作止不常,愈后遇触复发也。皆当验其邪所从来而治之。"

三、中医治则

头痛之治须分内外虚实,外感所致属实,其治当以祛邪活络为主,视其邪气性质之不同,分别采用祛风、散寒、化湿、清热等法,而外感以风为主,故强调风药的使用。内伤所致者多虚,治疗以补虚为要,视其所虚,分别采用益气升清、滋阴养血、益肾填精。若因风阳上亢而致者,则治以息风潜阳为法;因痰瘀阻络而致者,又当以化痰活血为法;虚实夹杂者,当以扶正祛邪并举。

《黄帝内经》称本病为"脑风""首风",病因与风、寒及内伤有关。《素问·奇病论》言:"当有所犯大寒,内至骨髓,髓者以脑为主,脑逆故令头痛";《素问·风论》言:"风气循风府而上,则为脑风""新沐中风,则为首风"《素问·五藏生成》论:"是以头痛癫疾,下虚上实,过在足少阴、巨阳,甚则入肾"。《难经》提出"厥头痛"(气逆于上,痰逆于上)、"真头痛"。《伤寒论》遵《黄帝内经》六经,但提及的只有太阳、少阳、阳明、厥阴头痛,如"厥阴头痛,干呕吐涎沫,用吴茱萸汤"。

《东垣十书》将头痛分外感与内伤,并强调分经用药:"太阳头痛,恶风而脉浮紧,川芎、羌活、独活、麻黄之类为主;少阳经头痛,脉弦细,往来寒热,柴胡为主;阳明头痛,自汗、发热、恶寒,脉浮缓长实者,升麻、葛根、石膏、白芷为主;太阴头痛,必有痰,苍术、半夏、南星为主;少阴经头痛,三阴阳经不流行而足寒气逆为寒厥,其脉沉细,麻黄、附子、细辛为主;厥阴头顶痛者,或吐痰沫厥冷,其脉浮缓,吴茱萸汤主之。"

《丹溪心法》认为头痛多属于"痰"与"火",强调头痛需用引经药,"头痛需用川芎,如不愈各加引经药。太阳川芎、阳明白芷、少阳柴胡、太阴苍术、少阴细辛、厥阴吴茱萸。"

《证治准绳》载:"医书多分头痛、头风为二门,然一病也,但有新久去留之分耳。浅而近者名头痛……深而远者为头风,其痛作止不常,愈后遇触复发也。"

《医林改错》开创血瘀头痛用血府逐瘀汤,"查患头疼者,无表证,无里证,无气虚、痰饮等证,忽犯忽好,百方不效,用此方一剂而愈。"

四、专病高效方药

(一)高效方

加减川芎茶调散

川芎 30 克、白芷 30 克、荆芥 20 克、黄芩 15 克、干姜 10 克、羌活 10～20 克、炒蔓荆子 15 克、藁本 15 克、葛根 15 克、延胡索 15～30 克、徐长卿 15～30 克、石菖蒲 20 克、土茯苓 15～30 克、天麻 15 克、炙甘草 15 克。

本方出自《太平惠民和剂局方》,以川芎茶调散为基本方。方中白芷治阳明头痛,川芎治少阳头痛,二者可活血、散结、止痛,均为治疗头痛的主药,且用量较大;羌活、蔓荆子、藁本治太阳头痛,且有解表散寒作用,以风热在上,宜于升散也。头痛必用风药者,以巅顶之上唯风可到也;荆芥能消散风热,清利头目,且有引药上行之用;葛根活血升清,兼治阳明头痛;延胡索、徐长卿、土茯苓皆可止痛;石菖蒲芳香开窍;干姜温经通脉;天麻祛风止痛;黄芩清热,防升散太过;甘草调和诸药,以缓中也。全方配伍,俾使头风散、经络通而痛止。除基本方量大起效外,方中延胡索、徐长卿,尤其是土茯苓的止痛作用起到很大的增效作用,此点在治疗头痛时必须注意。

(二)特色用药

土茯苓 土茯苓治疗头痛源于清代医家孟文瑞所撰《春脚集》,其所列立愈汤乃从痰从瘀治疗头痛,其组方为:何首乌、土茯苓、天麻、当归、防风。原书记载主治"一切头痛,不拘正痛,或左或右偏痛"。

方中何首乌、土茯苓重在滋补肝肾,逐瘀祛湿;天麻、防风平肝息风,通络止痛,重在除标;当归活血、养血、止痛。全方共奏息风涤痰,逐瘀止痛之效。方中土茯苓所含落新妇苷有明显的镇痛作用,临床参考用量为15~60克。

天麻 该药治疗头痛历史悠久,《本草纲目》言:天麻"辛、温,无毒。久服益气力、长阴、肥健、轻身、增年,消臃肿、下肢满、寒疝下血。主治风湿、四肢拘挛、瘫痪不遂、小儿风痛、惊气、助阳气、补五壮七伤;治风虚眩晕头痛,通血脉、开窍。服食无忌等"。《本草汇言》言:"天麻主头风,头痛,头晕虚旋,癫痫强痉,四肢挛急,语言不顺,一切中风、风痰。"天麻治疗头痛,其肝阳上亢而致者,常与钩藤、石决明、黄芩、牛膝等同用,以平肝潜阳息风;风痰上扰而致者,常与半夏、茯苓、白术等同用,以化痰息风,如《医学心悟》之半夏白术天麻汤。治偏正头痛,属风邪上攻者,常与川芎、荆芥、半夏、木香等同用,以祛风活血止痛;若属肝血不足者,常与当归、白芍同用。已故中医大家朱良春创立的治疗头痛的名方"蝎麻散",为全蝎20克、天麻、紫河车各15克,上药共研细末,分20包,每服1包,每日2次,一般服1~2次后,即可奏效。

五、临证备要

1.以头痛部位为主进行辨证

头痛的寒、热、虚、实表现常不明显,而以疼痛部位为主要特征,故中医辨治常以疼痛部位为主辨证,亦可结合进行。又因"头为诸阳之会",阳明、太阳、少阳三阳经均上于头,足厥阴经亦与督脉会于巅顶,故三阳经及足厥阴经之病皆可见头痛。大抵上前额痛属阳明,可用芎芷石膏汤;后枕部属太阳,可用朱丹溪的防风羌活汤,或葛根汤、麻黄汤;两侧头痛属少阳,方用小柴胡汤合散偏汤加减;巅顶头痛须分寒热,偏寒者多见巅顶痛而伴四肢厥冷、呕吐涎沫等,为寒犯厥阴,治当温散厥阴寒邪,方用吴茱萸汤加半夏、藁本、川芎之类;少数巅顶痛而兼见烦躁易怒、口苦、便秘等症者,为肝火所致,方用泻青丸(出自《小儿药证直诀》,药用龙胆草、酒大黄、防风、羌活、栀子、川芎、当归、青黛),此方加藁本可使药力上达巅顶而祛风止痛,治疗肝火头痛效果甚佳。

后世在此基础上,总结出治疗头痛的引经药,如《丹溪心法·头痛》云:"头痛须用川芎,如不愈各加引经药。太阳川芎、阳明白芷、少阳柴胡、太阴苍术、少阴细辛、厥阴吴茱萸。如肥人头痛,是湿痰,宜半夏、苍术。如瘦人,是热,宜酒制黄芩、防风。"笔者治疗头痛,在辨证的基础上,尤注意结合头痛的部位和经络加以引经药,可显著提高疗效。如两颞少阳经头痛用川芎、柴胡;前额眉棱骨阳明经头痛用葛根、白芷、蔓荆子;巅顶厥阴经头痛用吴茱萸、藁本;痛连项背属太阳经头痛用葛根、羌活、川芎等。

2. 久痛入络,配用虫类药

论治内伤头痛,对于头痛久发不愈或痛势较剧者,根据"久痛入络"的观点,常配伍虫类药物,取其钻锥搜剔之义,全身经络得疏而痛止,常在所选主方的基础上配合使用天麻止痉散(天麻、全蝎、蜈蚣、僵蚕),可使疗效倍增。

3. 巧用风药

头痛用风药乃遵循李中梓《医宗必读》"高巅之上,唯风可到"之理,笔者治疗内伤头痛时,也常配伍祛风药,如防风、蔓荆子、藁本;或藤类高效祛风药,如偏寒者配青风藤,偏热者配忍冬藤(偏热),伴失眠者朽配夜交藤。

4. 头痛辨治三层次

总结临证治疗头痛的经验,可将头痛用分为三个层面,即以川芎茶调散为基本方,在此基础上的加减方川芎茶调散 + 止痉散(全蝎、蜈蚣)和川芎茶调散 + 止痉散 + 五花蛇,其中以川芎茶调散治疗头痛,有效率在80%以上。如不愈,再依次使用另外两个方药,如此头痛大多会痊愈。

(1)基本方川芎茶调散方解。方中川芎、白芷均为主药,陈士铎于《辨证录》中载散偏汤一首:川芎30克、白芍15克、白芥子9克、制香附6克、郁李仁3克、柴胡3克、炙甘草3克、香白芷1.5克。该方治疗偏头痛有良效,其功即在重用川芎,然川芎之效,乃在剂量,常规剂量(9 ~ 15克)疗效多不显著,临床常用30 ~ 60克,取效良好。川芎治头痛多配白芷,名都梁丸。白芷气味香窜,在通窍活血汤中可代替麝香起通窍祛风止痛之效,临床白芷用量15 ~ 40克,另可酌加荆芥20 ~ 30克(焦树德认为风药中入脑者唯有此药)、羌活10 ~ 20克、防风15 ~ 30克、细辛3 ~ 10克、薄荷10 ~ 20克。对于外感头痛,一般无须另外加减;对于内伤头痛者,可在基础上加减,如合并高血压者,加天麻、钩藤、黄芩、旋覆花、川牛膝、杜仲、代赭石、石决明等;眩晕者,合泽泻汤或半夏白术天麻汤;外伤引起者,可合通窍活血汤;清阳不升者,合升陷汤或补充益气汤;颈性头痛者,合葛根汤。无论何种头痛,适当加入延胡索30克、徐长卿10~30克、土茯苓15~30克,或川楝子15~30克、威灵仙15~30克、蔓荆子15~30克、石菖蒲20克,可使疗效明显提高,对于一般性头痛尤为显著。

(2)川芎茶调散+止痉散(全蝎、蜈蚣)

如头痛经一般治疗效果不佳者,可在上述用药基础上合用止痉散,方用全蝎1~3克、蜈蚣1~3克,两药共打粉,每日1或2次,冲服或随汤冲服。国医大师朱良春老先生治疗头痛创立的"蝎麻散",为全蝎20克、天麻、紫河车各15克,诸药共研细末,分20包,每服1包,每日2次,一般服药1或2次后,即可奏效。此方对于脑肿瘤或脑转移瘤疼痛者,也有很好的效果。

(3)川芎茶调散+止痉散+五花蛇

北京医林怪杰张炳厚先生素以用药独特闻名,他认为虫类药能通经窜络、刮剔瘀垢,治疗头痛必用蜈蚣和全蝎,并验证出如无蜈蚣、全蝎,功效竟能增损各半;如再不效,则在上述用药基础上加白花蛇1条,以清酒或水煎煮后兑入药汁服用,其效必验。

六、病案举隅

张某,男,43岁。2021年10月16日就诊。主诉:左侧额颞部疼痛反复发作1年余,加重5天。患者自诉1年前受凉后出现左侧额颞部疼痛,发作时伴头晕目眩,头重如裹,头部怕冷,天气冷热变化或情绪剧烈波动时头痛加重,经休息或服止痛药后可缓解。此后上述症状常反复发作。5天前,患者因劳累后再次出现头痛、头胀,难以忍受。现症见:左侧额颞部疼痛,伴有后颈部僵直、头晕目眩,纳食尚可,夜寐不佳,二便调。舌淡,苔薄白,脉浮紧。门诊查颅脑MRI未见异常。西医诊断:偏头痛;中医诊断:头痛(风寒侵袭、脉络阻滞)。治当疏风散寒、通络止痛,予川芎茶调散加减。方用川芎30克、白芷30克、荆芥20克、黄芩15克、干姜10克、羌活20克、炒蔓荆子15克、藁本15克、葛根15克、制吴茱萸5克、延胡索30克、徐长卿30克、石菖蒲20克、土茯苓30克、合欢皮30克、炙甘草15克。7剂,水煎服,每日1剂。

2021年10月23日复诊:患者诉头痛明显减轻,发作持续时间减少,夜间休息得到改善,余症状均较前好转。原方继服14剂后痊愈。

【按语】该患者头痛 1 年余,通过 MRI 排除颅脑相关病变,故考虑为偏头痛。偏头痛是临床常见的原发性头痛。该患者因过度劳累损伤正气,风寒之邪乘机侵袭,上扰清阳,瘀滞脉络,气血不利,则头痛、头晕,且头痛发作不止,此乃为所谓"头风",故其痛顽固不愈,且其证偏寒,故以川芎茶调散为基本方,方中白芷、川芎活血、散结、止痛;荆芥、羌活辛温,引药上行入脑;蔓荆子清利头目治太阳头痛;吴茱萸、延胡索、徐长卿、土茯苓止痛;葛根活血升清;石菖蒲芳香开窍;黄芩清热,且防升散太过;干姜温经通脉;合欢皮解郁镇静;甘草调和诸药。全方配伍,俾使头风散、经络通而痛止,除基本方配伍起效外,延胡索、徐长卿,尤其是土茯苓的止痛作用也起到很大的增效作用,此点在治疗头痛时必须注意。

第9讲 眩 晕

眩晕指自身或周围环境的运动错觉,患者主观感觉自身或外界物体呈旋转感或升降、直线运动、倾斜、头重脚轻等感觉。有时患者主诉头晕,但常缺乏自身或外界物体的旋转感,仅表现为头重脚轻、步态不稳等。眩晕可分为系统性眩晕和非系统性眩晕,前者多因前庭系统病变引起;后者多由前庭系统以外的全身系统疾病引起,如心血管疾病、贫血、甲状腺功能亢进、糖尿病等,以及眼源性、精神性、药物性眩晕。治疗上多以改善脑循环及对症治疗为主,疗效一般,易反复。

一、西医病因

1.头晕、眩晕的表现

两者均可有睡眠障碍、食欲改变、心血管症状、消化道症状,如恶心、呕吐等。

头晕多表现为头昏、头沉、头脑不清晰、头胀、头重脚轻,无旋转感、不稳感。

眩晕多表现为运动错觉、摇摆不稳、有下落感、不敢睁眼、眼震、共济失调等,可伴定位体征。

2.眩晕的分类

(1)非前庭系统性眩晕。

A.内科系统病:心血管疾病(血压高低、心律失常),血液疾病,内分泌疾病。

B.环境及活动:高温、中暑、久立、过劳。

C.癫痫:复杂部分性发作。

D.晕厥(前状态)。

E.头外伤后综合征。

F.视觉性:眼肌麻痹(痛性、重症肌无力等)。

G.深感觉障碍:亚急性联合变性等。

H.精神性:抑郁焦虑状态。

（2）前庭系统眩晕。

A. 周围性：良性发作性位置性眩晕、梅尼埃病、前庭神经元炎、迷路炎、淋巴管瘘。

B. 中枢性：后循环缺血脑梗死、脑出血、脑肿瘤、脑炎或脱髓鞘病。

C. 混合性：偏头痛眩晕（等位症）、药物影响或药物中毒。

二、中医病因病机

本病多由气血不足、肝肾亏虚、头目失荣，或肝阳上亢、痰火上逆、扰动清窍所致，病位在脑窍，与肝、脾、肾三脏密切相关。"眩晕病"可追溯殷商，甲骨文有"疾亡旋"记载，"疾旋"即眩晕证。《素问·至真要大论》曰："诸风掉眩，皆属于肝"；《灵枢·卫气》则曰："上虚则眩"，《灵枢·口问》云："上气不足，脑为之不满，耳为之苦鸣，头为之苦倾，目为之眩"，《灵枢·海论》曰："髓海不足，则脑转耳鸣"，《金匮要略》载有泽泻汤及小半夏加茯苓汤可治眩晕。

《重订严氏济生方》曰："所谓眩晕者，眼花屋转，起则眩倒是也，由此观之，六淫外感，七情内伤，皆能导致。"朱丹溪倡："头眩，痰挟气虚并火，治痰为主，挟补气药及降火药。无痰不作眩，痰因火动，又有湿痰者，有火痰者。"张景岳曰："头眩虽属上虚，然不能无涉于下。盖上虚者，阳中之阳虚也；下虚者，阴中之阳虚也。阳中之阳虚者，宜治其气，如四君子汤、归脾汤、补中益气汤……阴中之阳虚者，宜补其精……左归饮、右归饮、四物汤之类是也。然伐下者必枯其上，滋苗者必灌其根。所以凡治上虚者，犹当以兼补气血为最，如大补元煎、十全大补汤诸补阴、补阳等剂，俱当酌宜用之"，并认为眩晕"虚者居其八九，而兼火兼痰者，不过十中一二耳"。

秦景明于《症因脉治·眩晕总论》中认为阳气虚是本病发病的主要病理环节。徐春甫于《古今医统·眩晕宜审三虚》中认为："肥人眩晕，气虚有痰；瘦人眩晕，血虚有火；伤寒吐下后，必是阳虚。"龚廷贤的《寿世保元·眩晕》集前贤之大成，对眩晕的病因、脉象都有详细论述，并对其进行分证论治，如痰涎致眩方用半夏白术汤、劳役致眩方用补中益气汤、虚火致眩方用清离滋饮汤、气血两虚致眩方用十全大补汤等。

三、中医治则

据眩晕特点、伴随症状及舌苔、脉象的不同，可以将眩晕归纳为肝阳上亢、痰浊中阻、瘀血阻络、气血亏虚、肝肾亏损 5 种证型，依据其病因病机辨证施治。临证中病机常相互影响，相互转化，以虚实之证，或虚实夹杂之证最为常见。因此,临证宜细辨虚实,淡化寒热。

(1)心下有支饮,其人苦冒眩,泽泻汤主之。(《金匮要略》)

泽泻五两、白术二两。

上二味,以水二升,煮取一升,分温再服。

(2)心下有痰饮,胸胁支满,目眩,苓桂术甘汤主之。(《金匮要略》)

茯苓四两,桂枝、白术各三两,甘草二两。

上四味,以水六升,煮取三升,分温三服,小便则利。

(3)卒呕吐,心下痞,膈间有水,眩悸者,小半夏加茯苓汤主之。(《金匮要略》)

半夏一升、生姜半斤、茯苓三两。

上三味,以水七升,煮取一升五合,分二次温服。

(4)假令瘦人脐下有悸,吐涎沫而癫眩,此水也,五苓散主之。(《金匮要略》)

泽泻一两一分,猪苓三分,去皮,茯苓三分,白术三分,桂枝二分,去皮。

上五味,为末,白饮服方寸匕,日三服,多饮暖水,汗出愈。

(5)伤寒,若吐若下后,心下逆满,气上冲胸,起则头眩,脉沉紧,发汗则动经,身为振振摇者,茯苓桂枝白术甘草汤主之。(《伤寒论》)

茯苓四两、桂枝三两、白术三两、甘草二两。

上四味,以水六升,煮取三升,分温三服,小便则利。

泽泻汤可视为内耳眩晕症(梅尼埃病)的经典方,上述经典方剂于眩晕的临证治疗均疗效显著,以下以泽泻汤为例进行阐述。

泽泻汤作为治疗眩晕的基础方,中医"无痰不作眩"理论与此密切相关。李东垣继承此理论,在泽泻汤基础上创治眩晕名方半夏白术天麻汤,并言:"足太阴痰厥头痛非半夏不能疗,眼黑头眩,风虚内作,非天麻不能除",后同名方5首。程国彭于《医学心悟》中做较大改变,亦名半夏白术天麻汤(即今《方剂学》教材所收录),由半夏一钱五分,天麻、茯苓、橘红各一钱,白术三钱、甘草五分、生姜一片、大枣二枚组成,用于痰厥头痛与风痰上扰所致眩晕。从李东垣至今,治各种眩晕,天麻成必选之品,被称为息风定眩第一要药。

泽泻汤治疗不止眩晕一证,亦可治饮邪上冒清窍所致之头痛、头重、耳鸣、鼻塞等。笔者认为,治疗眩晕,泽泻用量在30~50克效果最佳;白术则视大便情况而定,大便偏稀用炒白术15~30克;大便偏干用白术,另加天麻10~30克,茯苓30~60克,丹参、川芎30克,葛根30~120克(伴颈椎病时用量宜大),

石菖蒲 20～30 克,蔓荆子 20 克,延胡索20～30 克,徐长卿 10～30 克(与延胡索一样,为眩晕增效剂);呕吐加姜半夏 15～30 克、生姜 5～10 克、竹茹 15～30 克等,尤其对中医所言气血或痰饮上犯脑窍,或颅内压偏高伴体型偏胖的如颈椎病、高血压、脑血管病、脑部肿瘤、脑积水等引起眩晕不适,泽泻用量要大。临证从痰论治眩晕,除泽泻汤外,苓桂术甘汤、小半夏加茯苓汤、苓桂术甘汤、五苓散(见后述)、桂枝去芍药加麻辛附子汤、枳术汤等均可选用,临证宜仔细甄别。如桂枝去芍药加麻辛附子汤、枳实术汤主治以心下停饮,胃中有震水声,甚至触之有所谓"边如旋杯",临证亦可见眩晕、头痛、头重如裹等症状,针对此证泽泻用量不宜过大,需以温阳化饮为主。两方的区别为,阳虚饮停明显者,以桂枝去芍药加麻辛附子汤为主,胃肠动力下降明显者以枳术汤为主,而既有心下停饮,又有胃纳不佳者,则两方合用,方能取得较好疗效。

泽泻汤不是梅尼埃病唯一处方,吴茱萸汤、旋覆代赭汤、小半夏剂、小半夏加茯苓汤、苓桂术甘汤、五苓散、桂枝去芍药加麻黄细辛附子汤等均可运用,临证时应仔细辨别。笔者曾治一名高中生,患者每日持续头昏、头痛,以至无法完成学业,曾赴多地检查,均未发现器质性病变,但用药效果不佳。仔细询问患者,发现其既往每次放学回家必从冰箱取冷饮一瓶一饮而下,后渐至头昏、头痛,并逐渐加重,但并无呕吐等症。经检查发现,其胃内有震水声,舌体胖大、舌苔白滑,遂以桂枝去芍药加麻黄细辛附子汤加减治疗一个月左右而痊愈。该患者饮停心下,前医治疗大多以川芎茶调散为主,故不显效,因其无呕吐,且头晕、头痛之因乃饮停中焦、阻遏清阳所致,故更方而效佳。余感慨,临证只观其标,不究其本,不守病机,焉何取效?

苓桂术甘汤也主眩晕,但所主为起立时身体动眩,平卧时则缓解,具有明显的体位性特征;泽泻汤则不受体位影响,以视物旋转的眼眩为主;五苓散也主眩,但其症有口渴及小便不利。

四、专病高效方药

(一)高效方

强力定眩汤

泽泻 30～45 克、炒白术 15～30 克、石菖蒲 25 克、姜黄 25 克、蔓荆子 20 克、茯苓 30 克、川芎 30 克、白芷 30 克、姜半夏 15 克、白芥子 25 克、延胡索 20 克、天麻 15 克、干姜 6 克、炙甘草 15 克。

本方以泽泻汤合半夏白术天麻汤组成。泽泻汤出自《金匮要略》，为治疗眩晕之经典方，具有利水除饮、健脾制水之功效，主治饮停心下、头目眩晕、胸中痞满、咳逆水肿。方中泽泻甘、淡，可利水渗湿，使水湿之邪从小便而出，为治疗痰湿型眩晕的主药，用量宜大；白术甘、苦，可健脾益气，利水消肿，助脾运化水湿，与泽泻相须为用，重在利水，兼以健脾制水，阻断痰湿之源；茯苓味淡，可渗湿利水，与泽泻共用，可增强化湿利水之效；半夏燥湿化痰；天麻息风定眩；石菖蒲化湿开窍；白芥子豁痰通络；姜黄行气通经；川芎活血行气并引药上行；蔓荆子、白芷皆入头部经络以止痛、止眩；延胡索行气止痛以减轻眩晕之感；干姜温化寒饮；炙甘草调和诸药，全方共奏化痰利水、升清降浊、息风定眩之功，对痰湿中阻、清阳不升之眩晕效果尤为明显。需要注意的是，本方泽泻用量宜在 30 克以上，且天麻为方中必不可少之品，正如李东垣所言："足太阴痰厥头痛，非半夏不能疗；眼黑头眩，风虚内作，非天麻不能除。"

（二）特色用药

泽泻 用药历史悠久，《黄帝内经》中就有泽泻散的记载。《神农本草经》云："泽泻，味甘寒，主风湿痹痛、乳难、消水，养五脏，益气力，肥健，久服耳目聪明，不饥，延年轻身，面生光，能行水上。"《名医别录》补充云："咸，无毒，补虚损五劳，除五脏痞满，起阴气，止泄精，消渴，淋漓，逐膀胱、三焦停水。"

泽泻利水，能引浊饮下行，故可用于治疗水饮之邪上乘清阳之位引起的头晕目眩。用泽泻治疗头晕目眩的经方有两首。一是泽泻汤，《金匮要略》云："心下有支饮，其人苦冒眩，泽泻汤主之。"尤在泾注云："水饮之邪，上乘清阳之位，则为冒眩……泽泻泄水气，白术补土气以胜水气。"可见本方以泽泻去已停之水，白术健脾制水，标本兼顾。泽泻重用且为君药，遵从标急于本宜先治标的原则。二是五苓散方，《金匮要略》云："假令瘦人，脐下有悸，吐涎沫而癫眩，此水也，五苓散主之。"此为下焦水逆之证，故用五苓散化气行水，水气下行，则诸症可随之消失。与上方相较，此方增加了猪苓、茯苓、桂枝，其通阳化水之功更盛。

茯苓 亦为治疗痰湿眩晕的常用药，常配伍泽泻、桂枝、甘草。《伤寒论》中涉及茯苓的方剂有 15 首，《金匮要略》中涉及茯苓的方剂有 30 首。其中方名有茯苓者，如苓桂剂（苓桂术甘汤、苓桂甘枣汤、茯苓甘草汤）、茯苓四逆汤、五苓散、小半夏加茯苓汤、外台茯苓饮、茯苓泽泻汤、防己茯苓汤、桂枝茯苓丸等；方名无茯苓者,有真武汤、猪苓汤、柴胡加龙骨牡蛎汤、肾气丸、附子汤、酸枣仁汤、当归芍药散等。方剂以茯苓命名者,其治皆与水饮有关,病机为水饮中阻、清阳不升,或者水饮上逆、引动冲气上逆,其症可见眩晕、心悸、心下痞、心下逆满、膈间有水,故以茯苓利水渗湿,且用量偏大,常配桂枝、甘草平冲降逆。黄煌老师认为,用茯苓治疗时,有以下三个特点:①眩晕,有旋转感、上下或左右晃动感、倾斜感、如坐舟车感,多伴有恶心、呕吐、心下痞满或心下逆满;②幻觉,有视物怪异感、恐怖感、恍惚感,多伴有惊悸、噩梦;③心悸、脐下悸动,如心慌、心悸、脐腹动悸、肌肉跳动等,临证时可资参考。

天麻　又名赤箭、神草、定风草等,首载于《雷公炮炙论》,并言之:"天,言自然之天成也;麻,如入足言物品之形也。"认为天麻生长神奇,若上天赐予,其状类古时麻为之鞋,故名谓天麻。天麻性味平和,是治疗眩晕的良药,具有息风止痉、平抑肝阳、祛风通络之功效。用于治疗小儿惊风、癫痫抽搐、破伤风、头痛眩晕、手足不遂、肢体麻木、风湿痹痛等病症,被誉为"治风之神药",是治疗脑病及神经系统疾病的常用中药。治疗肝风作祟夹痰上扰所致的眩晕头痛,可配二陈汤。《医学心悟》中半夏白术天麻汤就是在二陈汤理气化痰的基础上加上天麻、半夏、白术,用于治疗痰厥眩晕头痛,对于肝虚、肝风所致的眩晕效果尤好,即前人所谓"眼黑头眩,虚风内作,非天麻不能除"。治疗肝虚之高血压病、动脉硬化、梅尼埃病和一般体弱所致的眩晕,常配钩藤、菊花等药,方如天麻钩藤饮。治疗眩晕痰湿较重者,常配半夏、白术,方如半夏白术天麻汤。现代研究表明,天麻的有效成分天麻素具有扩张中央和外周血管,加快心脑血管流量,改善脑部血液循环,降低脑血管阻力,镇静、镇痛、安神、抗惊厥等作用,可有效缓解患者的眩晕症状。

五、临证备要

1. 首辨脏腑

眩晕其病在清窍,与肝、脾、肾三脏功能失调密切相关。肝阳上亢之眩晕兼见头胀痛、面色潮红、急躁易怒、口苦、脉弦等症。脾胃虚弱,气血不足之眩晕,兼有纳呆、乏力、面色㿠白等症。脾失健运,痰湿中阻之眩晕,兼见呕恶、头痛、苔腻等。肾精不足之眩晕,多兼腰酸腿软、耳鸣如蝉等症。

2. 次辨标本、虚实

凡病程较长,反复发作,遇劳即发,伴两目干涩、腰膝酸软,或面色㿠白、神疲乏力,脉细或弱者,多属虚证,乃由精血不足或气血亏虚所致。凡病程较短,或突然发作,眩晕重,视物旋转,伴呕恶痰涎、头痛、面赤、形体壮实者,多属实证。其中,痰湿所致者,多头重昏蒙,胸闷呕恶,苔腻脉滑;瘀血所致者,多头昏头痛、痛点固定、唇舌紫暗,舌有瘀斑;肝阳风火所致者,多眩晕、面赤、烦躁、口苦、肢麻震颤,甚则仆倒,脉弦有力。

今之眩晕以实证,尤其是痰湿中阻证最为常见,故强力定眩汤为常用方。此外,中气下陷亦常见于消瘦或低血压者,其治疗主要以补气升阳为主,可选用补中益气汤或张锡纯升陷汤加减,临证适当加入通窍活血或祛风之品,临床效果良好。

六、病案举隅

王某,男,50岁。2021年5月7日就诊。主诉:反复头晕2年,加重半个月。患者2年前无明显诱因出现头晕,症状时轻时重,未予重视及系统诊治。半个月前头晕复发,于当地医院就诊时,未发现明显异常,现来我处进行诊治。现症见:头晕,与体位变化无关,头部有沉紧感,如物裹头,头蒙,舌尖有麻木感,身体发紧,纳、寐尚可,大便溏,小便不畅。舌淡,舌体胖大,苔黄腻,脉弦滑。中医诊断:眩晕(痰湿内阻、清阳不升)。治宜化痰利水、升清降浊、息风定眩。方用强力定眩汤加减,拟方如下:泽泻45克、炒白术30克、石菖蒲25克、姜黄25克、蔓荆子20克、茯苓30克、川芎30克、白芷30克、威灵仙25克、姜半夏15克、白芥子25克、延胡索20克、天麻15克、干姜6克、炙甘草15克。10剂,水煎服,每日1剂,每日3服。

2021年5月17日二诊:患者诉服药4剂后头晕即减轻,现无头部不适。患者要求继服7剂以巩固疗效。

2021年5月24日三诊:眩晕消失。

随访半年,眩晕未发作。

【按语】该患者头晕2年余,结合其舌淡、舌体胖大、苔黄腻、脉弦滑等象,判断其为痰湿体质,其病多因痰湿内阻、清阳不升所致。故其治当化痰利水、升清降浊、息风定眩,处以强力定眩汤加减。另外,笔者常在此方基础上加延胡索、徐长卿等行气止痛药,可明显减轻眩晕症状,故认为此类药物为中医治疗眩晕的增效剂。

第 *10* 讲　中风后遗症

中风及其后遗症是中风病致死、致残的主要原因,严重危害中老年人的健康,因此,最大限度地减少中风后遗症危害,加快中风后遗症的康复治疗,对提高中风患者的生活质量有很大意义。《古今录验》中的续命汤及其类方在唐、宋以前是治疗中风的主要方药,但随着中风"内风学说"的兴起,续命汤类方渐渐失去其在中风治疗中的地位,成为冷僻之方。近年来,随着"经方热"及"火神派"的兴起,笔者认为应重新认识续命汤及其类方的价值,使其更好地应用于临床,造福广大患者。

一、西医病因

脑卒中,俗称中风,属于西医学脑血管病的范畴,由颅内外动脉、静脉及静脉窦病变引起脑血液供应及循环障碍所导致的脑损伤和功能障碍,可分为缺血性脑血管病和出血性脑血管病。缺血性脑血管病包括短暂性脑缺血发作、脑梗死、脑动脉盗血综合征、慢性脑缺血等,出血性脑血管病包括蛛网膜下腔出血、硬膜外出血、脑出血等。中风后遗症指急性脑血管病发病后,遗留的以半身不遂、麻木不仁、口眼歪斜、言语不利为主要表现的一种病症。

1.缺血性脑血管病病因

(1)血管因素:大、中动脉粥样硬化,颈椎曲度异常压迫血管,血管发育异常等导致的血管延长迂曲、管腔缩小及侧支循环建立相对完好的重度狭窄、闭塞是导致慢性脑缺血的最常见原因。

(2)血流动力学障碍:如心源性、体位性、反射性。研究发现30% ~ 50%心衰患者合并认知功能减退(正常人群为8%),其发病与慢性脑缺血密切相关。

(3)小血管病变:指累及微动脉、毛细血管及微静脉的一组疾病,占脑血管病的25%,病变范围较广,会对大脑造成一定影响;微血管长期病变,可导致管腔狭窄、闭塞,临床影像学可见脑白质疏松及无症状多发腔梗。

(4)其他因素:如血液成分异常(红细胞增多症、血栓性血小板减少症、嗜酸性粒细胞增多症等)导致血液黏度改变、血液流动异常而出现慢性脑缺血症状。此外,脑内多发微栓塞也可能是导致慢性脑缺血的因素。

2. 出血性脑血管病病因

(1)高血压病是脑出血的主要原因,占到了所有脑出血的70%。

(2)血管结构病变:包括动、静脉畸形,海绵状血管瘤等。

(3)药物使用:抗凝药、溶栓药等的应用可增加脑出血的风险,在临床中以华法林及新型抗凝药物多见。

(4)淀粉样血管病:脑淀粉样血管病是由β淀粉样多肽等物质在脑皮质和软脑膜的中小血管的中膜与外膜沉积导致的疾病。可引起血管基底膜增厚,管腔变窄,内弹力层断裂,血管壁纤维素性坏死和微小动脉瘤形成等改变。

(5)系统性或其他疾病:全身性或其他明确病因引起的脑出血,不包括抗凝、高血压病或淀粉样血管病。

二、中医病因病机

中医对中风的认识由来已久,但在不同阶段各医家观点又各有不同,大致可分为三阶段。唐、宋以前,医家多秉承"外风致病"的观点,如《素问·风论》曰:"风之伤人也,或为寒热,或为热中,或为寒中,或为疠风,或为偏枯,或为风也。""风中五脏六腑之俞,亦为脏腑之风,各入其门户,所中则为偏风。"形身为气血之门户,风邪中之,实为入里中气血而生偏枯。金元至明清时期,医家多以"内风"而论,并认为五志太极、饮食不节,皆可引发气机瘀滞,痰热生风,发为偏枯。明清以后,医家以内风、外风皆而为论。此外,《黄帝内经》中尚有偏枯的发生与饮食有关的记载,如《素问·通评虚实论》云:"消瘅、仆击、偏枯、痿厥、气满、发逆,肥贵人则膏粱之疾也。"而张景岳"内伤积损"的观点,更可为之佐证。笔者认为,中风偏枯者,机体尚虚,故内在病机为脾虚与痰湿相互作用、相互影响,外在病机以感风邪为主,如《医学正传·中风》云:"夫中风之证盖因先伤内而后感于外之候也,然有标本、轻重不同也。"

三、中医治则

中风后遗症之病机多虚实兼夹,虚者多因肝肾不足,实者多因瘀血水饮内结,全身气机凝涩不开,故其治当扶正祛邪、标本兼顾、补益肝肾、活血息风,重内风而轻外风。经络之邪,除活血化瘀法之外,还应该根据气机的生理特性,用开腠理、祛风邪之品透邪外出,以利水渗湿之品开沟疏渠,使气机畅通,经络滞邪外退,达到事半功倍之效。

《医宗金鉴》言:"赵良曰:痹病者,荣卫气血,不养于内外,故身体不用,机关不利,精神不治。然是证有虚、有实。虚者自饮食、房劳、七情感之,如《黄帝内经》所谓内夺而厥,则为瘖痱之类是也。实者自风寒、暑湿感之,虚者不可以实治,治之则愈散其气血。今此方明言中风痱,是属营卫之实邪也,故用续命。续命乃麻黄汤之变者,加干姜以开血受寒邪,石膏以解肌受风邪,当归和血,人参益气,川芎行血散风也。其并治咳逆上气,面浮肿者,亦为风寒所致也。"《医门法律》言:"痱即痹之别名也,风入而痹其荣卫,即身体不能自收,口不能言,冒昧不知痛处,或拘急不能转侧也。然营卫有虚有实,虚者自内伤得之,实者自外感得之。此方则治外感之痹其荣卫者,故以得小汗为贵。然已变越婢之制,而加芎、归养血,人参益气矣。其内伤而致荣卫之痹者,于补气血药中略加散风药为制,更可知矣。"《医略十三篇》言:"真中风者,真为风邪所中。证见猝然倒仆,昏不知人,或口眼歪斜,半身不遂,舌强不能言。外见寒热等六经形证者,治以疏解风邪为主。""内有二便不通,形气尚盛者,治以通利为主。""外无六经之形证,内无便溺之阻隔,仅见口眼歪斜,言语不利,或半身不遂等症者,宜养血祛风。"

四、专病高效方

续命汤类方

麻黄、桂枝、当归、人参、石膏、干姜、川芎、甘草各三两,杏仁四十枚。(《金匮要略》)

上九味,以水一斗,煮取四升,温服一升,当小汗。薄覆脊,凭几坐,汗出则愈。不汗更服。无所禁,勿当风。

续命汤最早见于《金匮要略·中风历节病脉证并治第五》附方引《古今录验》治:"中风痱,身体不能自持,口不能言,冒昧不知痛处,或拘急不得转侧"。东晋《范汪方》记载的续命汤云:"风痱方,又续命汤,治中风痱,身体不能自收,口不能言,冒昧不知人……方:甘草(炙)、桂心、当归、人参、石膏(碎,棉裹)、干姜各二两,麻黄(去节)三两,川芎一两,杏仁(去皮、尖)四十枚。右九味父咀,以水一斗,煮取四升……是仲景方,本欠两味。"

此后至隋唐,在续命汤的基础上乃有小续命汤、大续命汤、西州续命汤等,均以中风为主治。如《胡洽百病方》所记载的大续命汤、小续命汤、西州续命汤及其主治均与《范汪方》一致。由此不难看出,续命汤及类方乃是唐宋以前治疗中风之主方,在《诸病源候论》《千金要方》《外台秘要》及《太平惠民和剂局方》等书中均有体现,认为中风多为感受外来风邪所致,其处方以温燥祛风之剂,如大、小续命汤,大秦艽汤等,并对其治疗中风的奇效推崇至极,曰"诸风服之皆验"。评价如此之高,绝非偶然。

《千金要方》记载:"吾尝中风,言语謇涩,四肢疼曳,处此方(续命煮散)日服四服,十日十夜,服之不绝,得愈。"张子和更赞誉"孙氏《千金要方·风论》散、方往往皆效"。孙思邈治疗中风常用方剂有:小续命汤、大续命汤、大续命散、续命煮散、西州续命汤、竹沥饮子、排风汤、又排风汤、大排风汤、大八风汤,其中续命汤类方占据"半壁江山"。近现代著名中医名家章次公、任应秋、丁光迪、颜德馨等多用《千金要方》所载之小续命汤、大秦艽汤、竹沥饮子等治疗中风,取得了很好的疗效。

查以"续命"为名的方剂有20余首,其药物组成大致分为以下几类:①温阳宣通类,如麻黄、桂枝、细辛、附子等。②养血活血类,如当归、川芎、芍药等。③补气类,如人参、白术、甘草等。④寒凉类,如石膏、黄芩等。虽然各方剂组成有所不同,但其均含有麻黄汤。因此,诸续命汤既可辛温发散,亦能温里通阳、温中补虚、活血化瘀,可用于治疗中风诸证。小续命汤最早见于《小品方》,《千金要方》《外台秘要》将其列为治风之首剂。书中记载小续命汤为:"麻黄、防己、人参、黄芩、桂心、甘草、芍药、川芎、杏仁各一两,防风一两半,生姜五两,附子一枚。右十二味,㕮咀,以水一斗二升,先煮麻黄三沸,去沫,纳诸药,煮取三升,分三服,甚良;不瘥,更合三四剂必佳。取汗,随人风轻重虚实也。""治卒中风欲死,身体缓急,口目不正,舌强不能语,奄奄忽忽,神情闷乱。诸风服之皆验,不令人虚烦。"因该方治疗中风效果显著,王焘尝与当时名医评论"咸云此方为诸汤之最要",可见晋唐时期治疗中风,小续命汤占有重要的地位。

另外,《千金要方》中记载:"(大续命汤)治肝疠风,卒然瘖哑。依古法用大、小续命二汤,通治五脏偏枯贼风方""(大续命散)主八风十二痹,偏枯不仁,手足拘急,疼痛不得伸屈,头眩不能自举,起止颠倒;或卧苦惊如堕状,盗汗,临事不起,妇人带下无子,风入五脏,甚者恐怖,见鬼来收录,或与鬼神交通,悲愁哭泣,忽忽欲走方""(续命煮散)治风无轻重,皆治之方""(西周续命汤)治中风痱(一作入脏),身体不知自收,口不能言,冒昧不识人,拘急背痛,不得转侧方。"

笔者结合《素问》《伤寒论》六经理论,在历代用续命类方治疗中风理论的基础上,重点发展了六经之形证学说,尤其是太阳经形证学说,并以之指导临床实践,治疗中风,尤其是中风后遗症取得显著疗效。

五、临证备要

1. 从六经辨证角度理解续命汤及类方

元代以后,中风的病因学说渐以内风为主,并分"真中风"和"类中风",《医经溯洄集·中风辨》中说道:"殊不知因于风者,真中风也;因于火、因于气、因于湿者,类中风,而非中风也。"《医略十三篇》言:"真中风者,真为风邪所中。证见猝然倒仆,昏不知人,或口眼歪斜,半身不遂,舌强不能言。外见寒热等六经形证者,治以疏解风邪为主,用小续命汤加减;内有二便不通,形气尚盛者,治以通利为主,宜三化汤或局方麻仁丸;外无六经之形证,内无便溺之阻隔,仅见口眼歪斜,言语不利,或半身不遂等症者,宜养血祛风,用大秦艽汤加减。"提到了中风见六经寒热之形证者治以小续命汤。

张璐在《千金方衍义》亦言:"续命方,专为中风六经形证而立,以其死生反掌,较之伤寒尤为叵测。盖伤寒之邪,卒然从表而入,非若中风皆由本虚,虚风直犯无禁,且多痰涎内壅,表里纠缠之难于分解也。所以小续命汤虽本《古今录验》,而麻黄、桂枝两方皆在其中,以其本虚,必加人参驾驭。麻黄、桂枝发越在表之邪,又需附子直入少阴,搜逐在里之邪,不使外内交攻,正气立断,续命之名,信乎不虚。其余川芎、黄芩、防风、防己不过为麻黄之使,以祛标热耳。"亦未脱离上述六经形证学说。验之临床,对于中风六经形证之表现,大多理解为伴寒热表证即为六经形证,续命汤有发散风寒兼清内热之功,对于真中风用之尤为适宜;如单纯的口眼㖞斜真中风可用续命汤,亦常用大秦艽汤之类以疏风散邪。

受中风内风学说的影响,唐宋以后用续命汤治疗类中风及后遗症渐近消失,其原因除受外风学说影响外,亦未认真解读六经及病证,对于六经之形证,单纯理解为伴有寒热之表证方为六经之形证。因此,千百年来,对于中风之六经形证伴有寒热表现者,应用续命汤及其类方疏风散邪,渐渐失去了其在中风尤其是后遗症中的治疗作用。细考中风后遗症伴有肢体活动障碍者,很少有从六经论治,殊不知仲景创六经学说,不独论治伤寒,亦通论杂病,中风类中风者乃杂病者。

对于续命汤应用于中风后遗症,毛进军教授对此之认识尤其特别,他指出中风后遗症见肢体功能障碍者,病位在表,在六经之太阳,乃太阳经脉之气失其舒展,瘀血阻络,经脉拘挛,因此,续命汤温阳发散、活血化瘀,使太阳经气舒展,经脉畅通,肢体拘挛得以解除。对于中风后遗症肢体功能障碍,尤其是肢体拘挛者,亦可以认为乃中风六经形证之另一表现,认识和拓宽中风六经形证之表现,对扩大续命汤的治疗范围,尤其是应用于中风后遗症有很大的指导意义。

2.续命汤在治疗中风中的应用

在唐宋以前,外风学说很风靡,但历代仍有不少医家推崇,如汪昂言:"小续命汤……通治六经中风,喝斜不遂,语言謇涩及刚柔二痉。亦治厥阴风湿……此方今人罕用,然古今风方,多从此方损益为治",把小续命汤作为治疗中风的基本方。陈修园在《医学三字经》中明确指出"人百病,首中风,骤然得,八方通,闭与脱,大不同,开邪闭,续命雄。"可见在清代,续命汤仍被用于治疗中风。对此,清代姜天叙解释:"有用乌、附、羌、防为主者,取其流通经络。盖痰火风湿瘀滞,若非先以雄健之品为之向导,莫能开也。纵观续命汤及其类方组成,后世看之,奇特难明。"近代四川名医陈鼎三评价续命汤云:"此方有不可思议之妙,非阅历深者不可明也。"当代广东名医黄仕沛对续命汤及其类方亦赞誉有加,认为"此方寒温补散组合,世人多觉此方奇特难明,但临床疗效又往往立竿见影",又说"续命汤乃一首'千古奇方',用之得当,效如桴鼓。"

由于历代对中风的认识有异,使续命汤的应用也受到了限制。随着经方学派的兴起,冷僻经方"续命汤"再次进入人们的视野。刘启华教授总结续命汤有活血、息风、清热、醒神、宣畅气机等功效。中风之患,无论急性、慢性,皆有瘀血,《黄帝内经》云:"寒则泣不能流,温则消而去之",张璐认为此"大抵血气喜温而恶寒",正所谓瘀阻之血,非温不通。山西晋中名医高允旺对此应用最多,其学术观点主要体现在其所著《脑病心悟》一书中。李可老先生对于续命汤治疗中风总结为"中风危证不避麻,活血化瘀望莫及"。受此观点影响,现已有临床医家把续命汤广泛应用到急性脑血管病、中风后遗症、癔症性瘫痪、周期性瘫痪、急性炎症性脱髓鞘性多发性神经病(简称格林-巴利综合征)、急性脊髓炎、帕金森综合征等病的治疗中,并收到良好的疗效。李可老先生结合自身长期临床实践和自身中风后服用小续命汤痊愈的切身体会,认为内风、外风截然分开是不符合临床实际的,不必纠结于内风、外风,应以六经辨证为原则,以小续命汤为基础方进行加减。

六、病案举隅

朱某,女,48 岁。中风后遗症右足内翻 7 年。2012 年 11 月 18 日初诊。患者有高血压病史 15 年,7 年前突发左侧脑出血,经抢救后生活基本自理,血压控制良好,唯遗留右侧肢体活动不灵活,尤以右足内翻为甚,辗转西安、安康等多家医院求治,采用药物、针灸、按摩、外洗等多种办法治疗,均无效。现症见:面色偏暗,语声正常,偶有头晕,饮食、二便正常,舌质暗,舌下脉络瘀阻,左脉弦滑,右脉滑。右足内翻,活动时右腿外撇,右上肢肌力 3 级,右下肢肌力 4 级。属中风后遗症(气虚血瘀、络脉痹阻型),治宜益气活血、化瘀通络。方用续命汤加减,拟方如下:生麻黄 15 克、桂枝 20 克、当归 20 克、党参 30 克、干姜 6 克、川芎 30 克、杏仁 10 克、川牛膝 30 克、鸡血藤 30 克、威灵仙 20 克、茯苓 30 克、姜黄 20 克、萆薢 20 克、黄柏 15 克、炙甘草 10 克、大枣 6 枚。7 剂,水煎服,每晚 9 时前服完。

2012 年 11 月 25 日二诊:患者诉服药后味觉较前有变化,身体似有燥热感,饮食、睡眠尚可,二便调。足内翻明显消失,有脚踏实地之感觉。右腿外撇减轻,但右侧肢体肌力变化不明显。服药 3 剂后,血压升高至 160/90mmHg,自行服用降压药使血压降至正常。继服前方 7 剂。

2012 年 12 月 2 日三诊:患者服药后无特殊感觉,肢体活动亦无明显变化,右足踩地较实,遂暂停服药。

3 个月后患者复诊,要求继续巩固治疗。查患者舌质、舌下瘀血之象减轻。遣方时恐麻黄有升压之弊,遂在原方基础改为炙麻黄 8 克、茯苓 15 克、姜黄 10 克、萆薢 10 克、黄柏 10 克、炙甘草 6 克。服用 20 余剂,感觉良好。随访 3 个月,足内翻未见复发。

【按语】笔者认为,诸续命汤中皆以麻黄为君,体现了中医治疗中风的整体治疗思路及治法。用麻黄不仅在于辛温发汗,更取其温通太阳,发表通里,可达内外之意。中风无论缓急,均可用续命汤治疗。对于中风之疑难顽症,益气活血力尚不及,需以温阳活血、温阳宣通方能收功,不必拘泥于中风须有寒、热证型方能应用。有肢体表现,尤其是有肢体拘挛者,亦应认为属太阳经脉之气血瘀阻、太阳不开证,方用续命汤及其类方。方中麻黄、桂枝、干姜温阳宣通;当归、川芎、鸡血藤养血活血;党参、茯苓补气健脾;威灵仙通络;川牛膝通利关节,引药下行;姜黄、草薢通络止痛;杏仁、黄柏滋阴养血;炙甘草调和诸药。诸药合用可使太阳经气畅通,经脉瘀阻得解,肢体经脉得舒,乃为正治,亦是续命汤类方治疗中风之机理所在。笔者以此理论为指导,治疗中风后遗症,尤其是顽固性肢体拘挛患者效果良好,优于单纯补气活血法。

第 11 讲　耳鸣、耳聋

耳鸣是指在没有外界声源刺激下产生的一种异常声音感觉,表现为耳内或颅内有一种或一种以上鸣响声(也可是听觉感知的一种错觉),常用蝉鸣样、海潮声、汽笛声等进行描述。耳鸣本身并不是一种疾病,是听力系统出现障碍或者紊乱的一种症状表现。人可以出现生理性耳鸣,但当耳鸣超过了生理限度,就成为症状性耳鸣,约 2/3 的耳鸣患者伴有听力的减退。耳聋指听觉障碍,不能听到外界声响的表现。耳聋轻者会有听而不真感,重者则不闻外声。耳鸣、耳聋既可同时出现,也可单独出现,均为听觉异常。

耳鸣患者常有耳胀、耳闷、耳堵等耳部不适感,此外,还可伴有眩晕、抑郁、焦虑、心烦和失眠等症,其中眩晕多出现自觉天旋地转、恶心呕吐等伴随症状,可反复发作。一般眩晕发作前,耳鸣会明显加重,眩晕过后,耳鸣会有所减轻。耳鸣的发病机理复杂,目前仍为耳科疾病的三大疑难病之一。国外的一项流行病学研究表明,全世界 1/3 的成年人都有耳鸣经历,其中 10% ~ 15% 的人长期患有耳鸣。

一、西医病因

1. 主观性耳鸣

主观性耳鸣是指在没有外部声源刺激的情况下,仅患者本人可感受到的耳鸣声,这种声音通常被患者描述为响铃声、蝉鸣声、嗡嗡声或咔嗒声等。主观性耳鸣可能是由于噪音暴露、精神压力过大、疲劳等生理因素引起的,也可能是由于梅尼埃病、血液循环障碍、听神经瘤、多发性硬化、耳毒性药物中毒、急性中耳炎、慢性中耳炎、高血压等疾病引起。

2. 客观耳鸣

客观性耳鸣时,不仅患者可以听到耳鸣声,医生通过听诊设备也可以听到。

此类耳鸣多为搏动性耳鸣,主要由于耳部血液湍流,或面部、颈部肌肉收缩造成,病因和疗效均比较明确。

(1)血管性原因:分为静脉源性耳鸣和动脉源性耳鸣。

(2)肌肉收缩性原因:腭肌阵挛、中耳肌阵挛(鼓膜张肌、镫骨肌)等。

此外,根据耳鸣发病时间的长短,也可对其进行分类。发病时间短于 3 个月的,为急性耳鸣;发病时间长于 3 个月、短于 6 个月的,为亚急性耳鸣;发病时间长于 6 个月的,属于慢性耳鸣。

二、中医病因病机

古人对耳鸣、耳聋常描述为"聊啾""颅鸣""苦鸣""蝉鸣""耳数鸣""耳虚鸣"等,属中医耳鸣、耳聋病。耳鸣、耳聋常相兼为病,《医学入门》言"耳鸣乃聋之渐也",《杂病源流犀烛》曰:"耳鸣者,聋之渐也,唯气闭而聋者则不明,其余诸般耳聋,未有不先鸣者",表明耳鸣与耳聋在临床上常常伴随或先后出现,难以截然分开,其病因病机与辨证施治原则也基本相同,故中医历来将其视为同一种疾病。据历代中医文献记载,耳鸣、耳聋的发病既有外感,也有内伤,病变脏腑涉及肝、肾,尤与肾虚关系最为密切。

耳鸣、耳聋最早见于《吕氏春秋·尽数》:"气郁……处耳则为聋""郁闭不通"。《素问·至真要大论》言:"厥阴之胜,耳鸣头眩",《素问·阴阳应象大论》言:"肾主耳……在窍为耳"。《灵枢·海论》则言:"髓海不足则脑转耳鸣",《灵枢·口问》载:"上气不足,脑为之不满,耳为之苦鸣""耳者,宗脉之所聚也,故胃中空则宗脉虚,虚则下溜,脉有所竭者故耳鸣。"《诸病源候论》指出:"劳动经血,而血气不足,宗脉则虚。风邪乘虚随脉入耳,与气相击,故为耳鸣。"《名医杂著》言:"耳鸣之症或鸣甚如蝉,或左或右,时时闭塞。世人多从肾虚论治,殊不知此痰火上升,郁于耳中而为鸣……上焦素有痰火,只用清痰降火治之。"《医学入门》则述:"痰火,因膏粱胃热上升,两耳蝉鸣"。《杂病源流犀烛》言:"有怒气厥逆,气壅于上而聋者"。《医林改错》则言:"耳孔内小管通脑,管外有瘀血,靠挤管闭,故耳聋。"

三、中医治则

治疗耳鸣,应首辨虚实。清代张三锡于《医学准绳六要·治法汇》中指出:"耳鸣、耳聋,须分新久、虚实",常用临床辨证分型及代表方如下。

1. 辨证分型

（1）风邪外袭：症见猝然耳鸣、耳聋，头痛恶风，或有发热、骨节酸痛，或耳内作痒。治宜祛风解表，代表方为银翘散。

（2）肝胆火盛：症见猝然耳鸣、耳聋，头痛面赤、口苦咽干、心烦易怒，或夜寐不安、大便秘结。治宜清肝泄热。代表方为龙胆泻肝丸。

（3）痰火郁结：症见两耳蝉鸣，有时闭塞如聋、胸闷、痰多。治宜化痰清火、和胃降浊，代表方为温胆汤。

（4）瘀阻经脉：症见耳鸣、耳聋如塞，面色黧黑、耳流陈血。治宜通窍活血，代表方为通窍活血汤。

（5）中气不足：症见耳鸣，或如蝉噪、或如钟鼓、或如水激，久则耳聋、面色黄白、倦怠乏力、神疲纳少、大便易溏。治宜益气健脾、提升中气，代表方为益气聪明汤、补中益气丸。

（6）阴血亏损：症见耳鸣嘈嘈，甚则耳聋、面色无华、唇甲苍白。治宜补益气血，代表方为归脾汤。

（7）肝肾亏损：症见耳鸣、耳聋，兼有头晕目眩、腰酸遗精；或兼有肢软腰冷、阳痿早泄。治宜补益肝肾，代表方为耳聋左慈丸。

2. 耳鸣经典方

耳聋左慈丸

组成：磁石（煅）、熟地黄、山药、山茱萸（制）、茯苓、牡丹皮、竹叶、柴胡、泽泻。

功效：滋肾平肝。

主治：肾虚耳鸣、耳聋。

本方最早记载于《小儿药证直诀》，是治疗肾虚耳鸣的基础方，由六味地黄丸加磁石、柴胡组成。在中医传统认识中，耳鸣、耳聋与肾虚密切相关，《灵枢·脉度》曰："肾气通于耳，肾和，则耳能闻五音矣""肾开窍于耳""耳为肾之外候"。肾藏精，肾精充足，耳窍得以充养，则耳聪目明，故耳鸣之治当以补肾为先，历代医家所推崇的耳聋左慈丸临床效果好于其他中药。

龙胆泻肝丸

组成：龙胆草、黄芩、栀子、泽泻、木通、生地黄、当归、柴胡、生甘草、车前子。

功效：清肝泻火、清利湿热。

主治:肝胆湿热所致的耳鸣、耳聋。

本方为中医治疗肝胆湿热或湿热下注的经典名方,常用于治疗肝胆湿热或肝火上炎所致的急性耳鸣、耳聋,对于部分慢性耳鸣、耳聋也有效果。其治疗机理与耳部位置(侧面属少阳)及少阳经经脉循行有关。

四、专病高效方药

(一)高效方

通窍止鸣汤

防风15～30克、磁石30～45克(先煎)、桔梗15克、川芎15～30克、熟地黄15～30克、麻黄6～8克、鸡血藤30克、木瓜30克、葛根30～60克、延胡索15～30克、徐长卿15～20克、天花粉15～30克、黄芩15～30克、白芷15～30克、石菖蒲20克、鸡内金15克、陈皮15克、炙甘草15克、生姜5～10片、大枣3～5克、百合15～30克。

加水煎煮2遍,合并煎液至150～200mL,分3次服用,亦可按3:3:4服用。

本方为耳聋左慈丸加减而成,是治疗耳鸣的专病高效方。方中熟地黄滋阴养血、填精固本,精血充足则耳聪目明;磁石味辛、咸,性寒,可平肝潜阳、聪耳明目;重用防风祛风止痛、升清开窍,配以理气活血之川芎,可上行头目、疏通耳窍;麻黄轻扬上达以通络;石菖蒲为开耳窍之圣药,有通九窍、明耳目之功;陈皮、延胡索、徐长卿、桔梗等行气止痛,对减轻耳鸣亦有良效;鸡血藤、葛根、木瓜、白芷养血活血通络,配以天花粉滋养神经;黄芩清热;鸡内金消积导滞;百合养阴安神;炙甘草调和诸药。诸药合用,肝肾得补,髓海得充,耳窍得养而耳鸣消失。

(二)特色用药

防风 味辛、甘,性温,归膀胱、肺、脾、肝经。《神农本草经》曰:"主大风,头眩痛,恶风,风邪,目盲无所见,风行周身,骨节疼痹,烦满。"《药类法象》曰:"治风通用。泻肺实,散头目中滞气,除上焦风邪。"《本草经疏》更言:"防风,通治一切风邪,故《本经》以'主大风'三字为提纲。头痛恶风及风邪而目盲无所见,其外感风邪之盛可知,风行周身,而骨节为之痛痹,亦风邪之深且重者,而防风皆治之,诚风药中之首屈一指者矣。"其治无论外感、内伤均与风邪密切相关,但历代均未有防风治疗耳鸣、耳聋之说,今用其效,盖取耳鸣、耳聋之病因病机与风邪相关。耳鸣之蝉鸣声、汽笛声、嗡嗡声等,或时轻时重等,皆为风邪之特征,故用防风祛风止痛、升清开窍治疗耳鸣、耳聋应为正治,临证应用效果良好。一般用量需较大,常为 30～40 克。

磁石 味咸,性寒,归肝、心、肾经。可平肝潜阳、聪耳明目、镇惊安神、纳气平喘。《神农本草经》曰:"主周痹风湿,肢节肿痛,不可持物,洗洗酸痟,除大热烦满及耳聋"。《本草衍义》曰:"肾虚耳聋目昏皆用之"。《本草纲目》有"明目聪耳,止金疮血"的记载。因而中医多用磁石治疗耳鸣、耳聋,如耳聋左慈丸(《小儿药证直诀》)、磁石酒(《圣济总录》),其治疗作用机制与其功效相关,与防风相配,效果良好。一般用量为 30～60 克,需先煎。

总而言之,治疗耳鸣、耳聋的用药虽多相似,但仍有一定区别。耳聋要重视通窍,耳鸣要重视行气止痛,此外,还要结合患者的年龄、体质、血压等综合考虑。耳鸣、耳聋均属于较难治之病,中医治疗不时可见奇效。对于慢性病的治疗必须守法守方,坚持服用,亦不可忽视特殊药物的应用。

五、临证备要

急性耳鸣、耳聋病位多在肝胆,以肝胆湿热或肝火上炎为主,宜选用龙胆泻肝丸。慢性耳鸣、耳聋病位在脾肾或肝肾,脾肾不足为主者多中气下陷,宜选用益气聪明汤、补中益气汤;肝肾不足者,宜选用耳聋左慈丸。外伤或手术后者,病位多在脑窍,宜选用通窍活血汤。

耳鸣、耳聋急性期或急性发病(突发)时治疗除辨证外,尤其重视通窍,宜选用具有升发、通窍、活血等功效为主的药物;慢性期,单纯补肾效果并不好,除选用升发、通窍活血药外,还要重视特殊药物,尤其是行气止痛类药物(如延胡索、徐长卿、桔梗)、滋阴类药物(如鸡血藤、木瓜、天花粉)的应用。无论急、慢性耳鸣或者耳聋,应重视防风、磁石的治疗作用。

六、病案举隅

杨某,男,49 岁。2020 年 11 月 3 日就诊。主诉:耳鸣 1 年余,加重 1 周。1 年前患者无明显诱因出现耳鸣,声如蝉鸣,昼轻夜重,时发时止。有高血压病史。1 周前耳鸣加重,左耳伴有听力下降,严重影响工作、生活,遂于耳鼻喉科就诊。诊断:神经性耳鸣。给予相关治疗,效果不佳,遂前来寻求中医治疗。现症见:耳鸣,声大如吹风样,昼轻夜重,左耳听力下降。伴有头晕、心烦、晨起口干口苦、腰膝酸痛、夜寐多梦,大小便可,舌红少苔,脉细数。西医诊断:神经性耳鸣;中医诊断:耳鸣(肝肾亏虚、阴不敛阳)。治以补益肝肾、滋阴敛阳、升清开窍。方选通窍止鸣汤加减,拟方如下:防风 30 克、磁石 40 克(先煎)、桔梗 15 克、川芎 30 克、熟地黄 20 克、麻黄 6 克、鸡血藤 30 克、木瓜 30 克、葛根 30 克、延胡索 15 克、徐长卿 15 克、天花粉 15 克、黄芩 15 克、白芷 30 克、石菖蒲 20 克、鸡内金 15 克、陈皮 15 克、炙甘草 15 克、生姜 3 片、大枣 3 枚。7 剂,水煎服,每日 1 剂,每日 3 次。

2021 年 11 月 11 日二诊:患者诉耳鸣稍缓,鸣声细,听力未见明显缓解。头晕、失眠俱减,仍有多梦。于原方基础上加桑椹 20 克、百合 30 克。继服 14 剂。

2021 年 11 月 26 日三诊:自觉诸症好转,耳鸣缓解。继服 20 剂。后随访,症状基本消失。

【按语】耳鸣是临床常见的自觉症状。病在耳窍,根在脏腑,与肝、肾关系密切。此患者乃因肝肾亏虚、气血不足、耳失濡养,伴有阴虚阳亢所致,故其治当以补益肝肾、滋阴敛阳、升清开窍为主,主以个人经验方——通窍止鸣汤为主。全方以防风升清开窍;磁石平肝潜阳、聪耳明目、安神;熟地黄滋阴补肾,配麻黄以通络,两者配伍有养阴通络之功;延胡索、徐长卿、桔梗等行气止痛,对减轻耳鸣有良效,且有安神之功;鸡血藤、葛根养血活血通络,配以天花粉滋养神经。诸药合用,肝肾得补,髓海得充,耳窍得养而耳鸣消失。另外,治疗本病亦须守法守方,补肾为先,加以养血活血、祛风通络等,坚持服用,才会有良好的效果。

附:龙胆泻肝丸(汤)的前世今生

关于龙胆泻肝汤的记述可追溯至 1276 年前后。李东垣在《兰室秘藏》中首创龙胆泻肝汤,针对"风湿热合于下焦为邪"。方药组成为"柴胡梢、泽泻以上各一钱,车前子、木通以上各五分,生地黄三分、当归梢、龙胆草以上各三分。上锉如麻豆大,都作一服,水三盏,煎至一盏,空心稍热服,便以羹膳压之。"主治阴部时复热痒及臊臭。与《中国药典》(2020 版)方相比,少炙甘草、黄芩、炒栀子,且各药物间剂量与煎服法有差异。

李东垣弟子罗天益于《卫生宝鉴》卷十二中亦载龙胆泻肝汤。其方名虽同,但组成有别,药用黄芩、柴胡、生甘草、人参、天门冬、黄连、知母、龙胆草、栀子、麦冬、五味子。全方用药共 11 味,与《药典》方相比,只有黄芩、柴胡、龙胆草、栀子 4 味相同,且用量也有区别,同时增加了五味子、知母等 6 味药,用以治疗胆汁上溢或热盛口苦型耳鸣、耳聋。并注明"此方因焦秀才病口苦,予制此方,用之得效。"因此,该方与李东垣的龙胆泻肝汤很可能为同名异方。

王肯堂在《证治准绳》中收录的龙胆泻肝汤比《药典》方少一味柴胡,各药物间的比例及某些炮制方法也有所区别。王氏的龙胆泻肝汤主要用于"肝经湿热,两拗肿痛,或腹中疼痛,或小便涩滞等症",与今的应用范围基本一致。

汪昂于《医方集解》中收录的龙胆泻肝汤,虽与《药典》方在药物组成上完全一致,但未注明剂量,且某些药物的炮制也与今日不同。汪昂也发现龙胆泻肝汤存在同名异方的问题,指出:"东垣无黄芩、栀子、甘草,亦名龙胆泻肝汤,治前阴热痒臊臭。一方除当归、生地、木通、泽泻、车前,加人参、五味、天冬、麦冬、黄连、知母,亦名龙胆泻肝汤,治筋痿挛急,口苦爪枯,亦治前证",可见此时至少有三个龙胆泻肝汤。

秦景明在《症因脉治》设龙胆泻肝汤,药用连翘、黄芩、柴胡、生甘草、人参、黄连、知母、龙胆草、栀子、麦冬。吴仪洛在《成方切用》中的龙胆泻肝汤承袭《医方集解》,在药物组成、加工炮制、功效应用等方面,与之完全相同。吴谦在《医宗金鉴》载龙胆泻肝汤方剂两首。其中《妇科心法要诀》中龙胆泻肝汤组成为:"生地黄二钱、木通一钱五分、车前子一钱五分、泽泻二钱、黄芩二钱、当归二钱、黑栀子仁一钱、龙胆草一钱、生甘草五分、灯草一团,水煎服",与《药典》方相比,少柴胡,多灯心草。后世认为龙胆泻肝丸(汤)出自《医宗金鉴》者,多本乎此。该方即导赤散再加车前子、泽泻、黄芩、当归、黑栀子、龙胆草。吴氏用之治疗肝、心二经火盛、湿热下注所致的阴痒、阴挺、阴户肿痛、肢体倦怠、小便淋漓赤数等病症,与当今的应用范围基本相同。另外,《外科心法要诀》亦有一龙胆泻肝汤,其组成为:"龙胆草一钱,连翘(去心)一钱,生地黄一钱,泽泻一钱,车前子五分,木通五分,黄芩五分,黄连五分,当归五分,栀子(生研)五分,生甘草五分,生大黄(便秘加之)二钱。"较《药典》少柴胡,多黄连、连翘、生大黄,增强了清热燥湿、解毒消肿之力,故用于治疗肝心风火之缠腰火丹。《医宗金鉴》虽有两个不同的龙胆泻肝汤,均可治疗肝、心二经火盛,或风火热盛,或湿热下注,与今本方治肝胆实火、肝胆湿热有所区别。沈金鳌于《杂病源流犀烛》设龙胆泻肝汤,方用龙胆草、柴胡、青皮、栀子、大黄、白芍、木通、连翘、黄连、滑石各等分,水煎服。与《药典》方比,多青皮、大黄、白芍、连翘、黄连、滑石等 6 味,去除黄芩、车前子、泽泻、甘草、当归、生地黄等 6 味,可谓相差甚远,但其主治仍为湿热疮疡、妇人阴挺、小溲赤涩等,与今相距不远。至于龙胆泻肝丸,在清代以后才开始应用,虽由龙胆泻肝汤改变剂型而来,但古代医书很少使用。

今之龙胆泻肝丸由龙胆泻肝汤改变剂型而来。《药典》(2020 版)中规定的标准处方为:龙胆草 120 克、柴胡 120 克、黄芩 60 克、栀子(炒)60 克、泽泻 120 克、川木通 60 克、盐车前子 60 克、酒当归 60 克、地黄 120 克、炙甘草 60 克。功效为清肝胆,利湿热。用于肝胆湿热,头晕目赤,耳鸣耳聋,胁痛口苦,尿赤涩痛,湿热带下。

第 12 讲　更年期综合征

更年期综合征又称围绝经期综合征,指以自主神经功能紊乱、情感障碍为主要表现的一系列生理和心理症状,表现为月经周期紊乱、潮红、出汗、心悸、情绪改变等。有研究表明,我国 40～65 岁的女性大约为 2.2 亿人,该年龄段的女性是更年期综合征的主要人群。

一、西医病因

1. 发病机制

目前一致认为卵巢功能减退、激素水平波动是导致更年期综合征的主要原因。卵巢功能衰退,下丘脑－垂体－卵巢轴的平衡失调,影响自主神经中枢及其支配下的各脏器功能。雌激素受体广泛存在于身体的组织和器官中,如乳房、皮肤、心肌、冠状动脉、主动脉、肝、肾等。当体内雌激素水平下降后,可导致靶组织和靶器官出现功能和组织形态学变化,从而出现一系列的症状。

2. 临床表现

(1)月经周期紊乱:绝经前,月经周期紊乱是更年期妇女的典型症状。

(2)性器官变化:由于雌激素减少,外阴、阴道、子宫、输卵管等性器官逐渐萎缩。

(3)精神神经系统症状:注意力不集中,情绪波动大,易发怒、焦虑、抑郁;潮热、潮红、出汗;心悸、眩晕、头痛;关节痛、肌肉酸痛;失眠、耳鸣;皮肤发麻、刺痒、蚁走感等异常感觉,有时口腔或咽喉部可出现烧灼样、刺激性痒感,但无病损。

(4)代谢功能紊乱:脂肪代谢紊乱、糖代谢紊乱、水钠潴留、钙磷代谢异常等,继而出现肥胖、尿糖、高血压、骨质疏松等。

二、中医病因病机

1. 更年期综合征

更年期综合征属于中医"脏躁""百合病""奔豚""崩漏""郁证""绝经前后诸证"等范畴。肾虚是更年期综合征发生、发展的主要原因,情绪波动也是更年期综合征的常见因素。本病与五脏关系密切,心主神,肾主水,更年期由于肾虚,肾水不能上济心火,从而出现心肾不交,表现为失眠、心悸等症状,且肾虚之人,冲气不能敛降以息下行,则可致冲气上逆,进而引动冲胃之气上逆,上扰心神而见心神不安之征象;肝藏血,主疏泄,亦赖肾之滋养,肾虚则肝血或肝阴不得滋养,肝火旺盛,疏泄失常,常出现诸如抑郁、焦虑等症。肾阴不足,不能敛阳,肝阳上亢可致面部潮红、烦躁、血压升高等。"诸气膹郁,皆属于肺",肺朝百脉,则可见亦如百合病之征象;且肺气不足,则喜悲、喜泣,又见仲景所言脏躁之象。无论何种表现,其核心病机为肾虚火旺,故其治疗当不离补肾降火的基本原则。

2. 更年期高血压

更年期高血压,根据其表现可归中医"眩晕、头痛"范畴,临床常伴心烦易怒、口干、汗出、烘热,或上热下寒之象,与肝肾亏虚,阴虚阳盛;或肝肾阴虚,肝阳上亢;或肾虚不能敛降,冲脉上逆失调有关。

高血压核心病机为"血之与气并走于上",突出气机升降对气血运行的影响。如《素问·调经论》曰:"血之与气,并走于上,则为大厥,厥则暴死。气复反则生,不反则死。"盖血不自升,必随气而上升,上升之极,必至脑中充血。《素问·脉解》曰:"肝气当治而未得,故善怒,善怒者,名曰煎厥。"《素问·生气通天论》曰:"阳气者,大怒则形气绝而血菀于上,使人薄厥。"又《黄帝内经》谓"诸风掉眩,皆属于肝"。盖肝为木脏,木火炽盛,亦自有风,且肝为将军之官,不治则易怒,因怒生热,煎耗肝血,遂致肝中所寄之相火掀然暴发,挟气血而上冲脑部,以致昏厥。

高血压除与中医气机上逆、肝火上炎、肝风内动有关外,还与肾气不摄、冲胃气逆有关,肾虚、肝火旺、胃气虚、胃气上逆、痰郁以及中气下陷等导致冲气及冲胃上逆。依据临床表现可分为冲气上逆型、冲胃上逆型、肾气上逆型及肝气上逆型等。对于更年期伴高血压者,其年龄较大,病因多为张锡纯所言:"肾虚之人,冲气多不能收敛,而有上冲之弊。况冲脉之上系原隶阳明胃腑,因冲气上冲,胃腑之气亦失其息息下行之常,或亦转而上逆。"故其治则总体为"调理气机升降",即《素问·至真要大论》所说:"高者抑之,下者举之""疏其气血,令其条达,而致和平";《素问·阴阳应象大论》曰:"其高者,因而越之;其下者,引而竭之;中满者,泻之于内",按其不同病机辨证施治,以复人体的生理正常生理状态。

三、中医治则

基于更年期综合征的病机,治疗应以补肾为主,兼顾脏腑气机及功能。临床常用治疗更年期的方剂大致有以下几种。

(1)肝肾阴虚型:方用六味地黄汤。

(2)脾肾两虚型:方用桂附理中汤。

(3)肾阴阳俱虚型:方用二仙汤。

(4)心肾不交型:方用黄连阿胶汤合天王补心丹。

(5)肝郁气滞型:方用逍遥散、甘麦大枣汤。

(6)心脾两虚型:方用归脾汤加减。

(7)痰瘀互结型:方用血府逐瘀汤、温胆汤。

(一)更年期综合征经典方

张仲景在其著作中所阐述的内容与更年期综合征表现相一致的只有脏躁证(即甘麦大枣汤证),但其有关百合病、栀子豉汤证、桂枝甘草龙骨牡蛎汤证、柴胡加龙骨牡蛎汤证的论述,皆涉及心神失常及更年期综合征的相关表现,且上述方剂用于治疗更年期综合征效果良好。临证时,与补肾降火、平冲降逆之品配伍,效果更好,故详细介绍如下。

1. 百合病系列方

百合知母汤

百合病发汗后者,百合知母汤主之。(《金匮要略》)

百合七枚(擘)、知母三两(切)。

上先以水洗百合,渍一宿,当白沫出,去其水,更以泉水二升,煎取一升,去滓;别以泉水二升,煎知母,取一升,去滓后合和,煎取一升五合,分温再服。

百合鸡子汤

百合病吐之后者,用后方(百合鸡子汤)主之。(《金匮要略》)

百合七枚(擘)、鸡子黄一枚。

上先以水洗百合,渍一宿,当白沫出,去其水,更以泉水二升,煎取一升,去滓,内鸡子黄,搅匀,煎五分,温服。

百合地黄汤

百合病不经吐、下、发汗,病形如初者,百合地黄汤主之。(《金匮要略》)

百合七枚(擘)、生地黄汁一升。

上以水洗百合,渍一宿,当白沫出,去其水,更以泉水二升,煎取一升,去滓,内地黄汁,煎取一升五合,分温再服,中病勿更服,大便常如漆。

(1)百合病。百合病包含了以下几方面的表现:一是神经、精神系统症状,如有神灵者,身形如和,常沉默少言,欲卧不能卧,欲行不能行;二是消化道症状,如口苦,意欲食,复不能食;三是泌尿系统症状,如小便赤;四是有寒热失调的表现,如寒无寒,如热无热。另外,百合病病情反复无常,诸药不能治,得药则剧吐利。从描述的症状考虑,类似于西医的神经症。百合病的主要病机可归纳为两点:一是阴虚内热引起的心神不安;二是脾胃内伤所引起的饮食失调,但阴虚内热是其基本病机。

仲景治疗百合病明确提出"百合病者,百脉一宗,悉致其病也"。《医宗金鉴·运气为病歌》曰:"膹郁,谓气逆胸满,膹郁不舒也。"百合病主要以神经系统表现为主,《金匮要略》指出:"百合病见于阴者,以阳法救之;见于阳者,以阴法救之。见阳攻阴,复发其汗,此为逆;见阴攻阳,乃复下之,此亦为逆。"治之以百合地黄汤、百合知母汤、百合鸡子黄汤等,"皆取阴柔之品,以化阳刚,为泄热救阴之法也",可滋阴清热、安神除烦;百合滑石散、瓜蒌牡蛎散、滑石代赭汤则可用于治疗变证。

(2)百合地黄汤。"百合病,不经吐、下、发汗,病形如初者,百合地黄汤主之。"说明百合地黄汤为百合病基本用方,本方由百合、地黄组成,用泉水煎服。《神农本草经》记载,百合"味甘平,主邪气腹胀心痛,利大小便,补中益气"。《名医别录》载:"除浮肿胪胀、痞满、寒热、通身疼痛,及乳难、喉痹,止涕泪。"《药性论》载:"除心下急、满、痛,治脚气、热咳逆。"《日华子本草》载:"(百合)

安心、定胆、益志、养五脏。治癫邪啼泣、狂叫、惊悸,杀蛊毒气,熘乳痈、发背及诸疮肿,并治产后血狂运。"百合补虚滋养、镇静安神、祛邪,对体虚、身体功能紊乱、神经功能紊乱等临床表现错综复杂的百合病,既能补其虚,又能理其乱,符合百合病"百脉一宗,悉致其病也",故仲景把其作为治疗主药,李士材云:"行止坐卧不定,谓之百合病,仲景以百合治之,是亦清心安神之效钦。"《日华子本草》曰:"干地黄,助心胆气,安魂定魄,治惊悸,劳劣心肺损,吐血鼻衄,妇人崩中血运,助筋骨,长志。日干者,平,火干者,温。"《本经逢原》言:"(地黄)有润燥之功,而无滋腻之患也。"汪绮石在《理虚元鉴》中指出"肺部喜其润,心部喜其清,肾部喜其滋,肝部喜其和,脾部喜其甘缓",反过来分析炙甘草汤中用生地黄应是取其安神之效。泉水能益五脏、清肺胃、生津止渴、养阴利尿。《嘉祐本草》云:"凡诸饮水疗疾,皆取新汲清泉,不用停污浊暖,非直无效,固亦损人。"方中仲景以泉水煎汤,可增强全方养阴清热之力。笔者认为古人用泉水煎药,或因泉水中含有的某些微量元素对中枢神经系统活动有调节作用,能安定情绪。全方清、轻、平、润,可滋阴血、益元气,使五脏元真通畅,内热无以留存而外泄,失调之功能得以恢复。

百合地黄汤用药后可出现腹泻、黑便等情况,这是因为地黄性寒质润,且地黄汁用量甚大所致。《温病条辨》治疗阳明温病、津亏便秘证的增液汤中,也用生地黄起润肠通便之效。因此,对于生地黄的副作用不必过度解读,"中病勿更服"即可。

2. 栀子系列方

栀子豉汤

下利后更烦,按之心下濡者,为虚烦也,栀子豉汤主之。(《伤寒论》)

发汗若下之,而烦热胸中窒者,栀子豉汤主之。(《伤寒论》)

伤寒五六日,大下之后,身热不去,心中结痛者,未欲解也,栀子豉汤主之。(《伤寒论》)

栀子十四个(擘),香豉四合(绵裹)。

上二味,以水四升,先煮栀子得二升半,内豉,煮取一升半,去滓,分为二服,温进一服,得吐者,止后服。

发汗后,水药不得入口为逆,若更发汗,必吐下不止。发汗吐下后,虚烦不得眠;若剧者,必反复颠倒,心中懊憹,栀子豉汤主之;若少气者,栀子甘草豉汤

主之;若呕者,栀子生姜豉汤主之。(《伤寒论》)

栀子甘草豉汤

栀子十四个(擘),甘草二两(炙),香豉四合(绵裹)。

上三味,以水四升,先煮栀子、甘草取二升半,内豉,煮取一升半,去滓,分二服,温进一服,得吐者,止后服。

栀子生姜豉汤

栀子十四个(擘),生姜五两,香豉四合(绵裹)。

上三味,以水四升,先煮栀子、生姜取二升半,内豉,煮取一升半,去滓,分二服,温进一服,得吐者,止后服。

栀子厚朴汤

伤寒下后,心烦腹满,卧起不安者,栀子厚朴汤主之。(《伤寒论》)

栀子十四个(擘),厚朴四两(炙,去皮),枳实四枚(水浸,炙令黄)。

上三味,以水三升半,煮取一升半,去滓,分二服,温进一服。得吐者,止后服。

栀子干姜汤

伤寒,医以丸药大下之,身热不去,微烦(腹痛,便溏)者,栀子干姜汤主之。(《伤寒论》)

栀子十四枚(擘),干姜二两。

上二味,以水三升半,煮取一升半,去滓,分温二服。进一服,得吐者,止后服。

对于心情烦闷,甚至惊狂不安的情况,仲景列出了烦、躁、惊狂等层次。烦是指心中烦热不安的自觉症状,多由热郁胸中、干扰心神所致;而躁则有躁扰不宁特点,表现为肢体躁动不安,此点在《素问·至真要大论》明言:"心中郁热不安为烦,手足扰动不宁为躁";惊狂则既有躁动不安,又有神明失常、谵语,甚则为烦惊或惊狂,主要由热邪或蓄血扰乱神明所致。针对以上以烦为主的不同症状,仲景给出不同的治疗方案,如治疗心烦的栀子豉汤及类方;治疗烦躁的桂枝甘草龙骨牡蛎汤;治疗烦惊或惊狂的桂枝去芍药加蜀漆牡蛎龙骨救逆汤、柴胡加龙骨牡蛎汤等;治疗蓄血发狂的桃核承气汤、抵挡汤等。

对于伤寒误治后导致的虚烦,治疗以栀子豉汤为主,并演变出8个类方:栀子豉汤、栀子甘草豉汤、栀子生姜豉汤、栀子厚朴汤、栀子干姜汤、枳实栀子豉汤、栀子柏皮汤以及栀子大黄汤。误用汗、吐、下法或大病初愈后正气尚虚,无形邪热扰于胸中,虽有邪气留滞,或有夹虚、夹实及夹寒等虚烦内热证,因其既不是太阳、少阳病,也不是三阴病,也未达到阳明经热炽盛与阳明腑证之表现,治法虽有补、温、降、消、攻等不同,但应以清热除烦为根本,且宜用轻剂,因此皆以栀子豉汤为基础,用以清散胸膈邪热。

在栀子豉汤及其类方中,除栀子清热除烦外,尤其要重视干姜的除烦作用。《伤寒论》中含有干姜的方剂共22首,其中所治症状中含有"烦"的共8首。《神农本草经》把干姜列为中品,谓其"气味辛、温,无毒,主胸满咳逆上气,温中止血,出汗,逐风湿痹,肠澼下痢,生者尤良。"《医学衷中参西录》云:"干姜为其味至辛,且具有宣通之功";《千金宝要》记载治疗虚劳不得眠方,用干姜末四两,汤和顿服,覆取汗愈。

干姜与生姜同出一源,生姜能"通神明",干姜亦能主之。因此,仲景用干姜治疗因阳气虚弱,不能沉敛,虚阳上扰心神的烦证,能通神明、除烦。《伤寒论》第61条:"下之后,复发汗,昼日烦躁不得眠,夜而安静,不呕,不渴,无表证,脉沉微,身无大热者,干姜附子汤主之。"第147条:"伤寒五六日,已发汗而复下之,胸胁满微结,小便不利,渴而不呕,但头汗出,往来寒热,心烦者,此为未解也,柴胡桂枝干姜汤主之。"第29条:"伤寒脉浮,自汗出,小便数,心烦,微恶寒,脚挛急,反与桂枝,欲攻其表,此误也。得之便厥,咽中干,烦躁吐逆者,作甘草干姜汤与之,以复其阳。"笔者在临床治疗神经精神疾患时,常于方中加入干姜,能明显起到除烦作用,使患者心情好转,心中烦闷得以缓解,谨小慎微的状态有所减轻,从另一方面也验证了干姜"通神明"作用。

3. 桂枝甘草龙骨牡蛎汤系列方

桂枝甘草龙骨牡蛎汤

火逆下之,因烧针烦躁者,桂枝甘草龙骨牡蛎汤主之。(《伤寒论》)

桂枝一两、甘草二两、龙骨二两、牡蛎二两。

上四味,以水五升,煮取二升半,去滓,温服八合,日三服。

桂枝甘草龙骨牡蛎汤的临床应用比栀子豉汤更加广泛,其应用除《伤寒论》

外,在《金匮要略·血痹虚劳病脉证并治》中则为桂枝加龙骨牡蛎汤。综合而言,该方可广泛用于心脏病(如心脏神经症、室性心动过速、心动过缓、心律不齐、心肌缺血、室性期前收缩等),精神及神经系统疾病(如精神分裂症、抑郁症、神经性头痛、失眠、神经衰弱、睡惊症等),其他疾病(如多汗症、遗精、遗尿、带下、崩漏、脱发等)的治疗。

桂枝去芍药加蜀漆牡蛎龙骨救逆汤

伤寒脉浮,医以火迫劫之,亡阳必惊狂,卧起不安者,桂枝去芍药加蜀漆牡蛎龙骨救逆汤主之。(《伤寒论》)

桂枝三两、炙甘草二两、生姜三两、大枣十二枚、牡蛎二两、蜀漆四两、龙骨四两。

以水一斗二升,先煮蜀漆减二升,纳诸药,煮取三升,去滓,温服一升。

柴胡加龙骨牡蛎汤

伤寒八九日,下之,胸满烦惊,小便不利,谵语,一身尽重,不可转侧者,柴胡加龙骨牡蛎汤主之。(《伤寒论》)

柴胡四两,龙骨、黄芩、生姜、铅丹、人参、桂枝、茯苓各一两半,半夏二合半,大黄二两,牡蛎一两半,大枣六枚。

上十二味,以水八升,煮取四升,内大黄切如棋子,更煮一两沸,去滓,温服一升。

柴胡加龙骨牡蛎汤可广泛应用于神志异常型疾病。黄煌老师认为,该方是一首适用面很广的调神方、健脑方、"愉悦方",因此,可广泛用于癔症、抑郁症、焦虑症、强迫症、恐惧症等的治疗。其临床应用指征除胸满外,"烦惊"之"惊"尤其要注意。"惊"是一种突发性的不适感、不安感、恐惧感,可能出现抽动、出汗、失眠、恍惚、头痛、晕厥等症状,中医所谓的惊恐、惊梦、惊悸、惊风等,均属于"惊"的范畴,在遣方用药方面除龙骨、牡蛎外,黄煌老师认为加生石膏更能起效,如《金匮要略》治疗"热癫痫""惊痫瘛疭,日数十发"的风引汤即是龙骨、牡蛎、石膏同用的典型方。柴胡加龙骨牡蛎汤以解郁镇静安神为主,适合于体质相对强壮者;桂枝甘草龙骨牡蛎汤除镇静安神外,还有收敛固涩之效,适用于体质偏虚者。

4. 甘麦大枣汤

甘麦大枣汤

妇人脏躁,喜悲伤欲哭,象如神灵所作,数欠伸,甘麦大枣汤主之。(《金匮要略》)

甘草三两,小麦一升,大枣十枚。

上三味,以水六升,煮取三升,温分三服。亦补脾气。

本条论述妇人脏躁的治疗。本病多见于更年期妇女,因五脏功能失调、忧思过度所致,证属心肾阴虚、肝火偏旺,常表现为心神不安、紧张忧虑、急躁易怒,或见失眠、心悸等,即仲景所谓"喜悲伤欲哭,象如神灵所作,数欠伸";喜悲欲哭与心、肺两脏有关,中医认为悲伤与肺关系密切,喜与心关系密切,但五脏相关,互相影响,悲亦可伤及心,如《素问·举痛论》说:"悲则心系急,而肺布叶举,上焦不通,荣卫不散,热气在中,故气消矣。"因而脏躁虽表现为悲伤欲哭,但其病机为阴虚火旺,涉及肺、心、肝、肾等脏。

甘草,味甘,性平。《神农本草经》言:"主五脏六腑寒热邪气,坚筋骨,长肌肉,倍力,金创肿,解毒。"《素问·藏气法时论》言:"肝苦急,急食甘以缓之。"故仲景以甘草补益心气,和中缓急。小麦,味甘,性微寒。《名医别录》言:"主除热,止燥渴咽干,利小便,养肝气,止漏血、唾血。"因而用小麦养心阴,益心气,安心神,除烦热。大枣,味甘,性温,《神农本草经》言:"主治心腹邪气,安中养脾,助十二经。平胃气,通九窍,补少气,少津液,身中不足,大惊,四肢重,和百药。"与甘草配伍,健脾补中,滋养气血,补养心肝,使心神安而肝气疏,诸症缓解。全方配伍,如王子接《绛雪园古方选注》言:"小麦,苦谷也。经言心病宜食麦者,以苦补之也。心系急则悲,甘草、大枣甘以缓其急也,缓急则云泻心。然立方之义,苦生甘是生法,而非制法,故仍属补心。"

黄煌老师认为,脏躁患者体质大多虚弱,处于交感兴奋状态,因而症状多急,其特殊体征有腹直肌拘急,因而《皇汉医学》言:"本方以有甘草、大枣,于腹证上是右腹直肌挛急。若有此腹证,不问老少男女,与本方颇佳。"当患者精神症状不显时,腹诊可资为参考。药理研究表明,甘麦大枣汤有镇静、催眠、抗惊厥作用,可调整神经活动,从而缓解更年期焦虑、紧张状态。

甘麦大枣汤为更年期综合征基本方,原方由甘草三两、小麦一升、大枣十枚组成,按经方剂量折算,约合今甘草46克、小麦155克、大枣30克,但由于古今饮食及体质变化等,临证应用时可适当调整。偏热者,宜用生甘草;偏虚者,用炙甘草 10 ~ 15 克;虚汗多者,用浮小麦 30 ~ 100 克,或煅龙骨、煅牡蛎 30 ~ 60 克。除治疗脏躁外,本方亦常用于神经症、焦虑症、抑郁症、癔症、心脏神经症、失眠、神经衰弱等的治疗,如尾台榕堂《类聚方广义》言:"脏者,子宫也,此方治脏躁以缓其急迫。"

(二)更年期综合征从奔豚气论治的基础

豚,即小猪,小猪上下奔跑移动,故言奔豚气。《黄帝内经》《难经》均有关于奔豚气的记载,如《灵枢·邪气藏府病形》言:"肾脉……微急为沉厥,奔豚,足不收,不得前后。"《难经》言:"肾之积,名曰贲豚,发于少腹,上至心下,若豚状,或上或下无时。久不已,令人喘逆、骨痿、少气。"《难经》言奔豚为五积之一,属积聚病范畴;《金匮要略》则称之为"奔豚气"。

1. 病因病机

奔豚气与精神情志异常有关,如"病有奔豚、有吐脓、有惊怖、有火邪,此四部病,皆从惊发得之。"惊恐为诱因,细分则惊为外因,恐为内因,常致人体气机紊乱,气机升降失常,引动冲脉之气上冲,上扰心神;或因下焦虚寒、水饮停留,复因汗出过多,外寒侵袭,阴寒水气乘虚上逆,引动冲气上逆,上泛冲心;或为火邪(误治)引发冲气上逆,其病机皆为气机升降紊乱,形似奔跑的小猪上下移动,故曰奔豚气。

奔豚气病机与冲气上逆最为密切,《素问·骨空论》言:"冲脉者,起于气街,并少阴之经,夹脐上行至胸中而散。"冲脉为病,《黄帝内经》《难经》论述最多的主要病症为"逆气里急"。

2. 临床表现

奔豚气的临床表现可认为是较为特殊的神经症,关于其病机,秦伯未在《谦斋医学讲稿》中言:"奔豚有两种,一种是肾脏寒水之气上逆,脐下跳动,有气从小腹上至心,心悸不宁……另一种是肝脏气火上逆,症状较为危急,气从少腹上冲咽喉,使人室塞欲死。"刘渡舟在《金匮要略诠解》中亦言:"奔豚气病多因惊发激动肝肾之气上冲而成,抑或血不养肝而肝气上冲以及心阳虚、水寒之气上犯之所致。"

3. 奔豚气临证解读

中医学并无"更年期综合征"病名,据其心悸、恶心、呕吐、耳鸣、烘热汗出、虚烦、少寐、脉弦细等病症特点,可将其归属于中医"脏躁""奔豚""郁证"等范畴。其发病与素体肝肾亏虚、阴虚阳盛、情志失调、饮食不节等有关,《素问·上古天真论》在言及女子生理时谓"女子二七,而天癸至,任脉通,太冲脉盛,月事以时下……七七任脉虚,太冲脉衰少,天癸竭"。中医学认为,妇女七七绝经之年,肾气渐衰,冲任亏虚,精血不坚,阴阳俱虚,故不能濡养、温暖其他脏腑出现种种症候。因此,女子的生殖发育与冲脉的旺盛有很大关系。张锡纯认为对女子而言,冲脉与血室实为受胎之处,"是以女子不育,多责之冲脉",此即陈修园在《妇人良方·博济方论第二》中所说:"妇人病曰三十六种,皆由冲任劳损而致。"临证而言,更年期综合征与冲任虚损密切相关,其临床表现与奔豚气表现类似,故可按奔豚气病论治。

(三)更年期高血压治则

张锡纯秉承《黄帝内经》,尤其是仲景论治冲气上逆的思想,但其重在调整中焦脾胃之气逆,往往以代赭石、半夏、厚朴等降逆之品而从胃论治,认为"欲治此证非重用赭石不能奏效",取其重坠之力,引胃气下行,镇安冲气,制肝之横,有益于血,无损于气,并认为半夏乃"降胃安冲之主药"。对厚朴的应用则强调:"愚治冲气上冲,并挟痰涎上逆之证,皆重用龙骨、牡蛎、半夏、赭石诸药以降之、镇之、敛之,而必少用厚朴以宣通之。"皆是通过降逆和胃以平复冲逆之气,其机制也是陈修园"冲脉不治,取之阳明"理论的精华所在。

笔者以《黄帝内经》《伤寒论》及张锡纯冲胃气逆论等为立论基础,结合临床,以《黄帝内经》的气机升降理论,张仲景的"大气论""平冲"理论,张锡纯的冲胃气逆、脑充血论等理论为指导,确立治疗更年期高血压的核心理论:①不在降压,重在降气,气降则血降;②不在利水,重在温通(即活血,所谓"血不利则为水");③不在疏肝,重在补肾,肾气足则冲气降(所谓肾虚之人,冲气多不能收敛而有上冲之弊)。

四、专病高效方药

(一)高效方

补肾降火更年方

紫苏子 30 克、降香 5 克、地骨皮 30 克、怀牛膝(或川牛膝)30 克、知母 30 克、熟地黄 30 克、吴茱萸(或肉桂,或制川乌)3～5 克、水牛角 30～120 克、白芷

20 克、大黄 3～5 克、姜黄 15～30 克、生龙骨 30 克、生牡蛎 30 克、珍珠母 30 克、制鳖甲 15～20 克、代赭石 30 克、桑叶 30 克、陈皮 15 克、炙甘草 15 克。

更年期妇女"阴常不足,阳常有余",且由于肾虚,肾水不能上济心火,冲气不能敛降以息下行,而导致冲气上逆,故治疗以补肾降火为基本原则。补肾降火更年方为治疗更年期综合征之高效方,方中以牛膝、熟地黄补肝肾、益精血;知母、地骨皮、大黄、水牛角清心、凉血、除烦;以介壳类药物如生龙骨、生牡蛎、珍珠母、制鳖甲、代赭石和解清热、重镇安神;配合紫苏子、降香、姜黄、陈皮行气宽中;吴茱萸降逆下气;桑叶疏肝理气;白芷祛风、散结、解热镇静;炙甘草调和药性。诸药合用,可使肝肾得补、虚热得清。临床应用可随证加减,气逆为主者,加降香、厚朴;冲胃气逆者,加旋覆花、代赭石;火旺烘热者,加牡丹皮、白芷;心神不安者,加桂枝甘草龙骨牡蛎汤;血压偏高者,加桑寄生、杜仲、黄芩;失眠不寐者,加延胡索、百合、徐长卿、川楝子。

补肾降压方

旋覆花 20 克(包煎)、代赭石 30 克(先煎)、桂枝 20 克、紫苏子 30 克、降香 5 克、厚朴 30 克、熟地黄 25 克、制附子 5 克(同煎)、黄芩 30 克(后下)、杜仲 30 克(后下)、牡丹皮 30 克、桑寄生 30～50 克、陈皮 20 克、鸡内金 15 克、炙甘草 10 克。

"冲脉不治,取之阳明""补肾降气,敛冲降逆",余以旋覆代赭石汤、奔豚汤、引火汤为基础,总结出治疗更年期高血压的有效方,命名为补肾降气(压)汤。方中旋覆花性温而能下气消痰、降逆止嗳;代赭石质重而沉降,善镇冲逆;熟地黄、制附子、桑寄生、杜仲合用重在补肝肾,肾气足则冲气降。厚朴、紫苏子、陈皮、降香合用以下气宽中;桑叶清泻肺热,配伍苦寒之黄芩,以下肝气清郁热;牡丹皮清热凉血;鸡内金健胃消积;甘草益气和中、调和诸药。全方共奏补肾降火、平冲降逆之效,使血压降至正常。临证伴有心悸者,合桂枝甘草龙骨牡蛎汤;失眠者,加合欢皮 30 克、百合 30 克,或延胡索 30 克、山茱萸 30 克、姜黄 25 克,效果显著。

(二)特色用药

地骨皮 为除骨蒸潮热的要药,用量须大,用量常在 30 克以上。

水牛角 为消除脸部及全身发热的主药,用量须大,常用量为 30～120 克。

生代赭石 可降气、引火下行。配生龙骨、生牡蛎、珍珠母,能调整气机;配熟地黄、附子、肉桂,可引火下行。因而张锡纯言:"愚治冲气上冲,并挟痰涎上逆之证,皆重用龙骨、牡蛎、半夏、赭石诸药以降之、镇之、敛之,而必少用厚朴以宣通之。"

桑寄生　兼具补肾、活血、降糖、降压等多重功效,治疗更年期高血压常与杜仲、黄芩(后下)、臭梧桐、钩藤等配伍应用。

紫苏子配降香　为经典配伍,以降气为主。更年期综合征常因气逆引动火邪上炎,而降火必先降气,所以可通过紫苏子、降香降气而引火热之邪下行。两者用药比例为10∶1。此外,还应重视厚朴的降气作用。

熟地黄配附子(或肉桂、制川乌)　该药物配伍的主要目的在于引火归原,即补肾降气(降火),基本方来源张景岳的镇阴煎(药用熟地黄、牛膝、炙甘草、泽泻、肉桂、制附子),陈士铎的引火汤(熟地黄、巴戟天、茯苓、麦冬、北五味子)。

五、临证备要

(1)肾虚火旺:肾虚为本,火旺是标,治宜引火归原,方用引火汤。

(2)冲气上逆:肾虚之人,冲气上逆,治宜补肾降气。

(3)冲胃气逆:冲脉之上系原隶阳明胃腑,因冲气上逆,胃腑之气亦失其息息下行之常,或亦转而上逆,可用旋覆代赭石汤治之。

(4)据寒热而用方:①热性奔豚气,治宜养血平肝、和胃降逆,方用奔豚汤。②寒性奔豚气,治宜调和阴阳、平冲降逆,方用桂枝加桂汤;或培土利水、平冲降逆,方用茯苓桂枝甘草大枣汤。

六、病案举隅

1.更年期综合征

张某,女,49岁,2020年8月20日初诊。主诉:失眠、焦虑1年余。现病史:患者近1年来经常性失眠,伴焦虑状态。现症见:失眠,入睡困难、易醒,对事情易敏感,容易表现出焦虑状态,心烦、畏寒,胃中怕冷,口中异味,咽干、汗多、乏力、记忆力差,易叹气,嗳气则舒。小便正常,偶有便秘,舌质暗,略淡红,苔黄腻,脉细弦数。西医诊断:更年期综合征;中医诊断:绝经前后诸症(肾虚火旺、气逆于上)。治以补肾降火、调和阴阳、平冲降逆为法。药用:柴胡20克、黄芩20克、桂枝25克、熟地黄30克、制附子5克(同煎)、桔梗15克、川芎30克、荆芥 30 克、赤芍 30 克、独活 30 克、石菖蒲 25 克、合欢皮 30 克、藿香 25 克、桑叶 30 克、牡丹皮 30 克、地骨皮 30 克、生姜 3 片、大枣 3 枚。14 剂,水煎服,每日 1 剂。

2020 年 9 月 17 日二诊:服药后睡眠、汗出好转,心烦消失,仍感乏力,原方继服 14 剂,煎服方法同前。

2020 年 11 月 26 日三诊:患者诉症状明显好转,为巩固疗效,要求继服 7 剂。后随访半年未再复发。

【按语】该患者现年 49 岁,出现失眠、焦虑、出汗等症状,属更年期综合征范畴。患者既往体质相对较好,体力尚可,平素思虑较多,属少阳气郁之人。病机当属肾虚火旺证,治疗当补肾降火、平冲降逆、调整气血阴阳。方中柴胡、黄芩两药同用,透邪而清内、疏畅气机;桂枝降逆下气;桔梗、荆芥行气散结;川芎、赤芍、独活养血活血;熟地黄、附子相配以补肾降气,引火归原;牡丹皮、地骨皮以清肝火、除烦安神;桑叶清泻肺热,专治出汗;合欢皮解郁除烦、安五脏;藿香化湿健脾;石菖蒲解郁清心宁神,诸药合用标本兼顾,共奏滋补肝肾、引火归原、清热安神之功。另外,临床可结合更年期症状适当进行加减,烘热明显者,可加水牛角 15～50 克;血压高者,可加桑寄生 30 克,或杜仲 30 克;失眠明显者,可加姜黄 20 克、延胡索 15～30 克、百合 30 克;心悸明显者,可合桂枝甘草龙骨牡蛎汤。

2. 更年期高血压

张某,女,48 岁,自由职业,2015 年 7 月 25 日初诊。主诉:头晕、头昏 1 个月,加重 2 天。患者 1 个月前因劳累后出现头晕,于当地卫生室测量血压为 148/90mmHg,休息后症状缓解。当地医生嘱其监测血压,后发现血压呈现忽高忽正常的波动趋势,给予天麻钩藤颗粒。治疗后效果不佳,遂来就诊。现症见:颜面潮红、汗出,自诉头晕时轻时重,偶尔伴有烦躁、心慌、胸闷不适感,食纳差,嗳气,睡眠差(睡后易醒),小便可,大便 3 日一行。月经史:停经 5 个月余,末次月经:2015 年 1 月 12 日。否认"糖尿病、高血压、冠心病"等病史。查体:一般状况可,体型中等,血压 138/90mmHg,舌质暗红,苔薄黄,脉弦滑。西医诊断:更年期高血压;中医诊断:眩晕(肾虚火旺、冲胃气逆)。治以补肾降火、平冲降逆,方选补肾降压方加减,药用熟地黄 25 克、制附子 5 克(同煎)、旋覆花 20 克(包煎)、代赭石 30 克、桂枝 20 克、紫苏子 30 克、降香 5 克、厚朴 30 克、黄芩 30 克、姜半夏 15 克、牡丹皮 30 克、桑寄生 50 克、杜仲 30 克(后下)、陈皮 20 克、鸡内金 15 克、合欢皮 20 克、炙甘草 15 克。14 剂,水煎服,每日 1 剂,早上 8 点前、下午 4 点前服用。

2015年8月8日二诊：患者诉服上述中药后，间断头晕、头昏时间缩短，饮食、睡眠较前好转，嗳气减轻，大便仍3日一行，仍有心慌、烦躁、胸闷等不适，舌质暗红，苔薄白，脉弦。血压125/80mmHg。原方减黄芩至20克，加枳实15克，继服14剂。

2015年8月23日三诊：患者诉症状明显改善，血压120/82mmHg。为巩固疗效，继服7剂，后随访一年余，血压正常。

【按语】本病系更年期所发，因肝肾不足、冲脉虚损、气逆、气血上充于脑，而致头目眩晕，即张锡纯所谓："冲者为肾脏之辅佐，是以肾虚之人，冲气多不能收敛，而有上冲之弊，况冲脉上隶于阳明，从而引动胃气随之上逆。"因此，其治疗当以补肾降气、敛冲降逆为法，方选补肾降压方化裁，标本兼顾，使肾气足而虚火降，逆气复归，气降则血压降，血压恢复如常。另外，对于本病的治疗必须守法、守方，服药时间可参照血压变化的"双峰一谷"，即早上8点以前、下午4点左右服用，待血压稳定后，可改为每日3次。

第 13 讲　小儿遗尿

　　小儿遗尿,中医又称"遗溺",是一种以不能自主控制排尿,在睡梦中小便自遗,醒后方觉为主要表现的病症,是儿科临床常见的疾病之一。

　　《诸病源候论·小儿杂病诸候》指出"膀胱为津液之府,既冷气衰弱,不能约水,故遗尿也""夫人有睡眠不觉尿出者,是其禀质阴气偏盛,阳气偏衰者,则膀胱肾气俱冷,不能温制于水则小便多,或不禁而遗尿"。《景岳全书》曰:"其有小儿从幼不加约束而纵肆常遗者,此惯而无惮,志意病也,当责其神,非药所及",可见当时已经认识到遗尿非单纯五脏辨证,与神有关。

一、西医病因

　　(1)遗传因素:小儿遗尿症常伴有家族遗传倾向。

　　(2)神经系统发育不全或发育迟缓:婴幼儿排尿是一种反射性行为,即膀胱充盈诱导逼尿肌收缩并协调性引起括约肌舒张,整个过程无自主意识参与。发育完全后,由于尿液增多,膀胱内压增高而刺激膀胱壁的牵张感受器,冲动沿盆神经传入纤维传到骶髓的排尿反射初级中枢;同时由脊髓再把膀胱充胀的信息上传至大脑皮层的排尿反射高级中枢,并产生尿意。若发育不全或迟缓则将保留婴幼儿的排尿特点,使睡眠中大脑皮质控制能力下降,即出现遗尿。

　　(3)内分泌因素:遗尿患儿在夜间缺少抗利尿激素,导致相对较多的夜间尿量和较低的夜间尿渗透压。

　　(4)尿动力学因素:遗尿症可由功能性膀胱容量减少、逼尿肌不稳定和尿道梗阻致逼尿肌过度收缩,从而导致患儿出现尿频、尿急,甚至紧迫性尿失禁。

　　(5)睡眠觉醒障碍:遗尿症患儿睡眠过深,膀胱充盈的传入冲动不足以使患儿从睡眠转入觉醒状态。

　　(6)精神心理因素:遗尿症患儿的感情紊乱略多于正常儿童,患儿所经历的不良应激被认为是引起继发性遗尿较重要的原因。

（7）器质性病变：某些导致尿量增多的全身性疾病或发育畸形等。

二、中医病因病机

水液代谢与肺、脾、肾、心、肝、膀胱、三焦、小肠等脏腑有关。《灵枢·九针论》曰："膀胱不约为遗溺"，阐明本病病位在膀胱，病机在于膀胱不约，然其根在肺、肾。患儿夜间睡眠过深，觉醒不能，膀胱失约，小便自出。肺主气、主治节，为水之上源；心藏神，肾藏志，心属火，肾属水，心火下济于肾，肾水不寒，上济于心，心火不亢，心肾既济，使心有所藏，肾有所主。心肾不济，则心神不明，睡眠中不能自醒，肾志不强，膀胱控制能力差，小便不能自已。心与小肠相表里，肾与膀胱相表里，心肾不济，膀胱失约，而小便自遗。但小儿遗尿，并非以肾气不固为核心，肺气不宣是其核心病机，因而治疗当以宣肺为主。

三、中医治则

小儿遗尿病位虽在膀胱，然则其根于肺、肾。小儿五脏六腑成而未全，全而未壮，然而小儿体属纯阳，发病易合并实证、热证，虚中夹实，实中带虚，虚实夹杂，病机复杂。小儿遗尿症中虽以虚证为本，合并肺实证者亦不在少数，肺气不宣是其重要病机。故在治疗时应重视肺主气、通调水道，肾化气行水功能在小儿遗尿中的作用，以宣肺补肾为治则。此法应用时麻黄往往被重用，因麻黄入肺与膀胱经，可宣降肺气，通调水道，使膀胱气化功能得以恢复，开合有度，遗尿自止。治疗同时，嘱患儿白天锻炼憋尿，且不宜过度劳累，以免疲劳贪睡，并嘱家长夜间按时唤醒1或2次排尿，从而逐步形成自行排尿的习惯。

四、专病高效方药

（一）高效方

小儿觉醒止遗方

麻黄6克、杏仁10克、桑白皮10克、石膏12克、熟地黄12克、制附子2克、陈皮6克、金樱子15克、五味子12克、乌药10克、使君子3克、鸡内金6克、炙甘草6克。

本方是在蔡化理（北京儿童医院）教授的夜尿警觉汤的基础上，结合笔者经验加减化裁而成。夜尿警觉汤由麻黄、益智仁、桑螵蛸、石菖蒲组成,蔡化理认为遗尿症患儿大都夜间睡眠较深,难以唤醒,说明大脑皮质缺乏夜间排尿的警觉点,进而导致疾病的发生。麻黄有较强的兴奋作用,与上述三药相配伍,可以促使大脑皮质建立和形成夜间排尿警觉点,进而起到治疗作用。日本学者治疗遗尿亦常以麻黄为主,两者有异曲同工之处。另文中"尚能用于小儿夜寐不安"一语须留意,药之相反相成,变化莫测,可谓妙用无穷矣。笔者认为,肺主气,司呼吸,为水之上源,肾主水液。小儿遗尿乃上焦肺失宣降,下焦肾气不固,其证多为上实下虚,故其治疗多以宣肺温肾为主。方中麻黄为君,宣肺开窍;杏仁疏调气机;桑白皮、石膏泻肺热,并制约麻黄之温;熟地黄、附子温肾助阳;金樱子、五味子收涩止遗;陈皮、乌药调理气机;使君子专职止遗,乃特殊之用;鸡内金健胃消食、止遗尿;炙甘草健脾益气。诸药合用,上宣肺气,下温肾气,如此则三焦通利,水液运行复常而遗尿止。

（二）特色用药

麻黄　味辛、微苦,性温,入肺、膀胱经,具有发汗解表、宣肺平喘、利水消肿的功效。虽然麻黄中的右旋伪麻黄碱是其利尿的主要成分,但有研究证实,麻黄所含的麻黄碱可使膀胱三角肌和括约肌的张力增加,进而使排尿次数减少（超量时,甚至会造成尿潴留）。这一对麻黄的新认识,也开辟了其临床新用途,将麻黄用于治疗尿崩症、前列腺结节状增生等引起的尿频、尿急症其机理亦相似。

治疗小儿遗尿一般以麻杏甘石汤为基础方,可适当配伍补肾收涩之品。麻黄多选生品,用量依据患者年龄不同而有所不同。3～5 岁,每剂用 3～5 克;5～10 岁,每剂用 5～8 克;10 岁以上,每剂可用 8～10 克。临床实践证明,以麻黄为主的治疗遗尿方效果明显优于无麻黄方,亦强于单纯进行补肾收涩治疗。

五、临证备要

对于小儿遗尿的治疗单靠补肾效果往往不佳,还应考虑从肺入手,遵循"肺为水之上源"的基本机理。肺有宣通布散津液之效,麻黄是首选药。麻黄入肺与膀胱经,可宣降肺气,通调水道,常配桔梗、升麻、柴胡,并配石膏、桑白皮、黄芩等药制约麻黄的发散之性。同时,配合一定的收涩药,如桑螵蛸、金樱子、五味子、龙骨、牡蛎等。虚证者,佐以黄芪、人参等补气;神志不宁者,配茯神以宁心安神,石菖蒲醒神,远志安神定志。诸药合用,共奏宣通肺气、通调水道、安神、止遗之效。此辨治思路还可用于治疗内分泌失调所导致的女性下肢水肿、晨起眼睑肿胀，心肌病导致的胸闷不适、心包积液等。但患者若为中老年男性，在应用麻黄时一定要考虑药物对前列腺的影响，用量过大有可能导致尿潴留。如需应用，建议麻黄用量须在 8 克以下，亦可配伍冬葵子 15～30 克、乌药 15～30 克，以消除该不良影响。

本病的治疗虽单纯补肾效果不显，但亦须重视肾虚对疾病的影响，因此仍需配伍温肾、补肾之品，如熟地黄 25～30 克、附子 3～5 克，取急则温之、缓则补之之意。除常规用药外，尤其要注意某些中药的特殊作用，如使君子治疗小儿遗尿、大人尿频，古籍及临床均不见记载，但少量应用(6～10 克)可起神效，不过需配伍其他药共同使用，以减轻使君子对胃肠道的刺激。

六、病案举隅

张某，男，5 岁，2018 年 9 月 6 日就诊。主诉：遗尿 1 年，加重 1 个月。患儿 1 年前出现遗尿，家长每晚叫醒排尿，或者患儿夜间自醒排尿，每周发作 2 次。近 1 个月病情加重，夜夜遗尿，尿色淡，尿量多，夜间不能叫醒，伴咳嗽痰多，鼻塞，纳食欠佳，二便正常。查体：精神尚可，面黄体瘦，咽红，舌红，苔白稍厚，脉数。中医诊断：遗尿(上实下虚)。治以宣肺补肾为法，方选小儿觉醒止遗方加减，拟方如下：麻黄 5 克、杏仁 10 克、桑白皮 10 克、石膏 12 克、芦根 10 克、熟地黄 12 克、制附子 2 克、陈皮 6 克、金樱子 15 克、五味子 12 克、乌药 10 克、使君子 3 克、鸡内金 6 克、炙甘草 6 克。7 剂，水煎服，每日 1 剂。

2018 年 9 月 14 日二诊：遗尿发作次数减少，尿量减少。于原方加石菖蒲 10 克，继服 14 剂。

2018 年 9 月 28 日三诊：近日未再出现遗尿，各种症状好转消失。后随诊未再复发。

【按语】肺主气，司呼吸，为水之上源，肾主水液。该患儿一般状况良好，其所见遗尿，乃上焦肺失宣降，下焦肾气不固，其证多为上实下虚，故治疗多以宣肺温肾为主。方中麻黄宣肺开窍；杏仁疏调气机；桑白皮、石膏泻肺热，并制约麻黄之温；熟地黄、附子温肾助阳；金樱子、五味子收涩止遗；陈皮、乌药调理气机；使君子专职止遗，乃特殊之用；芦根清热生津；鸡内金健胃消食止遗；炙甘草健脾益气。诸药合用，可上宣肺气，下温肾气，如此则三焦通利，水液运行复常而遗尿止。

第 14 讲　前列腺炎

中医没有关于前列腺的直接描述,但在日本人森立之所著的《素问考注》有:"胞者,精室也。在膀胱之后,相分黏著左、右。左、右下口入尿管内,其全形则小薄膜囊,而迂回叠积如鱼胞状,其质嫩脆如凝脂"的记述。同样,关于前列腺炎及前列腺增生的病名中医虽也没有相关记载,但根据其临床表现可归为尿浊、精浊、淋证、癃闭等范畴,其病因包括湿热下注、病久多瘀等。

一、西医病因

前列腺增生(hyperplasia of prostate,BPH)是导致男性下尿路症状(lower urinary tract symptoms,LUTS)最常见的病因,且随着年龄增高呈上升趋势。50～70岁的男性中,50%～75%罹患过 BPH 导致的 LUTS,70 岁以上的男性 BPH 患病率高达80%。BPH 会导致尿道受压,从而引起膀胱出口梗阻的 LUTS,包含储尿期、排尿期、排尿后期等症状。储尿期以排尿急迫、排尿次数增多、夜尿频数为主;排尿期以排尿等待、尿无力、尿线变细为主。排尿后以尿不尽、尿后淋漓不尽等为主。研究发现,老年 BPH 人群并发前列腺炎的概率高达 60% 以上,同时病理结果亦证实多数 BPH 患者的前列腺组织中有炎性细胞浸润,前列腺炎对BPH 的发生、发展可能起重要的作用,因此在防治 BPH 的过程中,尤其是合并前列腺炎的前列腺增生患者,应该积极地治疗前列腺炎。

二、中医病因病机

《黄帝内经》中有涉及前列腺增生或前列腺炎的叙述,如《素问·至真要大论》曰:"诸转反戾,水液混浊,皆属于热……太阳之胜……阴中乃疡,隐曲不利,互引阴股。"《素问·宣明五气》言:"膀胱不利为癃,不约为遗溺。"《素问·奇病论》有:"有癃者,一日数十溲,此不足也。"《素问·气厥论》曰:"胞移热于膀胱,则癃溺血。"《景岳全书》载:"或以败精,或以槁血,阻塞水道而不通也。"《沈氏尊生书》提出:"浊病之原,大抵由精败而腐者居半,由湿热流注者居半。"《医碥·赤白浊》有"窍端时常牵丝带腻,如脓如眵"的记载。叶天士也在《临证指南医案·淋浊》指出:"若房劳强忍,精血之伤,乃有形败浊阻于隧道,故每溺而痛……精宿于精关,宿腐因溺强出,新者又瘀在里。"

年龄增长是前列腺增生的重要发病原因,年老肾虚可能在前列腺增生的发病和进展方面起着决定性的因素,是发病之本。而出现排尿困难,前列腺体积的不断增大则和瘀血水阻息息相关,为发病之标。

前列腺炎属于中医学"精浊"范畴,临床表现以尿频、尿急、尿痛等泌尿系统表现为主,常伴有会阴部潮湿,睾丸、腹股沟等部位的隐痛、刺痛,小腹坠痛,腰痛、腰酸等,亦常见性功能降低(如早泄、阳痿)等。部分急性前列腺炎治疗不彻底,或肾虚、湿热等可引起慢性前列腺炎。饮食不洁、多食膏粱厚味、环境因素或其他各种原因感受湿热浊毒,流注于下焦,皆可影响膀胱的气化功能,从而引动精室,精室受到湿热浊气侵扰,混杂而成精浊之证,故湿热之邪是导致本病的重要病因之一。

三、中医治则

前列腺增生即使是行手术治疗,虽能解除尿梗阻症状,但肾虚、瘀阻的基本病机并未随病灶切除而立即消失,膀胱气化失司状态仍然存在,这时的治疗仍应以补益肾气为主,兼顾活血化瘀。如在疾病初期及伴有炎症时,因湿热这一致病因素为主时,当清热利湿,佐以活血补肾;如中后期,乃至术后,以脾肾亏虚为主,当以温补脾肾、疏通气机为主。

四、专病高效方药

(一)高效方

通淋化浊方

冬葵子30克、乌药30克、白芷30克、荔枝核30克、川楝子15克、升麻30克、黄柏15克、桔梗15克、姜黄25克、威灵仙25克、忍冬藤25克、木香15克、枯矾10克、赤芍25克、萆薢25克、刘寄奴30克、鸡内金15克、陈皮15克、炙甘草15克。

冬葵子、乌药共行疏通气机、利尿通淋之功。前列腺疾病治疗重在疏通气机,故配以荔枝核、川楝子、木香、陈皮行气止痛;升麻、桔梗升提气机。再辅助以白芷散结消肿;黄柏、萆薢清热利湿;赤芍凉血活血祛瘀;忍冬藤清热通络;威灵仙通经活络散结;刘寄奴、姜黄活血散瘀、止痛;枯矾燥湿敛疮、止血、解毒;鸡内金健胃消积;炙甘草健脾调和。诸药合用,共行清热利湿、化瘀通络、理气通淋之功。

(二)特色用药

冬葵子 味甘,性寒,入大肠、小肠、膀胱经。与乌药配伍为治疗前列腺疾病的经典药对,用于治疗急、慢性前列腺及前列腺增生,常用量为 30~50 克。《神农本草经》言:"主五脏六腑寒热羸瘦、五癃、利小便。"《药性论》言:"治五淋,主奶肿,下乳汁。"《本草衍义》载:"患痈疽毒热内攻,未出脓者,水吞三五枚,遂作窍,脓出。"历代文献记载冬葵子所治病症均与小便不利等有关,其病症与前列腺关系尤为密切,《肘后备急方》载:"治卒关格,大小便不通,支满欲死:葵子二升,水四升,煮取一升,顿服。内猪脂如鸡子一丸,则弥佳。"《千金方》载:"治血淋及虚劳尿血:葵子一升,水三升,取汁,日三服。"除利水通淋外,冬葵子尚有润肠通便、通经下乳的功效。

乌药 味辛,性温,归脾、肺、肾、膀胱经。《开宝本草》载其有顺气、开郁、散寒、止痛等功效,能治气逆、胸腹胀满、宿食不消、反胃吐食、寒疝脚气、小便频数等症。《本草纲目》中有"乌药能上理脾胃之气,下通少阴肾经"之说。古今经验表明,乌药均可作为治疗前列腺疾病的主药,如李东垣的天台乌药散,可暖肝散寒、行气止痛,常用于治疗睾丸炎、附睾炎、前列腺炎、慢性胃炎、慢性结肠炎、腹股沟疝等证属肝寒气滞者。乌药辛开温通,可通调人体上下,尤其善走中、下焦,对于下焦瘀滞之证有顺气开郁的作用。治疗前列腺疾病时,乌药临床用量宜大,一般为 30~60 克。

川楝子 味苦,性寒,有小毒,归肝、小肠、膀胱经,具有行气止痛、疏肝解郁、活血调经、杀虫的功效。《神农本草经》言"主温疾伤寒,大热烦狂,杀三虫疥疡,利小便水道。"李东垣谓:"主上、下部腹痛,心暴痛"。自古川楝子常用于胸脘胁痛、疝气、腹痛、类中风、虫痛等疾病的治疗,常与茴香、乌药、延胡索相配伍(如金铃子散),既行气止痛,又疏肝泄热,治疗肝郁化火所致的心胸、胁肋、脘腹诸痛;配伍乌药可疏肝行气止痛,治疗小肠疝气,少腹引痛,睾丸偏坠肿胀等;其他配伍应用如镇肝息风汤、一贯煎等。川楝子用于治疗疼痛类疾病,常用量为 10~30 克。

五、临证备要

1.辨证应先辨脏腑,次辨病因

(1)与肾有关:年龄的增长是前列腺增生的重要发病原因,如《圣济总录》

载:"肾精不足,气化不利,气不传化,膀胱有热,水道不宣,故小便不通也。"《格致余论》曰:"主闭藏者肾也,司疏泄者肝也。"

(2)与肝有关:如《灵枢·经脉》载:"肝足厥阴之脉……循股阴,入毛中,过阴器,抵小腹",《灵枢·经筋》云:"足厥阴之筋……上循阴股,结于阴器,络诸筋",唐宗海在《医学能见·前阴》中记载:"男子前阴总属肝,肝经萦绕在其端"。

(3)与脾有关:如《灵枢·口问》载:"中气不足,溲便为之变。"

(4)与心有关:如《素问·痿论》载:"思想无穷,所愿不得,意淫于外,入房太甚,宗筋弛纵,发为筋痿,及为白淫。"

2. 辨证组方的基本原则

年老肾虚虽为本病的发病之本,但临证单纯补肾效果并不好。对于尿无力、尿不尽等,除考虑肾、肝外,尤其要重视脾的升发作用,此点在治疗泌尿系统疾病时尤其重要。组方时,应以疏通气机的冬葵子、乌药作为基本药对,再辅助以软坚散结之品,以入肝经的荔枝核、橘核为主。伴有感染者,可参考淋证用药,如石韦、车前子、金钱草、瞿麦等;尿无力者,可用升提气机之品,如升麻、桔梗、生柴胡等,慎用补气之品。因麻黄有加重尿路阻塞的作用,故应慎用,但小剂量的麻黄可宣肺利尿,对于夜尿频多、小便清长的老年人,用 6 ~ 8 克可起良效。

六、病案举隅

李某,男,43 岁,2021 年 8 月 5 日初诊。主诉:尿频、尿急、小腹坠胀 3 个月余,加重 1 周。患者自述 3 个月前开始出现会阴及小腹区域隐痛坠胀不适,伴有排尿后疼痛,小便色黄。1 周前因聚餐时饮酒过量,上述症状加重。现症见:尿频、尿急,伴尿后余沥不尽,排尿后时有小腹胀痛,偶有尿道滴白,夜尿 4 ~ 6 次,腰部酸痛,阴囊潮湿,情绪低落,焦虑紧张,神疲乏力,四肢发冷,纳、寐均可,大便稀,不成形,舌苔黄腻,脉弦细。西医诊断:慢性前列腺炎;中医诊断:尿浊(湿热瘀阻)。治以清热利湿、化瘀通淋为法。方用通淋化浊方加减,拟方如下:黄柏 15 克、萆薢 25 克、冬葵子 30 克、乌药 30 克、白芷 30 克、荔枝核 30 克、川楝子 15 克、升麻 30 克、桔梗 15 克、姜黄 25 克、威灵仙 25 克、忍冬藤 25 克、木香 15 克、枯矾 10 克、赤芍 25 克、刘寄奴 30 克、鸡内金 15 克、陈皮 15 克、炙甘草 15 克。7 剂,水煎服,每日 1 剂。

2021 年 8 月 13 日二诊:患者服药后感尿频及排尿后的胀痛感稍缓解,两胁胀痛、神疲乏力、四肢发冷、尿道滴白及阴囊潮湿等症状消失,夜尿次数减少,夜尿 2 ~ 4 次。继服原方 14 剂。

2021 年 8 月 28 日三诊:患者诉症状基本消失,无特殊不适,保持原方基本不变,治疗 1 个月,诸症完全消失。

【按语】该患者因尿频、尿急、尿痛、尿后余沥不尽前来就诊,结合病史,诊断为慢性前列腺炎。患者会阴及腹股沟等部位疼痛不适,有明确的饮酒后加重病因,结合患者其他临床症状及舌脉,可辨证为湿热瘀阻型,故治以清热利湿、化瘀通淋为法,主以通淋化浊方。方中以黄柏、草薢清热利湿;冬葵子、乌药疏通气机、利尿通淋;荔枝核、川楝子、木香、陈皮行气止痛;升麻、桔梗升提气机;赤芍凉血活血、祛瘀;忍冬藤清热通络;威灵仙通经活络、散结,配白芷散结消肿,配刘寄奴、姜黄活血散瘀、止痛;枯矾燥湿、散结,全方共奏清热利湿、化瘀通络、理气通淋之功。本方在应用过程中,对于阴囊潮湿者,可加蛇床子 15～30 克、海金沙 15～30 克,有明显的燥湿、收敛、止痒之功。

治疗男子性功能低下高效药酒方

组成:海马 4 对,蜈蚣 6～8 条,黑蚂蚁 25 克,40°以上白酒 500mL。

用法:上述三药用白酒浸泡两周,据个人体质于房事前饮若干毫升。

海马,味甘、咸,性温,无毒,入肾、肺经。有补肾壮阳,温通任脉,散结消肿,止咳平喘,止痛之功。《本草纲目》载:"海马,雌雄成对,其性温暖,故难产及阳虚多用之,如蛤蚧、郎君子之功也。"《本草新编》载:"海马,亦虾属也,入肾经命门。专善兴阳,功不亚于海狗,人未知也。更善堕胎,故能催生。海马之功用,不亚腽肭脐,乃人尚腽肭脐不尚海马,此世人之惑也。谁知海马不论雌雄,皆能勃兴阳道。若腽肭脐,必须用雄者始效,贵价而买,乃是赝物,何若用海马之适用哉。"用于治疗难产和血气痛、肾虚阳痿、跌打损伤、虚烦失眠、癥痕、疔疮肿毒、喘息等。治疗性功能低下时,应以泡酒为佳。

蜈蚣,味辛,性温,有毒,入肝经。《神农本草经》载:"味辛,温。主治鬼疰蛊毒,啖诸蛇虫鱼毒,杀鬼物老精,温疟,去三虫。"《名医别录》载:"堕胎,去恶血"。《医学衷中参西录》载:"(蜈蚣)走窜之力最速,内而脏腑,外而经络,凡气血凝聚之处皆能开之"。蜈蚣疏达肝脉,畅行宗筋,以治郁、瘀所致之阳痿,形体肥大者效力尤佳,不宜去头足,以恐效减。用时可以酒浸泡或润,烘干后研末服,借酒力以增其行窜畅达之能。

黑蚂蚁,味咸,性平,有毒。《本草纲目》称本品一名玄驹,言"蚁能举起等身铣,吾人食之能益气力,泽颜色"。蚂蚁药食同用,可入少阴、厥阴两经而峻补,最能生精壮力,扶虚益损。其入药以黑大者为上品,取其黑色入肾,硕大者效强。

第 *15* 讲　糖尿病

中医对糖尿病的认识由来已久,历代文献中虽未直接以该病名记载本病,但根据糖尿病多饮、多食、多尿、体重减轻、尿有甜味等典型症状,可归属于中医"消渴"范畴。

早在《素问·奇病论》中就有"脾瘅""消渴"等病名的记载,并言:"帝曰:有病口甘者,病名为何? 何以得之? 岐伯曰:此五气之溢也,名曰脾瘅。夫五味入口,藏于胃,脾为之行其精气,津液在脾,故令人口甘也。此肥美之所发也,此人必数食甘美而多肥也。肥者令人内热,甘者令人中满,故其气上溢,转为消渴。治之以兰,除陈气也。"除此外,尚有"消瘅""肺消""消中"及"食亦"等名称。至仲景则创肾气丸、白虎加人参汤等,开启辨证论治消渴病之先河。甄立言于《古今录验方》言:"渴而饮水多,小便数,无脂似麸片甜者,皆是消渴病也",开创了中医对糖尿病认识的新纪元。《诸病源候论》根据临床表现,把消渴归纳为八种证候,并首次详尽阐述了消渴并发痈疽的病因病机:"其渴利虽瘥,热犹未尽,发于皮肤,皮肤先有风湿,湿热相搏,所以发疮",与今糖尿病并发皮肤感染相类似,并倡导"先行一百二十步,多者千步,然后食",开创了该病运动疗法的先例。《千金方》创清热泻火、生津止渴等方法治疗消渴,所创立的玉泉丸、玉壶丸、黄连丸等方一直沿用至今。方中黄连、生地黄的使用率较高,反映了孙氏对消渴的认识已突破了唐以前多从肾虚论治重用肾气丸的思路。《太平圣惠方》中首见"三消"之名:"夫三消者,一名消渴,二名消中,三名消肾"。刘完素则明确"三消"为"上消、中消、下消"。明清时期,"消渴"之名得以延续,"三消"分治理论进一步扩展,并延续至今。

一、西医病因

1.1 型糖尿病(diabetes mellitus type 1,T1DM)

T1DM 以胰岛 β 细胞永久性破坏导致胰岛素分泌绝对不足为特征,病因迄今尚未阐明,但自身免疫异常是其最主要的致病因素,遗传因素和环境因素共同参与 T1DM 发病。

2.2 型糖尿病(diabetes mellitus type 2,T2DM)

2 型糖尿病又称非胰岛素依赖型糖尿病,指患者体内产生胰岛素的能力并未完全丧失,但对胰岛素的作用产生抵抗,因此患者体内的胰岛素处于一种相对缺乏的状态。

3. 妊娠糖尿病

妊娠糖尿病指妊娠期间发生的不同程度的糖代谢异常。发病机制包括遗传因素、炎性因子参与、脂肪因子参与、雌激素受体表达减少、白细胞中腺苷受体的表达升高等。

4. 其他特殊类型糖尿病

其他特殊类型糖尿病是指在不同水平上病因学相对明确的一些高血糖状态,如胰岛 β 细胞功能的基因缺陷、胰岛素作用的基因缺陷、胰腺外分泌疾病、内分泌疾病、药物或化学药品所致的糖尿病、感染、不常见的免疫介导性糖尿病、其他与糖尿病相关的遗传综合征等。

二、中医病因病机

糖尿病可归属于中医消渴病范畴,其病因可以概括为以下几类。

(1)先天禀赋不足:《灵枢·五变》载:"五脏柔弱者,善病消瘅",揭示脏腑功能柔弱则易发消渴。

(2)饮食失节:《素问·奇病论》记载:"肥者令人内热,甘者令人中满……转为消渴",说明嗜食肥甘厚腻之品,容易碍脾伤胃,使腐熟运化停滞,中满于内,瘀滞化热,而又因郁热伤阴,内热则谷消、渴不止,诚如明代周之干所言,多食易饥、饮水多而不解者,为脾阴不足也。

(3)情志失调:情志失于疏泄,首先影响脏腑气机,气滞可从郁化火,亦如叶天士认为心情忧愁抑郁,易生内火,火邪耗伤津液而发为消渴。

(4)劳欲过度:劳欲则精气俱伤,脏腑诸窍失于濡养而发为消渴。王焘亦认为房劳无度则易损耗肾精,肾精虚则虚火内生,虚火灼肾则燥,燥者渴也。

(5)外邪致病:《灵枢》载风、雨、寒、暑亦为消瘅发生的病因之一,开创外感邪气致消的先河。明代秦景明首次提出燥火、湿火致消说,而秦昌遇在该学说的基础上,对燥火三消和湿火三消理论做了进一步阐述,阐明消渴日久,易于发生其他病变,一者阴损及阳,阴阳两虚;二者病久入络,血脉瘀阻。

消渴病机为阴虚燥热,主要涉肺、脾、肝、肾和胃。《灵枢·大惑论》载:"气盛则身以前皆热,其有余于胃,胃热则消谷,谷消故善饥。"火、热之邪易助胃阳消谷而灼伤脾阴,《素问·厥论》曰"脾主为胃行其津液也",胃热伤津,灼津炼液,阴伤则口渴多饮。朱丹溪认为嗜食酒面、烤炙之品,易使脏腑生内热,阴精耗伤是为水浆入而渴不止之因也。清代喻昌亦认为消渴的发生起始于胃,极易波及肺、肾二脏。"肺病气虚,通调水道失司,精微下泄亦为饮一溲二之机也",揭示肺气虚,津液失于固摄而下泄。肾主藏精,肾虚则精微外泄,虚火内生,上燔心肺,中灼脾胃,下耗肝肾真阴,从而发为消渴。消渴日久,阴损及阳,极易形成阴阳两虚,在肺,病久可成痨;在肝,可发为雀目、内障等;在脾,可发为泄泻与便秘交替出现;在胃,可发消谷善饥,继而饥不欲食;在肾,可发耳聋、精微下泄等;病久入络,致使络脉瘀阻,血脉瘀滞,邪毒蕴结成脓,可发为疮、疖、痈、疽、偏废等;病久四肢不运而成痿等。巢元方认为消渴善病疮疡,究其原因是由热、湿二邪相搏所致。赵佶亦指出消渴久不愈,易并发水肿、痈疽等症。

三、中医治则

(一)中医治疗糖尿病遵循的两条主线

1. 消瘦型糖尿病(消瘅)

消瘦型糖尿病的主要特征为消瘦,其病因多与遗传、体质、情志等相关,主要包括 T1DM 和部分 T2DM,属于中医"消瘅"的范畴。此型糖尿病,在《灵枢·五变》载:"此人薄皮肤,而目坚固以深者,长冲直肠,其心刚,刚则多怒,怒则气上逆,胸中蓄积,血气逆留,髋皮充肌,血脉不行,转而为热,热则消肌肤,故为消瘅。"《素问·脉要精微论》:"瘅成为消中"。丹波元简在《素问识》著:"马云:'瘅者,热也。'吴云:'瘅,热邪……积热之久,善食易饥,名曰消中。'"

2. 肥胖型糖尿病(脾瘅)

肥胖型糖尿病以肥胖为特征,多因肥甘厚味,久坐少动,致水谷壅滞,日久化热而成,主要见于 T2DM,常伴血脂、血压、尿酸异常,属于中医"脾瘅"的范畴,此与《素问·奇病论》所述较为一致。如今绝大多数糖尿病患者均为此型,也是中医临床辨治效果较好的类型,其核心病机仍为"中满内热",日久涉及肺、肾,旁及于肝。

(二)三消四经辨证模式的构建

由于中满内热型消渴病多与胰岛素抵抗、胰岛 β 细胞功能不足有关,笔者认为,2 型糖尿病(尤其是肥胖型)的中满(脾虚)与胰岛素分泌不足相关,内热则与胰岛素抵抗相关。结合张锡纯有关消渴的有关论述及个人多年临床经验,笔者构建了 2 型糖尿病的基本辨治模式即"三消四经辨治模式",其基本理论基础为:起于中焦(阳明),伤于太阴,旁及上下(太阴肺、少阴肾),杂于厥阴。以此立论治疗 2 型糖尿病,临证取得较好效果。

1. 起于中焦(阳明)

对于消渴病起于中焦阳明,《素问·奇病论》即有"肥者令人内热,甘者令人中满,故其气上溢,转为消渴"。同时,《素问·阴阳别论》亦言:"二阳结,谓之消","二阳"指足阳明胃经和手阳明大肠经,皆言明肥甘入口藏于胃,导致中焦运化失常,食积化热,进而上及于肺,导致肺燥津伤,发为消渴。此即《三消论》所言:"消渴之患……始于胃而极于肺、肾"。今生活方式的改变,糖尿病多发验证了张锡纯老先生所言:"消渴之证,古有上、中、下之分,谓皆起于中焦而及于上、下。"因此,中焦阳明热盛乃消渴病初发关键及核心病机,其治当清热燥湿、生津润燥。

2. 伤于(太阴)及于上、下(太阴、少阴)

脾土以健为主,若肥甘内热、土壅湿郁,可致太阴脾损,健运失常,不能升清降浊、散精,则痰湿内生。脾伤不能为胃行津,则胃热更盛;脾不能散精于肺,则肺阴津不足,不能布散通调水道,肺失治节,水不化津,直趋下行;日久,肺、胃久病及于肾,则肾虚不能封藏,精微物质直趋下泄,则现所谓饮一斗,小便一斗之象,终致肺燥、胃热、肾虚,肺、胃、肾三脏功能失常。故其治需兼顾肺、胃、肾,具体用药则可参照《医学心悟》所言:"大法,治上消者,宜润其肺,兼清其胃,二冬汤主之;治中消者,宜清其胃,兼滋其肾,生地八物汤主之;治下消者,宜滋其肾,兼补其肺,地黄汤、生脉散并主之。夫上消清胃者,使胃火不得伤肺也;中消滋肾者,使相火不得攻胃也;下消清肺者,滋上源以生水也。三消之治,不必专执本经而滋其化源则病易痊矣。"

3. 杂于厥阴

《金匮要略心典》言:"夫厥阴风木之气,能生阳火而烁阴津,津虚火实,脏燥无液,求救于水,则为消渴。消渴者,水入不足以制火,而反为火所消也。"风木之肝,其根在肾,内存相火,主疏泄,畅气机,肾阴亏损,不能涵木,则风木化热,灼伤肺阴,克制脾土,扰乱心神,临证常见寒热错杂之消渴诸症,如心烦、口渴、呕吐吞酸、饥不欲食、胸胁苦满、大便不畅、四肢欠温等,故仲景论厥阴之提纲乃言:"厥阴之为病,消渴,气上撞心,心中疼热,饥而不欲食,食则吐蛔,下之,利不止。"另外,糖尿病患者的夜间血糖升高及"黎明现象"等,均是厥阴不藏之象。不仅如此,肝乃风木之脏,内寄相火,易化风内动,内风扰动相火,常见头晕、目眩等症。杂于厥阴,病位主要在肝,常见焦虑、抑郁等情志异常。临床以此理论为指导,常用乌梅为主药治疗夜间血糖升高,以乌梅丸为主方治疗糖尿病胃肠功能紊乱。

(三)临证基本选方用药

基于三消四经辨证模式,对2型糖尿病的中医治疗,其基本选方兼顾肺、胃、肝、肾。早期患者治疗以清热泻火、清肺润燥、滋阴生津、健脾化湿或燥湿健脾为主,还应兼顾补肾生火,即以微微之火,温化全身,但不能大补阳气,以防壮火食气。此外,还应积极预防并发症的发生。

虽然有报道说能治疗糖尿病的中药多达200余种,但经研究证明,具有确切降糖作用的中药大约有40多种,按功效可分为6种。①清热泻火类:黄连、黄芩、桑白皮、地骨皮、苦瓜、桑叶、翻白草、马齿苋、红藤、苦参;②补气类:人参、黄芪、山药、白术;③滋阴生津类:知母、天花粉、玄参、生地黄、麦冬、石斛、玉竹、黄精、山茱萸、五味子、乌梅;④补肾类:桑寄生、桑葚、枸杞子;⑤活血降糖类:赤芍、大黄、三七、鬼箭羽、肉桂、附子、水飞蓟;⑥其他类:桑枝、荔枝核、虎杖、蚕蛹、玉米须、五倍子、泽泻等。上述降糖中药,其功效各异,但适当配伍,均有一定的降糖作用,其中尤以黄连、桑白皮、知母、天花粉、地骨皮的降糖作用最强。

四、专病高效方

调中降糖饮

桑白皮30~50克、炒山药30~50克、黄连15~30克、干姜10~15克、知母20~40克、赤芍20~30克、荔枝核30克、水飞蓟15~30克、五味子10~30克、乌梅20~30克、桑枝30~50克、茵陈20~30克、肉桂5克、鸡内金15克、陈皮20克、炙甘草10克。

本方以降糖为主,其组方理论以调理中焦、三消并重为主,适合于早、中期血糖升高且症状不明显者。方中黄连清热泻火、燥湿解毒,降糖效果明显,为清热泻火、降糖的主药,常用量为 15~30 克;桑白皮清泻肺热,为治疗肺热津伤上消的主药,其降糖有效用量为 30 克;山药健运中焦,用量为 30~50 克;荔枝核温中行气、降糖,为此方的特殊用药,常用量为 30 克;干姜温里散寒,以防黄连性寒伤胃;知母泻肾火和膀胱邪热,上清肺经,兼清胃热,治疗口渴效果明显,常用量为 30 克;桑枝养津液,常用于调节餐后血糖,用量为 30~50 克;肉桂既温补阳气,又可作为胰岛素的增敏剂,用量不宜过大,以 5~10 克为宜;水飞蓟、五味子、茵陈有保肝降酶、化湿利胆之用;炙甘草健脾和中。全方配伍,共奏健脾化湿散精、清热泻火、温中下气之效。

上述基本方如效果不显,亦可加天花粉滋阴生津,常用量为 30 克;地骨皮清肺肾之热(虚实均可),尤擅降空腹血糖;桑寄生具降压、降糖、补肾、活血等多重作用,其降压效果优于降糖,有效剂量为 30~60 克。

五、临证备要

(1)2 型糖尿病以糖、脂代谢紊乱为特点,初期过食肥甘、劳逸失常、情志失调,食积停滞可致脾虚失运、中满内热;继而由表及里,影响脾的运化转输;后续中焦内热上灼于肺,肺阴不足;下达于肾,伤及肾阴,累及肾阳;交错于厥阴,寒热阴阳杂乱,变化多端。

(2)选方用药时应立足三消,结合四经,重视脾胃,理清主次,针对性地选择具有该辨治模式的降糖功效的中药。

(3)消渴病久为本虚标实之证,气血、阴阳俱虚,痰饮、瘀血、结石等病理产物阻滞脉络,因此治疗上以通脉络为要,藤类药物可在治疗中发挥明显作用。

六、病案举隅

钱某,男,55 岁,2019 年 8 月 7 日初诊。患者 2 年前体检时发现血糖升高,空腹血糖为 7.9mmol/L,平素未规律服用降糖药,未控制饮食,未监测血糖。体型肥胖,身体质量指数(BMI):29kg/m²。无"三多一少"的典型症状,偶有口干、腹胀、乏力等症状,小便可,大便偏稀,舌红,苔黄腻,脉弦滑。实验室检查:空腹血糖 8.8mmol/L,餐后 2 小时血糖 13.2mmol/L,糖化血红蛋白(HbA1c)8.3%,尿常规:尿糖(+)。西医诊断:2 型糖尿病;中医诊断:消渴(中满内热、胃热脾虚)。治宜清热泻火、燥湿健脾、和中降糖。方用调中降糖饮,拟方如下:桑白皮 45 克、炒山药 30 克、黄连 15 克、干姜 15 克、苍术 40 克、盐知母 30 克、天花粉 30

克、茵陈30克、藿香30克、葛根40克、赤芍25克、玄参30克、桂皮(后下)6克、荔枝核25克、鸡内金15克、陈皮20克、炙甘草10克。7剂,水煎服,每日1剂,分3次服用。日常应注意糖尿病健康饮食及适当运动。

2019年8月14日二诊:患者自诉口干、乏力症状改善,口中异味,舌红,苔黄腻,脉沉滑。空腹血糖7.5mmol/L,餐后2小时血糖11.5mmol/L。为巩固疗效,在原方基础上加水飞蓟20克、桑枝30克,7剂。

2019年8月21号三诊:继续复诊治疗方案,口中已无异味,舌红,苔薄白,脉沉。空腹血糖6.5~7.2mmol/L,餐后2小时血糖6~10mmol/L。继服原方月余后停药,停药后随访半年,血糖基本稳定。

【按语】治疗2型糖尿病在选方用药时应立足三消,重视脾胃。该患者有口干、腹胀、乏力等症状,结合大便偏稀、舌红、苔黄腻等,中医诊断为消渴病,故以调中降糖饮清热泻火、燥湿健脾、和中降糖。方中黄连清热燥湿、降糖;桑白皮善走肺经,泄肺热、止渴;天花粉、知母、玄参滋阴清热、生津止渴,亦为降糖的主药;苍术、山药、葛根可健脾化湿、升清散精;茵陈、藿香可化湿、利湿,有助肝之用;赤芍活血;荔枝核温中下气;干姜温中,并制约黄连之苦寒;鸡内金升脾阳、止渴;小剂量桂皮有温肾助阳之意。全方配伍,共奏清热燥湿、泻火、健脾升清、和中降糖之效,充分体现早、中期纯中药降糖的有效性。另外,应用本方时除主药用量宜大外,尤其要注意服药时间,要优先降低空腹血糖,故晚上服药量宜大。对于餐后血糖高者,尤其要重用桑枝,常用量为30~50克,以利于稳定血糖。

附:简论桑属植物的降糖作用

(一)桑属植物的药理学研究

现代药理学研究表明,桑属植物均有确切的降糖作用,如桑叶多糖、桑叶总黄酮、桑叶中1-脱氧野尻霉素、桑白皮乙醇提取液等均可抑制 α-葡萄糖苷酶,从而起到降低餐后血糖的作用。桑叶还能抑制胰腺兰格尔罕氏岛的病变进展,维持胰岛素分泌,抑制血糖值升高,延缓糖尿病的发生和恶化。

桑枝提取物在胰岛素存在时,能显著降低离体肝灌流液中葡萄糖的浓度,桑枝、桑白皮在高糖状态下可使与人肝细胞表型相似的 HepG2 细胞的葡萄糖消耗量增加,对胰岛素刺激的 HepG2 细胞的葡萄糖消耗量增加有协同作用。桑枝总生物碱的物质基础明确,兼具降糖疗效和中药多靶点的综合优势,具有全新的物质基础和广泛药理作用,是中药守正创新的替代品。

桑白皮和桑枝提取物还能显著降低灌流液中葡萄糖浓度,在胰岛素存在时能增加离体肝脏葡萄糖的消耗。桑叶总黄酮可阻断蛋白非酶糖化,通过抑制蛋白糖基化阻止和减缓并发症的发生、发展。

(二)桑属植物在治疗糖尿病中的应用

桑属植物用于治疗糖尿病的历史悠久,《本草纲目》记载桑叶"汁煎代茗,能止消渴""桑叶乃手、足阳明之药,治劳热咳嗽、明目长发、止消渴。"

对于桑白皮,《肘后备急方》治消渴尿多时载:"入地三尺桑根,剥取白皮,炙黄黑,锉。以水煮浓汁,随意饮之。亦可入少米,勿用盐。"《三因极一病证方论》载:"梅花汤,以糯谷(旋炒作爆蓬)、桑根白皮(厚者,切细)各等分。每服一两许,水一大碗,煮取半碗,渴则饮,不拘时候。治三消渴利。"

桑枝则始载于《本草图经》,早期记载的主要功效为"祛风湿,利关节,行水气",用于治疗风湿痹痛。虽未见用于"消渴病"的记载,但《本草图经》中提及桑枝"疗遍体风痒干燥……兼疗口干",《中国药学大词典》也有桑枝"疗口干及痈疽发渴"的记载。《本草备要》载其:"养津液,行水祛风";《本草再新》亦言:"壮肺气,燥湿,滋肾水……消肿止痛",所以桑枝的降糖作用对阴虚者亦较为适宜,临证配伍玄参、天花粉、山茱萸等滋阴药物,效果良好。

桑葚,《新修本草》有"桑葚,味甘,寒,无毒。单食,止消渴"的记述。《滇南本草》载:"益肾脏而固精,久服黑发明目。"

何绍奇以自拟的"四桑汤"为降糖基本方(桑叶、桑葚、桑白皮、桑寄生),并在其基础上进行加减。经多年使用,验证了此方对治疗糖尿病、改善症状方面的作用,后根据糖尿病的病因病机特点,在方中加苦瓜,成为降糖名方——四桑苦瓜煎。方中桑叶味甘,微苦,性寒,可疏散风热、清肺润燥、清肝明目,桑杏汤、清燥救肺汤都用其治疗燥热伤肺证。治疗糖尿病用桑叶重在清肺润燥,以治上消。现代研究表明,其所含的蜕皮甾酮能促进葡萄糖转化为糖原,从而达到降血糖效果。桑葚可滋肝肾、补阴血、润肠道。《本草经疏》言:"(桑葚)甘寒益血而除热,为凉血补阴之药",《唐本草》言其:"单食,主消渴",本方用其补肝肾而治下消。桑白皮性寒凉,有清泻肺火之功,《名医别录》称其能疗"热渴",宋人方书中常用其治疗消渴,重在清肺热而治上消;桑寄生味苦、甘,性平,可祛风湿、补肝肾、降血压、抗病毒、血化瘀,重在补肝肾而治下消;苦瓜味苦,性寒,可清热解毒、明目,最早见于明《救荒本草》《滇药录》《版纳傣药》《傣药录》等记载,果实、叶可治久病频渴、咽喉脓肿、疔疮疖肿等,今临证已证实有一定的降糖、降压、降脂等功效,苦而不燥,凉而不凝,此以清热泻火而治中消。

(三)桑属植物在治疗糖尿病并发症中的应用

桑属植物不但有较为明显的降糖作用,在糖尿病并发症的治疗中亦大有作为。

桑叶是桑属植物中最常用的药物,除用于降糖外,还常用于治疗糖尿病自主神经功能紊乱所致的出汗异常及糖尿病所致的眼病。《丹溪心法》言:"经霜桑叶研末,米饮服,止盗汗";《石室秘录》载:"桑叶收汗之妙品"。京城名医魏龙镶亦有"桑叶止夜汗"之说。桑叶治疗糖尿病盗汗或汗出异常,效果良好,临床常用量为30～60克。桑叶轻清上扬,有明目、润燥、疏散上浮之火热等作用,临证常用其治疗糖尿病眼底病变或眼底出血性病变,配伍车前子、夏枯草、菊花、桑葚等,具有吸收血液较快等作用;治疗眼底出血性病变时,用量宜大,常用40～100克。桑叶治疗糖尿病视网膜病变或出血性病变,亦常配伍桑葚等补肾降糖之品,效果更佳。

桑枝,味苦,性平,归肝经,有祛风湿、通利关节等作用。《本草撮要》载:"桑枝,功专祛风湿拘挛";《本草图经》言:"桑枝疗遍体风痒干燥,兼疗口干",以桑枝为主的古代经方有:桑枝秦艽汤(《青囊全集》)、沈氏桑尖汤(《杂病源流犀烛》)、桑枝煎(《圣惠方》)等,其基本功效均与止关节痛有关。国医大师吕仁和教授认为桑枝治风湿的机理,即"以枝治肢",因而可用于治疗糖尿病周围神经病变或血管病变引起的肢体麻木、发凉、疼痛等。此时,桑枝的用量宜大,常用40～100克,临证配伍四藤一仙汤效果良好。

桑寄生,作为寄生于桑属植物的中药,《神农本草经》言其"桑上寄生",列为上品,因而亦常把其归属于桑属植物。桑寄生味苦、甘,性平,归肝、肾经,具有祛风湿、补肝肾、强筋骨、安胎元等功效。传统用于治疗风湿痹痛、腰膝酸软、筋骨无力、崩漏经多、妊娠漏血、胎动不安、头晕目眩等。随着对桑寄生研究的深入,其在治疗糖尿病,尤其是合并高血压、冠心病方面效果颇佳,可以说是中药古为今用的代表。桑寄生降糖的代表方为四桑苦瓜汤;降压(肝阳上亢、眩晕)的代表方为天麻钩藤汤。当桑寄生用量为30克时,单用即可起效很好的降糖效果。除此之外,桑寄生尚有活血、改善心律失常等作用,对糖尿病合并高血压、冠心病等慢性病均有较好的疗效。

第 16 讲　乏力（下肢乏力）

乏力尤其是下肢乏力在临床属于常见病症,可以归属于中医"虚劳（气虚）""痿证"等范畴,其病机多为肝肾亏损,或寒湿侵入,常表现为全身尤其是下肢无力,或酸痛,或发冷,或伴见肌肉消瘦、行动不便,体质可见寒热错杂,或上热下寒。临床单纯乏力常见于功能性疾病,也可见于下肢退行性改变、内分泌疾病、劳损等。治疗时依靠单纯补益肝肾、补气效果并不好,必须另辟蹊径。

一、西医病因

慢性疲劳综合征是一种原因不明的精神及躯体的虚弱状态,以乏力为主要症状,可能会出现情绪低落、记忆力下降、注意力难以集中、关节和肌肉疼痛、头晕、头痛、淋巴结节、咽喉酸痛和睡眠障碍等症状。其病因、发病机制目前仍未完全清楚,可能与感染、免疫系统异常、内分泌系统紊乱、神经精神疾病等有关。

（1）病毒感染:一些研究表明,感染 EB 病毒、巨细胞病毒、肠道病毒等可能与慢性疲劳综合征有关。此外,细菌性感染、立克次体感染等也有见报道。

（2）免疫功能异常:慢性疲劳综合征患者存在免疫功能异常,尤其是细胞因子与本病关系密切。

（3）内分泌失调:慢性疲劳综合征患者的下丘脑－垂体－肾上腺轴可能存在异常,可见血清皮质醇减少、促肾上腺皮质激素增加、尿儿茶酚胺增加。同时,慢性疲劳综合征患者抗利尿激素、泌乳素和生长激素的分泌也存在异常。

（4）精神应激因素:随着生活节奏加快、竞争压力日趋增加,精神应激与慢性疲劳综合征的关系日益受到关注。

（5）遗传与环境因素:有研究表明,慢性疲劳综合征有家族遗传倾向,有可能是具有相近的基因组分,或者家族成员对身体和心理压力有相似的反应和/或接触相同的物质。

二、中医病因病机

乏力的病因有外感、有内伤、有内外相合而致。外感包括暑、湿、风、寒等，其中以暑、湿为多，外感暑热伤气、伤津，以致体倦身热，汗多，脉虚；外感湿邪，损伤阳气，多表现为周身困重、四肢倦怠。内伤包括饮食、劳倦、七情等，其中以过劳最为常见，包括劳力、劳神和房劳过度。本病成因多因先天禀赋不足，工作中劳心、劳力过度，加之摄生不当所致。《素问·宣明五气》云："久视伤血，久卧伤气，久坐伤肉，久立伤骨，久行伤筋，是谓五劳所伤。"脑力活动过度也会产生疲劳，如《灵枢·大惑论》云："故神劳则魂魄散，志意乱"。今时之人或因节奏紧张，不能按时饮食，或因饮酒过度，偏食生冷、辛辣、油腻之物，饮食无度、情志刺激、劳欲太过、起居失常，这些不良的生活习惯是导致疲劳发生的主要的原因。乏力病变部位涉及五脏，尤以肝、脾、肾三脏关系最为密切。基本病机为脾气虚、肾精亏、肝气郁，进而影响五脏气化功能，而五脏功能受损又会相互累及，故引起一系列疲劳乏力症状。

三、中医治则

中医辨治乏力的理论基础为阳气的升发作用。

1. 人身之大宝：阳气

《素问·生气通天论》曰："阳气者，若天与日，失其所，则折寿而不彰，故天运当以日光明。是故阳因而上，卫外者也。""阳气者，精则养神，柔则养筋。开阖不得，寒气从之，乃生大偻，陷脉为瘘，留连肉腠，俞气化薄，传为善畏，及为惊骇；营气不从，逆于肉理，乃生痈肿；魄汗未尽，形弱而气烁，穴俞以闭，发为风疟。"临证而言，乏力患者往往不是阳虚，而是阳气不能舒畅，从而不能养神、养筋。

2. 三阳开阖枢理论：少阳为枢

《素问·阴阳离合论》曰："帝曰：愿闻三阴三阳之离合也。岐伯曰：圣人南面而立，前曰广明，后曰太冲。太冲之地，名曰少阴。少阴之上，名曰太阳，太阳根起于至阴，结于命门，名曰阴中之阳。中身而上，名曰广明，广明之下，名曰太阴。太阴之前，名曰阳明，阳明根起于厉兑，名曰阴中之阳。厥阴之表，名曰少阳，少阳根起于窍阴，名曰阴中之少阳。是故三阳之离合也，太阳为开，阳明为阖，少阳为枢。三经者，不得相失也，抟而勿浮，命曰一阳。"从此段论述可发现全身阳气的升发、舒畅与少阳枢纽关系尤为密切,因而调畅少阳,使其开阖有度,对人身阳气的升发、舒畅至关重要。

3. 凡十一脏皆取于胆

《素问·六节藏象论》云:"脾、胃、大肠、小肠、三焦、膀胱者,仓廪之本,营之居也,名曰器,能化糟粕,转味而入出者也。其华在唇四白,其充在肌,其味甘,其色黄。此至阴之类,通于土气。凡十一脏,取决于胆也。"《素问·四气调神大论》云:"春三月,此谓发陈。天地俱生,万物以荣。"

(1)胆气应春,升发为主。《脾胃论》曰:"胆者,少阳春升之气,春气升则万化安。故胆气春升,则余脏从之;胆气不升,则飧泄肠澼不一而起矣。"

(2)胆为枢纽,通调阴阳。《类经》曰:"足少阳为半表半里之经,亦曰中正之官,又曰奇恒之腑,所以能通达阴阳,而十一脏皆取决乎此也。"

(3)胆主决断,刚正不偏。王冰曰:"胆刚正果决,故官为中正;直而不疑,故决断出焉。"

(4)胆蕴相火,温煦诸脏。《本草纲目》曰:"胆属木,为少阳相火,发生万物",《医贯》云:"饮食入胃,犹水谷在釜中,非火不熟,脾能化食,全借少阳相火之无形者。"

(5)调畅气机是"凡十一脏取决于胆"之本。《素问·六微旨大论》曰:"非出入则无以生、长、壮、老、已,非升降则无以生、长、化、收、藏,是以升降出入,无器不有。"《素问·五常政大论》曰:"发生之纪,是谓启陈。土疏泄,苍气达,阳和布化,阴气乃随,生气淳化,万物以荣。"《景岳全书》云:"胆附于肝,主少阳春生之气,有生则生,无生则死,故经曰凡十一脏皆取决于胆者,正以胆中生气为万化之源也。"清代高士宗说:"胆为中正之官,决断所出,胆气升,则脏腑之气皆升,故凡十一脏取决于胆也。"因而,胆气流利,调畅周身气机,是"凡十一脏取决于胆"机理所在,也是治疗周身乏力、气机运行不畅的机理所在。

四、专病高效方

加减柴胡桂枝汤

柴胡 15～30 克、桂枝 15～25 克、黄芩 15～25 克、仙鹤草 15～30 克、姜半夏 10～15 克、川芎 20～30 克、荆芥 15～30 克、羌活 10～15 克、独活 15～30 克、熟地黄 15～30 克、制附子或川乌 3～10 克、葛根 30 克、黄柏 10～20 克、炙甘草 10 克。

本方以柴胡桂枝汤为基础方,该方是《伤寒论》中治疗太阳和少阳并病的方剂,取小柴胡汤、桂枝汤各半量合剂而成。用桂枝汤调和营卫、辛散解肌,以解太阳之表;用小柴胡汤和解少阳、调畅枢机,以治半表半里之邪。全方既可宣通太阳,调和营卫,以缓解恶风、头痛、肌肉关节不适、疲劳等症状;又可疏肝胆瘀滞,振奋阳气,使阳气畅通而养神、养筋。在此方基础上配伍熟地黄、附子或川乌以温肾助阳,则少阳通,太阳宣,气机畅通,而困乏无力、周身肌肉酸痛等得以解除。临证时下肢无力明显者,合四味健步汤(见后),亦可加木瓜30克、蚕沙30克等。其中,单纯上热下寒选择制附子(小剂量的选择,体现急则温之,缓则补之),下肢冰凉或疼痛,选择川乌。乏力不缓解者,可加仙茅、淫羊藿以增强温补阳气之力。

五、临证备要

1. 理论依据

少阳升发及枢纽作用,其机理如前所述主要有三条。临证而言,乏力可表现为全身乏力及单纯下肢乏力,全身乏力常伴有下肢不适,或酸,或冷,脚跟疼痛等。绝大多数患者有上半身出汗减少,甚或不出汗;若出汗,则乏力减轻,自诉与感冒症状相似,此验证了"阳气布散,太阳为开(汗出)"的思想,因而其治疗当以疏解少阳,布散阳气,畅通人体气机为主,非单纯开太阳为首,故麻黄类方剂非首要选择,而宜选择和解升发的柴胡类方剂。

2. 选方依据

关于柴胡桂枝汤,《伤寒论》有:"伤寒六七日,发热,微恶寒,支节烦疼,微呕,心下支结,外证未去者,柴胡桂枝汤主之。"另据唐本《伤寒论》原文:"发汗多,亡阳谵语者,不可下,与柴胡桂枝汤,和其荣卫,以通津液后自愈。"其方组成及用法为"桂枝(去皮)、黄芩、人参(各一两半)、甘草(一两,炙)、半夏(二合半,洗)、芍药(一两半)、大枣(六枚,擘)、生姜(一两半,切)、柴胡(四两)。上九味,以水七升,煮取三升,去滓,温服。本云:人参汤,作如桂枝法,加半夏、柴胡、黄芩,复如柴胡法,今用人参作半剂。"

方取小柴胡汤、桂枝汤各半量合成柴胡桂枝汤,主治太阳病六七日不愈,症见发热、微恶风寒、肢节剧痛等,又兼微呕与心下支结等少阳半表半里证。其中小柴胡汤以疏解少阳,布散阳气,畅通人体气机为主;桂枝汤调和营卫、解肌发表、通络止痛,尤其擅长治疗肢节不适。两方合用,柴胡用量为四两,明显大于桂枝一两半,因而命名曰柴胡桂枝汤,以内通外达、和营卫、通津液、理三焦,则病自愈矣,此意与唐本《伤寒论》原文相符,且具有横连表里、竖贯三焦、外合肌表、内络脏腑的特点。

六、病案举隅

程某,男,38 岁。2021 年 6 月 3 日就诊。主诉:乏力、周身困痛不适 4 个月。患者 4 个月前无明显诱因逐渐出现乏力,初期休息后能好转,后逐渐加重,虽休息,仍不能缓解,并伴有周身困痛不适、头痛、睡眠不佳、纳差、厌油腻食物等。身体各项指标均未见明显异常。现症见:乏力、精神状态差、恶风、活动后汗出,时有发热,但体温不高,头痛、周身肌肉困痛不适,纳差,进食油腻食物后感恶心,胸胁胀满不适,舌质暗红,苔黄腻,脉略数,力稍弱。西医诊断:慢性疲劳综合征;中医诊断:乏力(太阳、少阳枢机不利,营卫失调)。治以和解少阳、调和营卫。方用柴胡桂枝汤加减:柴胡 20 克、桂枝 25 克、黄芩 25 克、熟地黄 30 克、制附子 5 克、桔梗 20 克、川芎 30 克、荆芥 30 克、赤芍 25 克、独活 30 克、藿香 30 克、葛根 30 克、忍冬藤 30 克、姜黄 30 克、白芷 30 克、鸡内金 15 克、炙甘草 10 克、生姜 3 片,大枣 3 枚。7 剂,水煎服,每日 1 剂。

2021 年 6 月 10 日二诊:服药后患者感精神状态明显好转,无明显周身困痛不适及恶风等,食欲好转,继服 7 剂,诸症消失而痊愈。

【按语】该患者虽以疲劳为主诉,但伴有恶风、头痛、周身肌肉困痛不适等症,既有太阳经表受邪,又有少阳气郁之象,遣以柴胡桂枝汤,一方面有疏解少阳、宣通太阳、调和营卫,缓解上述症状之意,另一方面又有疏肝胆瘀滞、振奋阳气,使阳气畅通而达养神、养筋之效。配伍熟地黄、附子能温肾助阳、引火下行。如此则少阳通,太阳宣,气机畅,而困乏、无力、周身肌肉酸痛等得以解除。临证可随方加减,下肢发冷者,用制川乌 3～5 克;失眠者,用肉桂 3～5 克;全身乏力症重者,加仙茅、淫羊藿 15～30 克;用于肿瘤放化疗或术后者,加仙鹤草、刺五加 15～30 克,以增强机体免疫力。

附:治疗下肢乏力的经典方

(一)四神煎及四味健步汤

四神煎,最早源于《医书效方》(南宋及以前,原书已佚),方由生黄芪、牛膝、远志肉(去净心)、石斛、金银花组成。具有扶正养阴、祛邪、清热解毒、活血、通利关节之效,主治因三阴立损,风寒湿邪侵入而致的膝肿粗大,形似鹤膝,步履维艰,日久破溃之症。清代鲍相璈于《验方新编·两膝疼痛》亦载:"名鹤膝风……病在筋则伸不能屈,在骨则移动维艰。久则日粗日肿,大腿日细……四神煎,生黄芪半斤,远志肉、牛膝各三两,石斛四两,用水十碗,煎二碗,再入金银花二两,煎一碗,一气服之。服后觉两腿如火之热,即盖暖被,汗出如雨,待汗散后,缓缓去被,忌风……无论近久皆效"。岳美中先生在其《医论集》中记有:"膝关节红肿、疼痛,步履维艰,投以《验方新编》四神煎恒效"。上述所载,当属西医学所称关节结核之类的疾病。今全国名中医黄煌教授以此方为基础,总结临证经验,创四味健步汤,方由白芍、牛膝、丹参、石斛四味药物组成,用以治疗下肢疾患,尤其是下肢乏力效果明显,成为其经典方之一。

方中白芍养血柔肝、缓中止痛,若舌质紫暗、口唇暗红,可与赤芍同用;丹参是活血化瘀的代表药,临床常用于治疗各种瘀血证;怀牛膝功效为补肝肾、强筋骨、活血祛瘀、引血下行,主治腰膝骨痛、足痿筋挛;石斛通常被认为是滋阴养胃、清热生津的养阴药,多用于脾阴不足、胃阴亏乏、肝阴虚损证。本方常于治疗下肢乏力、糖尿病末梢神经炎、糖尿病足、慢性肾病、下肢不宁综合征、腰椎骨质增生等病见下肢疼痛或浮肿者。

芍药,是经方芍药甘草汤的主药,《伤寒论》用芍药甘草汤治疗"脚挛急",言其用后"脚即伸"。后《朱氏集验方》将此方用于治疗不能走路,改方名为"去杖汤"。一般而言,白芍缓急止痛作用强,且有通便功效,赤芍的活血作用强,两者在临床常合并应用。

怀牛膝,《神农本草经》言其"主寒湿痿痹、四肢拘挛、膝痛不可屈伸",唐、宋方中多用来治疗腰膝酸软。一般而言,怀牛膝强于补肝肾、强筋骨,川牛膝可引血下行,临证时应根据具体情况,或单用,或合用。

石斛,在唐宋文献中多用于治疗中医痹病,如腰膝、下肢疼痛或无力等症。《外台秘要》记载的生石斛酒,用"生石斛三斤,牛膝一斤,杜仲八两,丹参八两,生地黄三升,泡酒",用于治疗风痹脚弱,腰胯疼冷。《辨证录》有一方,名石斛玄参汤,用"石斛一两,玄参二钱,水煎服",治疗"胃火上冲,心中烦闷,怔忡惊悸,久则成痿,两足无力,不能步履"。

2. 黄芪赤风汤

黄芪赤风汤出自《医林改错》,黄芪为主,佐以防风、赤芍益气通滞,王清任自注云:"此方治诸病皆有效者,能使周身之气通而不滞,血活而不瘀,气通血活,何患疾病不除?"故该方常用于治疗全身乏力,伴有非固定性疼痛,证属气虚血瘀生风型。

另外,此方又可用于治疗痿证引起的下肢无力,临床以两足痿软、不能随意运动者较多见,故有"痿躄"之称。《素问·生气通天论》曰:"因于湿,首如裹,湿热不攘,大筋緛短,小筋弛长。緛短为拘,弛长为痿。"西医学的多发性神经炎、脊髓空洞症、肌萎缩、肌无力、侧索硬化、运动神经元病、周期性瘫痪、肌营养不良症、癔症性瘫痪和表现为软瘫的中枢神经系统感染后遗症等,均属于"痿证"的范围。临床辨证治疗此类疾病,应分清虚实,凡起病急、发展快者,多属肺热伤津,或湿热浸淫,为实证;病史较长,起病与发展较慢,以脾、胃、肝、肾亏虚为多,两者均属虚证,亦有虚中夹实者。实证治疗宜清热、润燥、利湿,虚证宜益气、健脾、滋肝肾,并重视"治痿独取阳明"的原则。后世在此方基础上进行加减,用黄芪赤风汤加清热利湿、滋肾之品,如东垣取黄柏为君,黄芪等补药辅佐以治诸痿,此处不再细论。

第 *17* 讲　血痹、脉痹

血　痹

　　血痹是因气血不足,感受风寒,血行不畅,肌肤失养所引起的以肢体、肌肤麻木不仁,甚则伴有轻度疼痛为主要表现的痹病。对于"血痹"之证,《灵枢·九针》言:"邪入于阴,则为血痹",至《金匮要略》方明确提出血痹的病名、临床表现,并明确其治疗方法,即针引阳气及黄芪桂枝五物汤治疗。

一、西医病因

　　血痹病位在四肢血络,为血脉受到闭阻而引起的一系列症状的统称。西医学中的末梢神经炎、糖尿病周围神经病变、坐骨神经痛、椎管狭窄、颈椎病、肩周炎、骨质增生、中风后遗症、肢端血管舒缩功能障碍、类风湿性关节炎、周期麻痹等类似于血痹之证。心脑血管疾病,如高血压、动脉硬化、冠心病、心绞痛、椎基底动脉供血不足等病也常参考血痹的论治。

二、中医病因病机

　　血痹的主要临床表现为肢体局部麻木不仁、关节肿痛,属于痹病之一。病位在肢体、肌肤,与脾(胃)、肝、肺、肾等脏腑有关。基本病机为气血不足,运行不畅,肢体肌肤失于濡养。发病多为正虚邪侵,气血虚弱,营卫不和,感受风寒湿邪而致;或因内生痰瘀,血气滞痹,流通不畅而发。本病为本虚标实之证,本虚以气血亏虚为主,标实以风邪、寒凝、痰瘀为主。

　　风寒湿痹和血痹均属于痹病的一大类,都是四肢关节的病变。《金匮玉函要略辑义》言:"巢源风痹候云:痹者,风、寒、湿三气杂至,合而为痹。其状,肌肉顽厚,或疼痛。由人体虚,腠理开,故受风邪也。"据此则风痹乃顽麻疼痛兼有,而血痹则唯顽麻而无疼痛,历节则唯疼痛而不顽麻,脉微涩兼紧,寓风邪瘀滞血脉,凝涩不通,兼有寒象。而血痹之肌肤不仁,如《素问·逆调论》言:"荣气虚则不仁,卫气虚则不用,荣卫俱虚则不仁且不用",说明血痹的基础是形盛气衰,尤其是营卫虚弱,外感风(寒)邪易致病,如《素问·痹论》言:"帝曰:荣卫之气,亦令人痹乎?岐伯曰:荣者,水谷之精气也,和调于五脏,洒陈于六腑,乃能入于脉也,故循脉上下,贯五脏,络六腑也。卫者,水谷之悍气也,其气慓疾滑利,不能入于脉也,故循皮肤之中,分肉之间,熏于肓膜,散于胸腹,逆其气则病,从其气则愈,不与风、寒、湿气合,故不为痹。"

三、中医治则

仲景以脉象辨血痹之轻重,轻者其脉"但以脉自微涩,在寸口、关上小紧";重者其脉"阴阳俱微,寸口关上微,尺中小紧"。就其脉证而言,无论是"脉自微""关上小紧",抑或"阴阳俱微""尺中小紧",其"脉微"和"小紧"是必见脉象。《伤寒论·平脉法第一》言:"气偏衰者,则脉微""浮则为风,紧则为寒",《伤寒论·平脉法第二》言:"寸口脉微而涩,微者卫气不行,涩者荣气不逮。荣卫不能相将,三焦无所仰,身体痹不仁。"陈修园则言:"然骨弱则不能耐劳,肌肤盛则气不固……邪自营卫而入,故紧只见于寸口,既入之后,邪搏于阴而不去,故紧又见于尺中也",证明血痹病基本病机为营血虚弱,外感风寒之邪,其浅而轻者,治疗宜针引阳气;较深而重者,则须服汤药,宜黄芪桂枝五物汤补气、滋阴和营、温阳通络。

1.轻证,应以针引阳气

《金匮要略·血痹虚劳病脉证并治第六》中载:"问曰:血痹病从何得之?师曰:夫尊荣人,骨弱肌肤盛,重因疲劳汗出,卧不时动摇,加被微风,遂得之。但以脉自微涩,在寸口、关上小紧,宜针引阳气,令脉和紧去则愈。"为针引阳气治疗血痹轻证的理论基础。

针灸治疗血痹,是简单实用之法,符合古谚语"一灸、二针、三汤药"基本原则。对于针刺治疗血痹,《灵枢·周痹》言:"刺痹者,必先切循其下之六经,视其虚实,及大络之血结而不通,及虚而脉陷空者而调之,熨而通之。"后世也有"针以泄之,引阳外出""针引阳气,令阳气通达,则痹开而风散"之说,此法亦符合中医"血行风自灭"意。仲景所言:"针引阳气",虽无具体方法,但此类患者体质为"尊荣人骨弱肌肤盛"，属于《黄帝内经》所谓之"王公大人，血食之君"，故其刺当有别于布衣。《灵枢·根结》言："夫王公大人，血食之君，身体柔脆，肌肉软弱，血气慓悍滑利，其刺之徐疾浅深多少，可得同之乎。岐伯答曰：膏粱菽藿之味，何可同也？气滑即出疾，其气涩则出迟，气悍则针小而入浅，气涩则针大而入深，深则欲留，浅则欲疾。以此观之，刺布衣者，深以留之，刺大人者，微以徐之，此皆因气慓悍滑利也。"《素问·刺要论》言："病有浮沉，刺有浅深，各致其理，无过其道"，《灵枢·官针》言："始刺浅之，以逐邪气，而来血气"，故"针引阳气"当为浅刺，从而达到"令脉和紧去则愈"，风寒邪气，乃至寒湿邪气消除，营卫调和作用，如《金匮要略心典》所言："而痹之为病，血即以风入而痹于外，阳亦以血痹而止于中，故必针以引阳使出，阳出而邪去，邪去而脉紧乃和，血痹乃通，以是知血分受痹，不当独治其血矣。"近代伤寒大家陆渊雷则直言："麻痹如风，即血痹之证候也矣，盖神经必赖体温煦之，血液濡之，然后柔和而能致其用，其病在外，故为末梢知觉神经麻痹之候"，因而仲景强调"宜针引阳气，令脉和紧去则愈"。

2. 重证，应益气温阳，和血通痹

《灵枢·邪气脏腑病形》言："阴阳形气俱不足者，勿取以针，而调以甘药"。血痹重症之治，单用针刺不能去其邪，调其营卫，其形盛气衰、营血虚弱之病，可谓阴阳形气俱不足，故其治"勿取以针，而调以甘药，方用黄芪桂枝五物汤，以益气温阳、活血通络、祛风散寒。"方中黄芪益气固表，桂枝温经通络；佐以大剂量生姜温里散寒，芍药和营通痹，大枣滋补中焦。全方配伍，共奏益气温经，和血通痹之效。

四、专病高效方

黄芪桂枝五物汤

血痹阴阳俱微，寸口关上微，尺中小紧，外证身体不仁，如风痹状，黄芪桂枝五物汤主之。(《金匮要略》)

黄芪三两，芍药三两，桂枝三两，生姜六两，大枣十二枚。

上五味，以水六升，煮取二升，温服七合，日三服。

《金匮要略方论本义》言："黄芪桂枝五物汤在风痹可治，在血痹亦可治也"，因而该方成为血痹的首选方。临床根据病症不同，可配伍当归四逆汤、乌

头汤、四藤一仙汤等。

黄芪,甘温益气,能补脏腑,尤善补经络,其补经络之力远胜人参,堪称经络补气圣药。《临证指南医案》言:"大凡络虚,通补最宜",《本经疏证》更言其:"浚三焦之根,利营卫之气,故凡营卫间阻滞,无不尽通",其补气固表、通络之功,对"尊荣人骨弱肌肤盛"有标本兼治之功。药理学研究表明,黄芪能改善血液循环、调节免疫力、抗氧化、减少神经损害等。桂枝辛温,可温经通络、祛风散寒,《长沙药解》言其:"通经络而开痹塞",与黄芪相配起固表不留邪之效。仲景常用桂枝减缓肢体的疼痛、麻木、拘挛等,如桂枝芍药知母汤、桂枝附子汤、葛根汤、当归四逆汤、柴胡桂枝汤等;芍药滋阴、养血、和营而通血痹,与桂枝合用,可调营卫而和表里;生姜重在散寒化饮、温通中阳,并助桂枝通阳祛邪;风邪外侵,营血瘀阻,故去甘草;大枣甘温,养血益气,以资黄芪、芍药之功,与生姜为伍,能和营卫,调和诸药。全方表里同治,俾使中焦营卫充而卫表固,气血畅通而风寒之邪不能独伤其人,诚如魏荔彤《金匮要略方论本义》言:"黄芪桂枝五物汤在风痹可治,在血痹亦可治也。以黄芪为主固表补中,佐以大枣;以桂枝助卫升阳,佐以生姜;以芍药入营理血,共成厥美。五物而营卫兼理,且表里、营卫、胃阳亦兼理矣。推之中风于皮肤肌肉者,亦兼理矣,故不必多求他法也。"

黄芪桂枝五物汤为桂枝汤去甘草、倍生姜、加黄芪而成,因此,依《灵枢·邪气脏腑病形》言:"阴阳形气俱不足者,勿取以针,而调以甘药。"用甘草当无不妥,但仲景何以在此血痹病中去甘草? 仅凭甘草的作用甘缓难以解释。且芍药、甘草两者相配,亦有缓急止痛之功,临证解释大多较为勉强,或避而不谈。秦伯未先生认为"除去甘草的补中,倍用生姜,加入黄芪,这样就偏重于走表益卫、温阳行痹,与用针刺来引动阳气是一个意思"。国医大师王绵之则认为仲景以黄芪替代甘草,发汗解肌力更强,且善于补气而行于肌腠,对仲景所言之"尊荣人"更为合适。笔者认为此种人体质水分较多,黄芪、生姜更为适合,而甘草作用甘缓,易致水液停留,于此体质不利,故去甘草,倍生姜,加黄芪,以达补气、温散水饮之效。日本人丹波元简言:"按据桂枝汤法,生姜当用三两,而多至六两者何? 生姜味辛,专行痹之津液,而合营卫药中用之,不独专于发散也。"但如是局部血脉不通或痹病,临证用甘草则影响不大,如当归四逆汤、桂枝芍药知母汤、乌头汤等,用甘草配芍药,则有明显的缓急止痛作用。需特别指出的是,宋孝志先生经临床实践发现,治疗肢体麻木不仁以黄芪桂枝五物汤方加甘草效果并不佳,亦可作为临证参考。

五、临证备要

关于黄芪桂枝五物汤,历代医家在仲景治疗血痹的基础上多有所拓展,北京中医药大学王景霞等人通过文献考证,发现后世常将该方用于治疗血痹、痛痹、风痹、痛风、中风、半身不遂、脚气、痿躄等多种病症,如《三因极一症证方论》载:"黄芪五物汤,治妇人血痹";《证治准绳·类方》载仲景方黄芪桂枝五物汤治疗着痹(即麻木);《医学从众录》中的黄芪桂枝五物汤治"风痹痿";清代梁廉夫于《不知医必要》中载:"黄芪五物汤热补,治半身不遂,或瘫痪不用,其人心清语謇,舌软无力者。"由于本方疗效确切而被收载于《古代经典名方目录(第一批)》,成为首批百首经典名方之一。

今本方常用于治疗末梢神经炎、糖尿病周围神经病变、坐骨神经痛、椎管狭窄、颈椎病、肢体动脉痉挛症、肩周炎、骨质增生、中风后遗症、肢端血管舒缩功能障碍、类风湿性关节炎、周期麻痹、月子病等类似于血痹之病症,亦常用于治疗心脑血管疾病,如高血压、动脉硬化、冠心病、心绞痛、椎基底动脉供血不足等。黄煌教授强调用本方尤应重视所谓"尊荣人"的体质,其特点为体胖肉松,稍活动即汗流浃背,气喘吁吁,且对风寒较为敏感,稍受凉即关节疼痛,活动受限,稍坐一会儿,又身体麻木,辨证要点为肢体麻木,或疼痛,手足发凉,面色青紫,舌淡暗或青紫,脉微涩或微细而尺中小紧等。

笔者临证应用本方治疗肢体筋骨类疾病、妇人病、月子病等,常合桂枝加附子汤、当归四逆汤、乌头汤、麻黄附子细辛汤、四藤一仙汤、独活寄生汤等;治疗心脑血管类疾病,常合瓜蒌薤白白酒汤、丹参饮、桃红四物汤等;治疗脊椎病常合葛根汤、半夏白术天麻汤、四藤一仙汤等,临床效果良好。

六、病案举隅

张某,女,54岁。2020年9月3日就诊。主诉:四肢麻木2个月余。患者自诉2个月前受风后出现四肢麻木。就诊于当地医院,诊断为末梢神经炎,予营养神经治疗,未见明显疗效,遂来我处求进一步诊治。现症见:四肢麻木、僵硬,活动后好转,易出汗,夜寐较差,舌淡红,苔薄白,脉弦细。西医诊断:末梢神经炎;中医诊断:血痹(气血不足、脉络瘀阻)。治以健脾益气、和血通络为法。方用黄芪桂枝五物汤加减,药用黄芪30克、党参20克、当归15克、桂枝15克、白芍15克、赤芍15克、秦艽15克、独活20克、鸡血藤15克、川芎10克、合欢皮20克、白术15克、甘草15克、生姜3片,大枣3枚。7剂,水煎服,每日1剂。

2020 年 9 月 11 日二诊:患者诉服上药后双下肢麻木、出汗较前减轻,睡眠改善不明显。于原方基础上将合欢皮加量至 30 克,加桑枝 15 克。继服 14 剂。

2020 年 9 月 27 日三诊:患者双下肢麻木感基本消失,睡眠明显改善。继服用 7 剂以巩固疗效。

【按语】该患者 54 岁,平素气血不足,因感受外邪,血行涩滞,而成血痹,故以黄芪桂枝五物汤为基础方加减以振奋阳气,温通血脉。方中黄芪、党参补气,以待其阳气自复;桂枝温通经络;赤芍、当归、川芎、鸡血藤养血活血而通血痹;秦艽、独活祛风除湿,通痹止痛;合欢皮活血消肿;白术益气健脾;生姜辛温,疏散风邪以助桂枝之力;大枣甘温,养血益气以资黄芪、芍药之功,与生姜为伍,又能和营卫,调诸药以为佐使。二诊中加入桑枝祛风通络,与桂枝、秦艽相须为用,走窜四肢经脉。

脉　痹

"脉痹"之名《素问·痹论》言:"风寒湿三气杂至,合而为痹也……以夏遇此者为脉痹""痹在于骨则重,在于脉则血凝而不流,在于筋则屈不伸,在于肉则不仁,在于皮则寒,故具此五者则不痛也。凡痹之类,逢寒则虫,逢热则纵。"病变日久,阳气不足,阴血内弱,血脉不利,四末失养,终成血虚寒凝之脉痹。

一、西医病因

脉痹主要表现为肢体疼痛,皮肤不仁,肌肤变暗或苍白,脉微弱或无脉等,其中脉微弱或无脉为"血凝而不流"最突出的表现。除血脉表现外,脉痹还可以见到肢体与脏腑的症状,这些症状的描述与西医学的血管疾病类似,故有学者将脉痹概括为因正气不足,风寒湿热之邪侵袭血脉而致的血液凝涩、脉道痹阻而引起的风湿病。西医学的动脉粥样硬化、多发性大动脉炎、血栓闭塞性脉管炎、肢体动脉痉挛症、静脉炎及各种原因引起的血管炎等可出现脉痹的表现,故常参考脉痹论治。

二、中医病因病机

《素问·痹论》首先提出脉痹的病因,风、寒、湿之邪相兼侵犯人体,易致血液凝聚或脉管拘挛,故为各种痹病的共同病因。《普济方》指出:"夫风寒湿杂至,合而为痹,皆因体虚腠理空虚,受风寒湿而成痹也",认为风寒湿邪侵袭的内因是体虚腠理空虚,如《诸病源候论》谓:"痹者,风寒湿三气杂至,合而为痹……由人体虚,腠理开,故受风邪也"。正气不足是发病的内在原因,当正气不足时,邪气乘虚侵入,使得经脉痹阻不通而发病。

脉痹病因虽有内因、外因之别,但其病机却有统一性。《素问·痹论篇》云:"痹在于脉,则血凝而不流",由于腠理空虚,营卫失调,卫不御外,营不循脉,风寒湿邪乘虚侵入血脉,以致虚处留邪,脉道瘀阻,导致"血凝而不流",是脉痹发病的关键病机,贯穿整个发病过程。

三、中医治则

由于病因的不同,脉痹或因机体正虚,或因阴阳气血偏颇而成病,在整个治疗过程中要注意养血祛瘀,顾护心气,如《灵枢·本藏》曰:"血和则经脉流行,营复阴阳",因此以活血化瘀、通行血脉为基本原则,又常与他法合用,如祛邪可选祛风除湿、温经散寒、清热利湿、豁痰化瘀,扶正可用则益气养血、温补脾肾等。此外,平调阴阳、疏导气机、养阴清热、疏肝理气等法也较常用。

四、专病高效方

(一)轻证

当归四逆汤

手足厥寒,脉细欲绝者,当归四逆汤主之。(《伤寒论》)

当归三两、桂枝三两(去皮)、芍药三两、细辛三两、甘草二两(炙)、通草二两、大枣二十五枚(擘,一法,十二枚)。

上七味,以水八升,煮取三升,去滓,温服一升,日三服。

1.《伤寒论》中关于四逆的论述

(1)少阴阳虚四逆:临证表现以心功能下降或失血、失血性休克、感染性休克为主,重点为血液循环量不足,治疗重在回阳救逆,主方为四逆汤(通脉四逆汤)等。

(2)少阴气滞四逆:主因是肝郁气滞、精神紧张等导致的周围血管收缩,常见于心情郁闷,或易紧张,体型偏瘦,临证以外寒内热,或上热下寒为主,无明显器质性病变,脉象可见弦细或沉细,左手脉表现尤为明显,治疗重在疏肝理气,或引火下行,或引热外透,主方为四逆散(配引火汤)。

(3)血虚寒凝四逆:此证仲景仅以"手足厥寒,脉细欲绝"简述,临证常见四肢(手足)或麻木,或痒,或痛,或冷,或青紫,或发绀等,亦可见耳部冻疮、鼻黏膜苍白等末梢循环不良,与西医学的血栓闭塞性脉管炎、肢体动脉痉挛症、冻疮、硬皮病、风湿性关节炎等非常类似,治疗重在温阳散寒、活血通络,主方为当归四逆汤,与四逆汤有别。

2.诸家对当归四逆汤的论述

《伤寒来苏集》言:"手足厥寒,脉微欲绝者,阳之虚也,宜四逆辈。脉细欲绝者,血虚不能温于四末,并不能荣于脉也。夫脉为血之府,而阳为阴之先,故欲续其脉必益其血,欲益其血必温其经。方用当归、芍药之润以滋之,甘草、大枣之甘以养之,桂枝、细辛之温以行之,而尤藉通草之入经通脉以续其绝而止其厥。"

清代莫枚士于《研经言》中言:"手足厥寒,脉细欲绝者,当归四逆汤主之。此症比诸四逆略轻。所以改用当归者,在一'细'字上勘出。诸四逆皆脉微,无言细者。微、细虽皆亡阳脉,而微为无气,细为无血,其指不同。本论云下之后复发汗,脉微细。以微自汗来亡阳,细自下来亡阴。以彼例此,细为血虚显然。《金匮》云:血虚而厥,厥而必冒。是厥固有生于血虚者,故必以当归温经,芍药治痹,而后血利;细辛开之,通草穿之,而后血流;其用桂枝者,取其散表寒也。方意如是。"

胡希恕在《经方传真》中认为:"此为桂枝汤的加减方,故主荣卫不利之外寒,与四逆汤、通脉四逆汤专以里寒为治者大异。此所谓厥寒,亦为伤寒之寒,以示寒之在外,与厥冷不同。本方治冻疮有验,亦由于寒伤于外也。"蒲辅周亦指出:"当归四逆汤为桂枝汤的类方,有养血复阳之效,能和厥阴以散寒邪,调和营卫而通气。"

3.当归四逆汤的方证解读

全方温通兼备,既能促进全身血液循环,亦能解除局部血管痉挛,改善局部缺血及循环状态。因而黄煌老师认为本方是末梢血管功能的调节剂、小动脉的扩张剂,对四肢血管功能障碍或病变引起的脉痹尤为适宜。本方不用干姜、附子,《古方选注》释为:"当归四逆不用姜、附者,阴血虚微,恐重劫其阴也。且四逆虽寒,而不至于冷,亦唯有调和厥阴,温经复营而已,故用酸甘以缓中,辛甘以温表,寓治肝四法,桂枝之辛以温肝阳,细辛之辛以通肝阴,当归之辛以补肝,甘、枣之甘以缓肝,白芍之酸以泻肝,复以通草利阴阳之气,开厥阴之络。"

本方名中虽有"四逆",临床应用时应与四逆汤、四逆散等相鉴别,三方鉴别如周扬俊所言:"四逆汤全在回阳起见,四逆散全在和解表里起见,当归四逆汤全在养血通脉起见。"本方由桂枝汤去生姜,倍大枣,加当归、通草、细辛组成。当归味甘性温,可养血活血,对《素问·举痛论》所言:"寒气入经而稽迟,泣而不行,客于脉外则血少"引起的血少寒痹尤为适宜;桂枝味辛性温,可温经散寒、温通血脉,与当归共为君药;细辛可温经散寒、止痛,助桂枝温通血脉,两药的温通作用如《伤寒贯珠集》所言:"脉细欲绝者,血虚不能温于四末,并不能荣于脉中……故欲续其脉,必益其血,欲益其血,必温其经",且血得温则行,得寒则凝;白芍养血和营,助当归补益营血,共为臣药,配甘草则有缓急止痛之功;通草通经脉,畅血行;大枣、甘草益气健脾养血,共为佐药;重用大枣,既合当归、白芍以补营血,又防桂枝、细辛燥烈太过,伤及阴血;甘草兼调药性而为使药。

方中通草现多以木通替代,但《神农本草经》中无"木通",中品部有"通草",言其:"味辛平。主去恶虫,除脾胃寒热,通利九窍,血脉关节,令人不忘"。《本草纲目》将通草气味、功用尽移于"木通",书中另载"通脱木"一物,且于通草项下言:"有细细孔,两头皆通,故名通草,即今所谓木通也。今之通草,乃古之通脱木也。"至此,凡古方用"通草"皆改用"木通"。

考木通与通草,皆性寒凉通利,均能清热、利水渗湿、通乳,可治热淋涩痛、小便短赤、水肿、小便不利以及产后乳汁不下等。不同之处在于木通味苦性寒,降泄力强,善清心与小肠之火,使实热从小便而出,如治心火上炎所致之口舌生疮,或心热下移于小肠所致之心烦尿赤;而通草味甘、淡,性微寒,降泄力缓,善清肺热,降肺之热闭而通水道、利小便,两者既有联系又有区别,临证需仔细鉴别。

《伤寒论》在"不可下篇"亦提到"当归四逆汤",载:"下利脉大,里虚也,以其不当下而强下之故也。设脉浮革者,谓脉浮大,按之空虚,表急里虚,因而肠鸣,属当归四逆汤,和其表而温其里也。"此处论述当归四逆汤与前述虚寒四肢厥冷区别较大,属下利过度,或误用泻下药引起失液性休克并微循环障碍所见,对此表急里虚之证,应以当归四逆汤滋阴温里、通阳和表,若用今之木通实属不妥,应改用性味甘淡的通草,其效与木通同而无木通之苦劣。赵晴初于《存存斋医话稿》中言:"木通古名通草,今之通草,古名通脱木。云木通味甘淡,或通草之误传? 未可知。其实今之木通味极苦且劣,世谓黄连是苦口药,殊不知黄连之味,苦而清,木通之味,苦而浊。叶氏医案以芦荟入汤剂,徐氏批曰:'请自尝之,方知其苦。'愿以斯语移之木通。且木通性极迅利,不宜多用。余友沈杏田言,曾见一小儿,误服重剂木通汤药,小便遂不禁,继之以白膏,如精状,叫号惨痛而死,死后尿窍断,犹有精珠数粒。用木通者,其审慎之。"由此可知,当时的医家已观察到木通(今研究证实为关木通所含的马兜铃酸)的肾毒性。所以治疗下利过度引起的休克、少尿,应以通草为宜,才符合《神农本草经》所载之意。

(二)重证

抵当乌头桂枝汤

寒疝腹中痛,逆冷,手足不仁,若身疼痛,灸刺诸药不能治,抵当乌头桂枝汤主之。(《金匮要略》)

乌头大者五枚(熬,去皮,不咀)、桂枝三两(去皮)、芍药三两、甘草二两(炙)、生姜三两、大枣十二枚。

乌头以蜜二斤,煎减半,去滓,以桂枝汤五合解之,令得一升,后初服二合;不知,即服三合;又不知,复加至五合。其知者如醉状,得吐者为中病。

本方由大乌头煎合桂枝汤组成,以大乌头煎温里、散寒、止痛,如王好古言:"乌、附非身凉而四肢厥者,不可僭用"。桂枝汤温中通络、调和营卫、解表散寒,亦常治虚寒性身痛。《伤寒论》第 62 条曰:"发汗后,身疼痛,脉沉迟者,桂枝加芍药、生姜各一两,人参三两,新加汤主之"。合大乌头煎,则温里、散寒、止痛作用更强。因此脉痹较重者,用生乌头约 50 克,以蜜煎乌头解其毒,乌头与桂枝汤分煎,并以桂枝汤溶解乌头蜜煎,服药剂量应由小到大,逐渐增加,以中病为度,即方后所谓"强人服七合,弱人服五合。不瘥,明日更服,不可一日再服。其知者,如醉状,得吐者,为中病。"

五、临证备要

(1)脉痹治疗当准确辨证,对症用药。初期多以祛邪为主,中后期或扶正,或扶正祛邪兼顾。

(2)临证应用当归四逆汤应以手足厥冷、遇寒加剧,舌淡,苔白,脉细欲绝等为辨证要点,常用于血栓闭塞性脉管炎、肢体动脉痉挛症、风湿性关节炎、坐骨神经痛、偏头痛、末梢神经炎、痛经、闭经、月经不调、荨麻疹等的治疗。具体应用可根据病情适当加减,如虚寒性疼痛明显者,可合桂枝芍药知母汤、乌头汤、麻黄附子细辛汤、吴茱萸汤、当归四逆加吴茱萸生姜汤、大建中汤、小建中汤等;血虚寒凝痛经、月经量少者,可合温经汤、桃红四物汤;男子寒疝,睾丸掣痛,牵引少腹,冷痛,肢冷,脉弦者,可加乌药、小茴香、高良姜、香附、荔枝核,或合暖肝煎;颈肩、腰腿血瘀寒凝而痛者,合葛根汤,或加葛根、威灵仙、鸡血藤、续断、牛膝、桑寄生、附子、淫羊藿等;冻疮明显者,加丹参、川芎、鸡血藤、麻黄,或合阳和汤。

（3）抵当乌头桂枝汤常用于治疗糖尿病周围血管及神经病变,尤其是痛性神经病变证属血瘀寒凝者。乌头的散寒止痛作用有时无以替代,临证适当配伍,效果良好。

六、病案举隅

师某,女,50岁,2020年10月17日就诊。主诉:双下肢麻木发凉1年余,加重伴疼痛1个月。患者患2型糖尿病10余年,门诊查空腹血糖10.1mmol/L,糖化血红蛋白7.5%,平素服用二甲双胍、西格列汀控制血糖。1年前患者感双下肢麻木、发凉,口服甲钴胺效果不明显,近1个月来,症状较前加重且伴疼痛。现症见:双下肢麻木、发凉,且呈对称性,夜间加重,全身无力,纳谷一般,夜寐较差,舌暗淡,苔薄白,脉沉细。西医诊断:2型糖尿病伴周围神经病变;中医诊断:消渴、痹病(气虚血瘀、寒阻经脉)。治以益气活血、温阳通痹之法。方用黄芪桂枝五物汤合乌头桂枝汤加减,拟方如下:黄芪30克、桂枝20克、炒白芍20克、当归20克、桃仁15克、红花10克、川牛膝20克、制川乌5克(同煎)、白芷20克、独活30克、葛根20克、桑枝20克、鸡内金20克、合欢皮30克、生姜3片、大枣3枚。7剂,水煎服,每日1剂。

2020年10月24日二诊:患者诉服上药后四肢不温、疼痛症状减轻,乏力状况好转。仍感麻木、食欲不佳、夜寐不安。于原方基础上加用祖师麻15克、桔梗15克,继服14剂。

2020年11月10日三诊:继服上方后,患者下肢疼痛未再发作,肢体发凉、麻木基本恢复,纳寐好转。继服7剂以巩固疗效。嘱患者避风寒,慎起居,适当活动。

【按语】糖尿病周围神经病变轻者属中医血痹,重者属中医脉痹。该患者血瘀寒凝较重,故属脉痹范畴。其因久病消渴,导致气虚血瘀,络脉失和,日久伤及阳气,不通则痛,故见四肢疼痛、发冷、肢体麻木、感觉减退、脉细无力等。其核心病机为气虚血瘀、寒凝血脉。其临床表现一如《金匮要略·血痹虚劳病脉证并治第六》所言："血痹阴阳俱微,寸口关上微,尺中小紧,外证身体不仁,如风痹状也,黄芪桂枝五物汤主之。"又如《金匮要略·腹满寒疝宿食病脉证治第十》所言："寒疝腹中痛,逆冷,手足不仁,若身疼痛,灸刺诸药不能治,抵当乌头桂枝汤主之。"故其治当以黄芪桂枝五物汤合乌头桂枝汤益气温阳、活血通络、散寒止痛,方证、方药较为相符。方中乌头散寒止痛作用尤为重要,其用量应逐渐加大,并要注意相应的解毒及煎煮方法,可用蜂蜜、黑豆、甘草等与乌头炮制以解其毒。笔者认为此类寒痹、脉痹用制川乌 5 克,且同煎 40 分钟即可见效,如不效,逐渐加量。另外,笔者亦常加桔梗、徐长卿、独活 15 ~ 30 克以活血行气、止痛;对于下肢麻木者,加祖师麻 10 ~ 20 克,临证效果良好。

第 *18* 讲　颈肩、腰腿痛

颈肩、腰腿痛多为慢性劳损及无菌性炎症引起的以病患部位疼痛、肿胀,甚至功能受限为主的一组疾病。据统计,我国 70%～80% 的人曾有腰腿痛,20%～50% 的人曾有颈肩痛。由于当今生活方式的改变等,此类疾病的患者数日益增多,而且低龄化倾向也越来越突出。

西医学的颈椎病、肩周炎、腰椎间盘突出症、腰肌劳损、腱鞘炎、骨质增生等可大致归为颈肩痛、腰腿痛的范畴。颈肩痛主要表现为颈项部、肩胛部疼痛及上肢放射性疼痛、麻木、无力、酸胀等。腰腿痛主要表现为腰、腿、臀部疼痛及下肢放射性疼痛、麻木、无力、酸困等。本文主要讲解因颈椎病、腰椎间盘突出症所致的颈肩、腰腿痛。

颈椎病

颈椎病是指颈椎间盘退行性改变及其继发椎间关节退行性变所致邻近组织(脊髓、神经根、椎动脉、交感神经)受累而引起的相应症状和体征。临床常表现为颈、肩臂、肩胛及胸前区疼痛、麻木、肌肉萎缩,甚至四肢瘫痪等。

1948 年,布雷恩及布尔首先将骨质增生、颈椎椎间盘退行性改变及其所引起的临床症状综合起来称为颈椎病。20 世纪 60 年代初,我国开始对颈椎病进行研究和报道,近年来对该病的认识逐渐全面,治疗效果也显著提高,又发布了《颈椎病的分型、诊断及非手术治疗专家共识》《神经根型颈椎病诊疗规范化的专家共识》《颈椎病中西医结合诊疗专家共识》等文件指导颈椎病的治疗。

一、西医病因

1.病因

(1)颈椎间盘退行性改变:多见于 40 岁以上的中老年人,颈椎的退行性改变,椎体间松动而失稳,椎体缘或小关节产生骨赘,或间盘破裂脱出等压迫神经根、脊髓和椎动脉而引起各种症状,为本病发生的主要原因。

(2)外伤:5%～10%的患者有急性外伤史,多为本病的诱因。

(3)慢性劳损:长期伏案工作;姿势不良;枕头高度和睡姿不当造成颈部劳损,使颈椎生理曲度改变,促使小关节的增生和退变。

(4)其他:先天性畸形(如椎管狭窄)等。

2.临床分型

(1)神经根型:表现为颈、肩、上胸部肩背麻木、疼痛及运动障碍等较典型的神经根症状,其范围与颈脊神经所支配的区域一致,常有颈部僵硬、活动受限等。

(2)椎动脉型:眩晕与体位有关,多在起床、卧倒、翻身、转头时突然发生,持续时间短者为数秒至数十秒,长者可达几小时到一两天,可反复发作。有时可引起呕吐、猝倒、持物落地等。

(3)交感神经型:症状多种多样,常有头晕(与体位无关,往往上午轻,下午重)、上眼睑下垂、视物模糊、耳鸣,颈项不适,易疲劳、失眠、多梦、出汗,情绪易激动,心前区疼痛等一系列交感神经症状。如表现在上肢,还可见手臂肿胀、发凉、麻木、肩臂痛、活动受限等。

(4)脊髓型:可见以四肢运动障碍、感觉及反射异常为主的典型颈脊髓损害的表现,严重者可出现四肢瘫痪、二便异常。

(5)混合型:具有两型以上的症状、体征者,但在临床诊断时必须说明混合类型;若为脊髓型合并其他类型,建议诊断为脊髓型。

(6)其他:颈型颈椎病症状局限于颈部,枕、颈、肩部常出现疼痛等异常感觉,可伴有相应的压痛点。食管型颈椎病表现为吞咽困难,系椎体前缘增生刺激或压迫食管所致。

二、中医病因病机

中医并无"颈椎病"之名,但据其症状可散见于"痹病""颈筋急""颈项强痛""颈肩痛""头痛""眩晕"等,但未能形成统一的病名。最早在《黄帝内经》中即有类似颈椎病的描述,如《素问·逆调论》指出:"骨痹,是人当挛节也。帝曰:人之肉苛者,虽近衣絮,犹尚苛也,是谓何疾?岐伯曰:荣气虚,卫气实也。荣气虚则不仁,卫气虚则不用,荣卫俱虚,则不仁且不用,肉如故也,人身与志不相有，曰死"，类似现代脊髓型颈椎病。《灵枢·经脉》载："小肠手太阳之脉……是动则病嗌痛颔肿，不可以顾，肩似拔，臑似折"，类似现代神经根型颈椎病。《灵枢·海论》曰："髓海有余，则轻劲多力，自过其度；髓海不足，则脑转耳鸣，胫酸眩冒"类似现代椎动脉型颈椎病。《素问·缪刺论》有针刺治疗颈肩痛的记载："邪客于足太阳之络，令人拘挛背急，引胁而痛……刺之傍三痏，立已。"《伤寒论》第14条"太阳病，项背强几几，反汗出恶风者，桂枝加葛根汤主之"，第31条"太阳病，项背强几几，无汗恶风，葛根汤主之"均有关于项脊牵强不舒的治疗。另外，《金匮要略·脉证并治第十九》中载："患者常以手指臂肿动，此人身体瞤瞤者，藜芦甘草汤主之"，此条描述非常类似于现代脊髓型颈椎病，可惜原方已不存。《针灸甲乙经》中有很多类似颈椎病的描述，如"头重痛""头眩项似拔""项直不可顾""暴挛""足不任身""肩臂项痛""五指不可屈伸"，主张此类病症的治疗应以针灸为主。如对"腰脊痛强引背少腹，俯仰难，不得仰息，脚萎重，尻不举，溺赤，腰以下至足清不仁，不可以久坐起"的病症，就可通过膀胱经的穴位进行治疗。《普济方》云："经曰：太阳之病，项脊强痛而恶寒，以太阳感受风寒，则经脉不利，而项为之强，颈为之急尔""动则先引伸其颈尔，项背强者动亦如之，非如几案之几而堰屈也。太阳伤寒项背强，其或太阳中风，加之寒湿而成痉者，亦项强也。"

何梦瑶在《医碥》中称："气项强痛多由风寒邪客二阳，亦有痰滞湿停，血虚闪挫，久坐失枕所致"，认为风寒湿邪客与筋脉，注于经络，留于关节，气血失和而痹阻，久之瘀血痰阻经络，出现颈部麻木、疼痛等症状。沈金鳌于《杂病源流犀烛》中称："凡颈项强痛，肝肾膀胱病也。三经感受风寒湿邪，则项强。"王肯堂在《证治准绳》中称："颈项强急之证，多由邪客二阳经也，寒搏则筋急，风搏则筋弛，左多属血，右多属痰……颈项强急，发热恶寒，脉浮而紧，此风寒客三阳经也"。张景岳在《类经图翼》中也有相同的论述"凡人肩冷臂痛者，每遇风寒，肩上多冷，或日需热手抚摩，夜须多被拥盖，庶可支持。此以阳气不足，气血衰少而然。"《张氏医通》则补充"有肾气不循故道，气逆挟脊而上，至肩背痛，或观书、对弈、久坐而致脊背痛者。"这里观书、对弈、久坐者易致脊背痛的观点，与现代社会伏案工作者易于发生颈椎病，出现肩背痛的认识相一致。

在颈椎病的治疗方面，《普济方》提出"治颈项及肩背痛，穴天井。治颈项不得顾，肩膊闷，两手不得向头，或因扑伤，穴肩外俞。治肩脾痛，穴天宗。"《古今医鉴》提出了熨贴法。《内功图说》介绍了"首功""肩功"和"背功"等练功的方法治疗颈肩背痛。值得一提的是，《张氏医通》对颈肩痛提出了分别治之的观点,"肩背痛,脊强,腰似折,项似拔,此足太阳经气不行也,羌活胜湿汤……湿热相搏,肩背沉重而痛,当归拈痛汤。肩背一片冷痛,背臂疼痛,此有痰积也;有因寒饮伏结者,近效附子白术汤;或观书、对弈、久坐而致肩背痛等,补中益气汤加羌防",这是古代关于辨证治疗颈椎病最为详细的记载。

三、中医治则

治疗颈椎病时,应根据病邪性质不同进行辨证论治,实证分为风痹、寒痹、痰痹,虚证以肾精亏虚为主。具体辨证论治如下。

(1)风痹:肩部关节疼痛,痛无定处,肩部畏风,屈伸不利,舌淡,苔白,脉浮缓,治以疏风通络,方选防风汤、羌活胜湿汤加减。

(2)寒痹:肩部关节疼痛,痛有定处,疼痛剧烈,遇寒则甚,得热则舒,屈伸不利,苔白,脉弦紧。治以祛风散寒,方选葛根汤合乌头汤加味。

(3)痰痹:肩部关节沉重、重着,屈伸不利,于气候变化时加剧,舌苔白腻,脉缓涩。治以化痰通络为主,方选指迷茯苓丸加减。

(4)肾精亏虚:肩部关节隐痛麻木,屈伸不利,活动后加重,多见于老年患者,常伴有大便干结,舌淡苔白,脉两尺弱。治以养血填精,方选引火汤加减。

四、专病高效方药

(一)高效方

四藤一仙汤

组成:鸡血藤 30 克、海风藤 30 克、络石藤 30 克、钩藤 30 克、威灵仙 30 克。

功效:祛风除湿,养血活血,通络止痛。

主治:筋脉、肌肉、关节痛等。

方中选用藤枝攀绕、性能多变的四藤,配通达十二经脉的威灵仙,使全方具有祛风除湿、疏通经络、养血活血、解痉止痛的功效。钩藤清热平肝,缓急解痉;络石藤祛风通络、舒筋消瘀、消肿止痛;海风藤祛风除湿、通脉行络;鸡血藤养血活血、舒筋通络;威灵仙祛风湿、行经脉、通络止痛。

本方作为治疗颈椎病具有疼痛表现的基础方,可临证加减。如伴僵硬感觉者,加葛根 30~120 克、炒白芍 30 克;局部发凉者,加桂枝 20~30 克、制川乌 5~10 克或合葛根汤,或细辛 5~10 克;疼痛明显者,加桔梗 15~25 克、徐长卿

15~30克、延胡索15~30克、独活30~60克;局部酸困不适者,加羌活15~30克、薏苡仁30~60克,或羌活、牛蒡子各15克(焦树德认为配伍后可引阳入督);疼痛牵涉前臂不适者,加伸筋草30克、豨莶草30克,或桑枝30克;急性期伴有局部炎性水肿者,加茯苓30克、石韦30克,或芒硝5克(即指迷茯苓丸之意)。

半夏白术天麻汤合葛根汤

半夏白术天麻汤:半夏一钱五分,天麻、茯苓、橘红各一钱,白术三钱,甘草五分,生姜一片,大枣二枚。(《医学心悟》)

葛根汤:葛根四两、麻黄三两(去节)、桂枝二两(去皮)、生姜三两(切)、甘草二两(炙)、芍药二两、大枣十二枚(擘)。

椎动脉型颈椎病属于中医眩晕范畴,其发病及表现与中医的痰浊中阻、清阳不升有密切关系,因而其治疗可参照中医"无痰不作眩"理论,基本方为泽泻汤。李东垣继承此理论,在泽泻汤基础上创半夏白术天麻汤(药用黄柏、干姜、天麻、苍术、茯苓、黄芪、泽泻、人参、白术、神曲、半夏、大麦蘖面、橘皮),为治眩晕名方,并言"足太阴痰厥头痛非半夏不能疗,眼黑头眩,风虚内作,非天麻不能除"。程国彭在《医学心悟》对该方做了较大改变,亦名半夏白术天麻汤,即今《方剂学》教材所收录之方,用于治疗痰厥头痛与风痰上扰眩晕。从李东垣至今,治各种眩晕,天麻为必选之品,被称为息风定眩第一要药。

关于葛根汤,除上述《伤寒论》相关记载外,《金匮要略·痉湿暍病脉证治第二》亦载:"太阳病,无汗而小便反少,气上冲胸,口噤不得语,欲作刚痉,葛根汤主之。"组成为"葛根四两、麻黄三两(去节)、桂枝二两(去皮)、生姜三两(切)、甘草二两(炙)、芍药二两、大枣十二枚(擘)。上七味,以水一斗,先煮麻黄、葛根,减二升,去白沫,内诸药,煮取三升,去滓,温服一升,覆取微似汗,余如桂枝汤法将息及禁忌。诸汤皆仿此。"

仲景治"项背强几几"等颈项部及全身僵硬不适者,有葛根汤、桂枝加葛根汤、瓜蒌桂枝汤三方。其中外感风寒引起项背强急、恶寒无汗者用葛根汤;汗出恶风者用桂枝加葛根汤;脉沉迟者用瓜蒌桂枝汤。葛根汤所治病症为风寒袭侵太阳,经气不利,津液不得输布,筋肉失于濡养,证见项背强几几、恶寒、无汗,其故治当发汗散寒、宣通经脉,主以葛根汤。成无己言:"太阳病项背强几几,无汗恶风者,中风表实也,表实宜发汗,是以葛根汤发之也。"日本经方家细野史郎认为本方证为"后头部,项、肩背强硬"。葛根味甘,性平,《神农本草经》言:"主消渴,身大热,呕吐,诸痹,起阴气,解诸毒。"有外可疏风退热,内可濡润经筋,舒缓强急之用,陈修园言:"葛根以清经络之热,是发表中寓养阴之意也。"《神农本草经》言其治诸痹作用,与其治颈项部经脉痹阻不通相关。葛根为足太阳膀胱经引经药,项背为其所过,故对缓解项背肌肉挛急疼痛有特殊效果。曹颖甫认为"背脊之筋骨疼痛不能转侧"乃"项背强几几"之意,而"身疼腰痛"是由表寒甚而背腧经络凝涩不通所致,"项背强几几"乃有伤津之表现,故宜葛根汤而不宜麻黄汤,体现陈修园所言葛根"是发表中寓养阴之意也",胡希恕直言"葛根有治项背强之特能"。

今颈椎病多发,其表现与仲景所描述项背强几几非常类似,故常以葛根汤为主治疗颈椎病、肩周炎、颈部肌肉劳损等引起的颈项、腰背疼痛、酸胀、麻木等。焦树德即常用此方加减治疗颈椎病及肩周炎伴见项背牵强、肩臂疼痛酸麻者,方用葛根 15 克、麻黄 5 克、桂枝 12 克、炙甘草 5 克、生姜 2 片、附子 6 克、姜黄 10 克、赤芍 12 克、羌活 10 克、红花 10 克、茯苓 15 克。胡希恕在葛根汤基础上加茯苓、苍术、附子治疗颈项痛效果良好。刘渡舟用葛根汤加钩藤、牡丹皮、玉竹、生石膏等,治颞颌关节炎,口噤开合困难。笔者治疗颈项强痛以葛根汤合四藤一仙汤效果更好。椎动脉型颈椎病伴眩晕者,常合半夏白术天麻汤,或者泽泻汤,其中葛根用量为 30 ~ 120 克,有效剂量常在 60 克,与仲景用量相当,其不但可缓解颈部痉挛不适,而且有良好的扩张颈动脉及冠状动脉的作用。

指迷茯苓丸

茯苓一两、枳壳半两(麸炒,去瓤)、半夏二两、风化朴硝一分。

上四味为细末,生姜自然汁煮糊为丸,如梧桐子大,每服三十九,生姜汤下。

累有人为痰所苦,夜间二臂常若有人抽牵,两手战灼,至于茶盏亦不能举,只以此药治之,皆随服随愈。世间所谓痰药者多矣,至于立见神效,未有如此药之妙也。

指迷茯苓丸源于《全生指迷方》,该书为北宋王贶所撰,又名《济世全生指迷方》《全生指迷论》,成书于北宋宣和年间(1119 - 1125)。原书共三卷,相传书中收载有"茯苓丸",但该书较早亡佚。后世医家虽多以《全生指迷方》所载茯苓丸(以下简称"指迷茯苓丸")治疗肩臂痛,但于今本(《四库全书》本)《全生指迷方》中并未见到相关记载,仅在南宋王璆所辑《是斋百一选方》中,幸得窥见该方全貌。《是斋百一选方》成书于南宋庆元二年(1196),书中引用并详细记载了《全生指迷方》中茯苓丸的药物组成、炮制方法、用法用量、适用范围与主治。该书卷五中关于指迷茯苓丸有如下记载："治痰茯苓丸,本治臂痛,具《指迷方》中云,有人臂痛不能举手,或左右时复转移,由伏痰在内,中脘停滞,脾气不流行,上与气搏。四肢属脾,滞而气不下,故上行攻臂,其脉沉细者是也。后人谓此臂痛乃痰症也,用以治痰无不效者。"汪昂于《医方集解·除痰之剂第十五》云:"此(指迷茯苓丸)足太阴、阳明药也。半夏燥湿,茯苓渗水,枳壳行气,化硝软坚,生姜制半夏之毒而除痰。使痰行气通,臂痛自止矣。"由上不难看出,指迷茯苓丸主治湿痰所致肩臂疼痛,张景岳更是推崇此方为"治痰第一方"。湿痰所致的肩臂疼痛多属于中焦气化不利、中脘湿痰积聚、脾气壅滞而使运化失常瘀滞于肩臂,故应用此方治疗肩臂疼痛需排除外伤或劳伤等因素,症见因疼痛而不能举手,或左或右,时复转移一臂,或是臂痛不能伸。现代文献中关于指迷茯苓丸主治的疾病中,肩周炎占近半数之多。

关于指迷茯苓丸之异名,有茯苓丸(《妇人大全良方》)、治痰茯苓丸(《是斋百一选方》)、消痰茯苓丸(《仁斋直指方论》)、千金指迷丸(《医学入门》)、世传茯苓丸(《证治准绳》)、茯苓指迷丸(《医宗金鉴》)等。这些异名方剂,虽然在药物炮制与剂量上略有差异,但其所用药物相同,均由半夏、茯苓、枳壳、朴硝(风化)四味药组成,所治病症(除千金指迷丸)都属湿痰停聚所致臂痛不举,或抽牵、筋脉拘急而痛等。此外,经统计古今名为"茯苓丸"的方剂共计50余首,收载于《千金要方》《景岳全书》《医方类聚》《医心方》《太平圣惠方》等20余部医籍中,这些方剂在组成、功效等方面均有别于指迷茯苓丸,不可混淆。

指迷茯苓丸在后世临床应用过程中,基于主治病症的不同,又衍化为多首方剂,如《症因脉治》的指迷丸、《御药院方》的赤茯苓丸、《古今医鉴》的加减茯苓丸等。其中,指迷丸出自《症因脉治》,书中记载:"痰饮在胃,每多攻注,四肢肩背,或为麻木,软痹肿痛,指迷丸主之。半夏四两、白茯苓三两、广皮三两、枳壳一两、元明粉一两、甘草五钱。"此方由指迷茯苓丸加广皮、甘草而成,有燥湿化痰并增强理气和中之效。

赤茯苓丸出自元代许国祯所撰《御药院方》,书中记载:"赤茯苓丸,治痰饮气痞。赤茯苓(去皮)、槟榔、枳实(麸炒,去瓤)、白术、半夏曲(各等份)。"该方由指迷茯苓丸方易枳壳为枳实,去朴硝,加槟榔、白术而成,意在化痰行气的基础上,健脾益气、散结消痞。

加减茯苓丸出自《古今医鉴》,由指迷茯苓丸去枳壳加陈皮、海桐皮、姜黄、木瓜、甘草、白芍、黄芪、桂枝组成。龚信云:"加减茯苓丸治湿痰壅滞,经络不通,两臂作痛,不能梳洗,及治手足疼痛麻痹,行步艰难,服之神效。"

（二）特色用药

石韦 味甘、苦，性微寒，入肺、膀胱经，有利尿通淋、清肺止咳、凉血止血之功效，用于治疗淋痛、尿血、尿路结石、肾炎、崩漏、痢疾、肺热咳嗽、慢性支气管炎、金疮、痈疽等。《五十二病方》中的一味石韦汤可用于治疗石淋；《千金方》中的石韦散（药用石韦、当归、蒲黄、白芍）用于治疗血淋；《外台秘要》中的石韦散（药用石韦、滑石、瞿麦、车前子、冬葵子）治疗用于石淋；《卫生总微》中的二石散（石韦、滑石）用于治疗石淋。自古关于石韦的应用均体现在治疗泌尿系统疾病方面，并未涉及颈肩、腰腿痛，但现代研究认为，石韦能消除神经根水肿，对于颈椎、腰椎病伴有水肿者效果良好。笔者于临床验证，确实如此，乃老药新用的一大发现，推测此或为《神农本草经》所说"主劳热邪气，五癃闭不通，利小便水道"一致。

芒硝 味咸、苦，性寒，归胃、大肠经，有泻热通便，润燥软坚，清火消肿之功效。内服用于治疗实热便秘、大便燥结、积滞腹痛、肠痈肿痛；外用可治疗乳痈、痔疮。《名医别录》云："主五脏积聚，久热胃闭，除邪气，破留血，腹中痰实结搏，通经脉，利大小便及月水，破五淋，推陈致新"。《本草再新》载："涤三焦肠胃湿热，推陈致新，伤寒疫痢，积聚结癖，停痰淋闭，瘰疬疮肿，目赤障翳，通经堕胎"等。该药治疗颈椎病或肩凝症，为《全生指迷丸》中的应用，验之临床确有良效，其机理与其化痰软结作用密切相关，即古人所谓："除邪气，破留血，腹中痰实结搏，通经脉"等，今则与其消除局部水肿、减轻炎症反应有关，用量 3～5 克即可。

五、临证备要

根据颈椎病的分型及临床表现不同（如项强、颈筋急、颈肩痛、头痛、眩晕等），可用中药、针灸、推拿等疗法进行治疗。

（1）颈型颈椎病：表现为项强者，中医辨证治疗可分为风寒痹阻证、痰瘀化火证，分别治以葛根汤、桃红四物汤合二陈汤加减。

（2）神经根型颈椎病：表现为颈筋急、颈肩痛者，中医辨证论治可分为气滞血瘀证、气虚血瘀证、脾肾亏虚证，分别治以身痛逐瘀汤、补阳还五汤、八珍汤合左归饮加减。

（3）椎动脉型颈椎病：表现为眩晕者，中医辨证论治可分为痰湿中阻证、痰瘀互结证、湿热内扰证、气血亏虚证，分别治以半夏白术天麻汤、血府逐瘀汤、温胆汤、十全大补汤。

（4）交感神经型颈椎病：表现为眩晕者，中医辨证论治可分为肝阳上亢证、血亏阳虚证、痰湿内阻证、胸阳痹阻证、气滞血瘀证，分别治以天麻钩藤饮、八珍汤合六味地黄汤、香砂六君子汤、瓜蒌薤白白酒汤、桃红四物汤。

（5）脊髓型颈椎病：表现为痿证者，中医辨证论治可分脾肾亏虚证、痰湿闭阻证、肾虚痰停证、脾胃虚弱证，分别治以左归丸合归脾汤、葶苈大枣泻肺汤合二陈汤、地黄饮子、人参养营汤加减。

六、病案举隅

张某，女，63 岁，2020 年 11 月 13 日就诊。主诉：左肩部伴左上肢疼痛 4 个月，加重 1 个月。患者 4 个月前因"右侧岩斜区脑膜瘤"行脑膜瘤切除术（具体不详），术后患者自觉左上肢疼痛并伴有活动不利。1 个月前患者自觉上述症状加重，多次行针灸、按摩治疗，未见明显好转。现来我处求进一步治疗。现症见：左肩部及左上肢疼痛、屈伸不利、抬举受限，剧烈活动后疼痛加重。右侧面部轻微瘫痪，鼓腮稍漏气，乏力，精神较差，自觉记忆力下降，余未见不适，食纳尚可，舌质红，苔黄腻，脉弦滑。体格检查：左上肢肌力Ⅱ级，肌张力正常。中医诊断：左侧肩痹病（痰凝血瘀、痹阻经络、阳气不宣）。治以宣痹通阳、燥湿化痰、活血通络之法。方用小续命汤、泽泻汤、指迷茯苓丸合方加减，拟方如下：麻黄 10 克、杏仁 25 克、木瓜 30 克、姜黄 30 克、桔梗 15 克、白芍 30 克、木香 20 克、茯苓 30 克、威灵仙 25 克、独活 50 克、徐长卿 30 克、川芎 30 克、白芥子 30 克、生石膏 30 克、芒硝 5 克（后下）、桔梗 15 克、豨莶草 30 克、盐泽泻 40 克、细辛 6 克、炒白术 30 克、干姜 10 克、炙甘草 15 克。7 剂，水煎服，每日 1 剂。

2020 年 11 月 24 日二诊：患者自诉服药 3 剂后即感左上肢疼痛有所缓解，继服 4 剂后自觉左上肢疼痛减轻，活动受限有所改善。遂于原方基础上调整药物剂量如下：杏仁 30 克、威灵仙 10 克、独活 40 克、盐泽泻 30 克、干姜 12 克、白芍 25 克、芒硝 6 克（后下），加川乌 5 克、刘寄奴 30 克、桑白皮 30 克。继服 6 剂。

2020 年 11 月 30 日三诊：患者左上肢疼痛基本缓解，日常活动基本可。在原方基础上微调，先后服用 35 剂后，诸症消失，左侧肌力恢复至Ⅳ级。

2022 年 8 月随访：患者诉左上肢疼痛全部消失，活动如常人，无特殊不适。

【按语】该患者因手术后出现左臂疼痛不适伴活动受限，考虑其病因虽为手术后所致，但其表现为对侧面，虽与中风的病机相似，但又不尽相同，且患者左肩部疼痛又与中医的肩痹相似，故以小续命汤治疗其左上肢活动不便（拘挛），泽泻汤治疗脑膜瘤术后局部水肿，指迷茯苓丸治疗肩部疼痛，方中特加芒硝，取其化痰、利水、软结坚散之功,从而取效甚速。

腰椎间盘突出症

腰椎间盘突出症是由于腰椎间盘退变与损伤,导致脊柱内、外力学平衡失调,使椎间盘的髓核自破裂口突出,压迫和刺激神经根、脊髓(坐骨神经、脊神经脊膜支)而引起腰腿痛的临床疾患,主要表现为腰痛、下肢放射痛、间歇性跛行及马尾神经症状等,是当今引起腰腿痛最常见的疾病,占腰腿痛门诊的 15% ~ 20%。该病的好发部位为第 4 腰椎、第 5 腰椎之间和第 5 腰椎与第 1 骶骨之间,这可能与第 4 腰椎和第 5 腰椎、第 5 腰椎和第 1 骶骨负重有关。好发年龄以 30 ~ 50 岁体力劳动者多发,男性多于女性。

一、西医病因

1. 椎间盘的解剖与生理

椎间盘主要由周围部的纤维环和中央部的髓核构成,髓核主要由胶质基质组成,纤维环主要由纤维软骨束构成内环部分。10 岁以前,髓核和纤维环的含水量分别达到 85% 和 75%;10 岁以后,髓核自其腹背侧缘开始纤维化并逐渐向中心发展;30 岁以后,髓核和纤维环的含水量进一步下降。前屈位活动或负重是导致腰段脊柱退变或损伤的重要因素。

2. 发病机制

根据中华医学会疼痛学分会脊柱源性疼痛学组 2020 年发布的《腰椎间盘突出症诊疗中国疼痛专家共识》,可将腰椎间盘突出症的发病机制归为以下几方面。

(1)椎间盘退变。因年龄增大等因素导致椎间盘退变时,Ⅱ型胶原减少而Ⅰ型胶原增多,椎间盘弹性下降,对缓冲外力的能力下降,所以更容易受到损伤。椎间盘本身缺乏血液供应,一旦变性、损伤,很难自我修复。

(2)机械应力损伤。久坐、久蹲、长期弯腰、体力劳动等使脊柱处于过度负荷时,椎间盘内的压力增加,细胞凋亡或免疫反应可加速椎间盘退行性改变,最终发展为腰椎间盘突出症。

(3)免疫炎症。突出的椎间盘可引起各种炎性免疫反应,导致椎间盘发生变化,加重椎间盘突出,并产生相应的临床症状。髓核可作为一种自身抗原,诱导自身免疫反应,促进腰椎间盘突出症的发生、发展。

(4)细胞外基质代谢失衡。正常椎间盘中,基质金属蛋白酶/金属蛋白酶组织抑制剂的表达处于一个动态平衡中,一旦失衡会影响细胞外基质的降解,导致椎间盘弹性下降,加速椎间盘退变。

腰椎间盘突出症的发病过程及机制非常复杂,每个病变阶段都可能是一个或几个因素共同作用的结果,而且不同因素在不同阶段也可能会相互恶化,加重病情发展。

3.病理类型

腰椎间盘突出症分为退变型、膨出型、突出型(后纵韧带下)、脱出型(后纵韧带后)及游离型。

(1)退变型:多无临床症状和体征。MRI 可见椎间盘内含水量减少,CT 可见椎间盘变形或钙化。退变型是早期改变,一般不会与突出型相混淆。

(2)膨出型:膨出为生理退变,纤维环松弛但完整,髓核皱缩,表现为纤维环均匀超出椎体终板边缘。一般无临床症状,有时可因椎间隙狭窄、椎节不稳、关节突继发性改变,出现反复腰痛,但很少出现根性症状。如同时合并发育性椎管狭窄,则表现为椎管狭窄症,应行椎管减压术。椎间盘膨出是指椎间盘退变高度降低,外周纤维环均匀超出椎体终板边缘的正常生理限度,在 MRI 矢状面上椎间盘向后膨隆高起,CT 及 MRI 横断面上显示较椎体周边超出 1.6 ~ 2.3mm。资料显示,经 CT 检查无症状的椎间盘突出症患者高达 30%,有症状的大约有 2%,需要手术者占有症状者的 10% ~ 20%,其中大多数症患者可以经非手术治疗而恢复。

(3)突出型:髓核经纤维环裂隙向椎管内突出,后纵韧带未破裂,影像学表现为椎间盘局限性向椎管内突出,可无症状,部分患者出现典型神经根性症状和体征。此型通过牵引、卧床等保守方法可缓解,但由于纤维环裂隙愈合能力较差,所以复发率较高,必要时需行微创介入治疗。

(4)脱出型:纤维环、后纵韧带完全破裂,髓核突入椎管内,多有明显症状和体征,脱出多难自愈,保守治疗效果相对较差,大多需要微创介入或手术治疗。

(5)游离型:脱出髓核与相应椎间盘不连接,可游离到椎管内病变的上或下节段、椎间孔等,其临床表现为持续性神经根症状或椎管狭窄症状,少数可出现马尾神经综合征,此型常需手术治疗。

二、中医病因病机

传统中医学概念中无腰椎间盘突出及腰肌劳损等病名,根据其症状,可归属于"腰痛""痹病""麻木"等范畴。《素问·脉要精微论》指出:"腰者,肾之府,转摇不能,肾将惫矣。"《金匮要略》中有"虚劳腰痛,八味肾气丸主之""肾着之病,其人身体重,腰中冷如坐水中,形如水状,反不渴,小便自利,饮食如故。病属下焦,身劳汗出,衣里冷湿,久久得之。腰以下冷痛,腹重如带五千钱,甘姜苓术汤主之。"《诸病源候论·腰背痛诸候》曰:"劳损于肾,动伤经络,又为风冷所侵,血气击搏,久而不散,故腰痛也。"《景岳全书·腰痛》曰:"腰痛证,凡悠悠戚戚,屡发不已者,肾之虚也。"《丹溪心法·腰痛》言:"湿热、肾虚、瘀血、挫闪、痰积"是引起腰痛的主要病因。《杂病源流犀烛·腰脐病源流》言:"腰痛,精气虚而邪客病也……肾虚其本也,风寒、湿热、痰饮、气滞、血瘀、闪挫其标也,或从标,或从本,贵无失其宜而已",将病因概括为风、寒、湿、痰、肾虚、气滞、瘀血几种类型。

从历代文献对本病的认识可以看出,外有风、寒、湿邪气的侵袭,内有痰湿、气滞、瘀血、肾虚等,其中"肾虚"是其发病的关键与本质。其治疗如《备急千金要方》"治腰背痛,独活寄生汤";《证治汇补·腰痛》指出:"唯补肾为先,而后随邪之所见者以施治,标急则治标,本急则治本。初痛宜疏邪滞,理经遂;久痛宜补真元,养血气。"《奉时旨要》更直言:"盖腰者,肾之府。肾与膀胱为表里,故在经则属太阳,在脏则属肾气,而又为冲、任、督、带之要会,所以病腰痛者,多由真阴之不足,宜以培补肾气为主。"

今统计治疗腰痛的中药发现,出现频次较高的药物依次为当归、牛膝、杜仲、甘草、白芍、茯苓、川芎、独活、桑寄生等,这些药物中以活血、补肝肾为主,祛风湿、通经络为次,体现了无论病证寒热、虚实,均以补肾为治疗腰痛的基本思路。

三、中医治则

从上述病因病机中不难看出,本病是以肾虚为本,感受外邪、跌仆闪挫为标的特点,其治当以补肝肾、祛湿邪、散寒邪、通经络、破瘀血为基本治则,临床常用药物及方剂如下。

1.常用中药

(1)补肾壮骨类:药用桑寄生、杜仲、怀牛膝、狗脊、淫羊藿、仙茅、巴戟天、鹿茸、熟地黄、补骨脂、菟丝子、肉苁蓉、枸杞子。

(2)祛风除湿类:药用防风、羌活、独活、薏苡仁、苍术、白术、干姜。

(3)温阳散寒类:药用附子、乌头、桂枝、细辛、吴茱萸。

(4)活血祛风类:药用川芎、赤芍、丹参、红花、桃仁、地龙。

(5)破血祛瘀类:药用血竭、全蝎、蜈蚣、乌梢蛇、五花蛇。

(6)止痛类:药用桔梗、延胡索、徐长卿、川楝子、祖师麻、没药、五灵脂。

2. 常用方剂

治疗腰椎间盘突出症的常用方剂有八味肾气丸、独活寄生汤、甘姜苓术汤、羌活胜湿汤、身痛逐瘀汤、四藤一仙汤、脊瓜汤等,这里将脊瓜汤进行重点介绍。

脊瓜汤原名脊膝续断汤,为国医大师吕仁和的经验方。其药物组成为:狗脊、续断、牛膝、桑寄生、木瓜,该方源于清代景冬旸《嵩崖尊生全书》中的立愈汤,"杜仲五钱,故纸四钱,草薢三钱半,续断二钱,牛膝三钱,狗脊一钱(去毛),木瓜一钱半,炙草五分,胡桃一两五钱(一半同药煎,一半嚼下),酒两碗煎,加盐下,连二服立愈,戒房事",用于治疗一切腰痛。原文论曰:"若夫腰引项脊,尻背如重状……须温散"。经过不断实践,在原药物组成中加入桑寄生、木瓜,将此方更名为脊瓜汤。其中《神农本草经》载:"(桑寄生)主腰痛……充肌肤,坚发齿,长须眉",《神农本草经》言续断可"续筋骨",两者均入肝、肾二经,合用则补肝肾、强筋骨力彰,但吕仁和教授认为怀牛膝有肾毒性,故临床常代以川牛膝;狗脊配伍续断、桑寄生,能增强补肝肾之力;木瓜有舒筋活络、和胃化湿的功效,古人常以木瓜、牛膝同用,治疗肢体痿痹、屈伸不利。后吕仁和教授的学术继承人赵进喜教授将该方与小柴胡汤合用,组成柴胡脊瓜汤,亦可资参考。

四、专病高效方

补肾强筋止痛方

怀牛膝 30 克、桑寄生 30 克、续断 30 克、木瓜 30 克、狗脊 30 克、桂枝 20～30 克、青风藤(忍冬藤)15～30 克、石韦 30 克、桔梗 15～30 克、刘寄奴 30 克、延胡索 15～30 克、徐长卿 15～30 克、制川乌 5～10 克、炒黄柏 15～30 克、炒白芍 15～30 克、炙甘草 15 克。

本方是笔者在吕仁和教授的脊瓜汤基础上加减而成。方中桑寄生、续断均入肝、肾二经,两者配伍则补肝肾、强筋骨之力愈彰;狗脊配伍续断、桑寄生,可增强补肝肾之力,三者共奏强腰壮骨之功;怀牛膝补肝肾、强筋骨,木瓜舒筋活络、化湿和胃,牛膝偏于补肾,木瓜偏于补脾,两者合用则肝、脾、肾三脏同补;川乌、桂枝温通经脉;刘寄奴、桔梗、延胡索活血通经、散瘀止痛;青风藤、忍冬藤、徐长卿祛风湿、止痛;黄柏苦寒燥湿,制约温补之药;石韦专利腰间之水,为特殊用药。全方配伍,共奏补肾强筋、温阳散寒、活血通络止痛之功。

临证时,可随症加减。局部寒冷者,加细辛 6 ~ 10 克、制附子 5 ~ 15 克;腰困身重者,加茯苓 30 克、白术 30 克,或薏仁 30 ~ 60 克;局部瘀血(痛点相对固定)者,加血竭 3 ~ 6 克(冲服)、赤芍 15 ~ 30 克;久病不缓解者,加乌梢蛇、五花蛇等(黄酒煎)。

五、临证备要

(1)立方基础:补肾为先、祛风祛湿、温阳散寒、兼顾止痛。

(2)结合影像学检查结果,分清病情的缓急,尤要重视利水。

(3)重视特殊中药的应用:①忍冬藤对风湿痹痛类疾病有良好的祛风湿、止痛、散结作用。②桔梗,《神农本草经》言其"主胸胁痛如刀刺,腹满肠鸣幽幽,惊恐悸气",仲景言其可治"血痹",因此其活血、止痛、安神作用不可忽视。③石韦可用于治疗颈椎病、腰椎病伴有水肿者,效果良好。④刘寄奴味苦、辛,性温,归心、肝、脾经,有活血通经、散瘀止痛、止血消肿、消食化积之效,能够改善腰椎间盘突出所引起的疼痛,对前列腺引起的瘀滞疼痛亦有良好的疗效。

六、病案举隅

官某,男,34 岁,2021 年 10 月 30 日就诊。主诉:腰痛 1 年余,加重 1 个月。患者 1 年前因长时间伏案久坐导致腰骶部刺痛明显,伴活动轻度受限,以不能弯腰为主。无外伤史,无臀部及下肢放射性疼痛、麻木等其他不适,未予重视。1 个月前晨起时,突发腰骶部刺痛感加重,卧床休息后缓解不明显,查腰椎 MRI 示:腰椎间盘突出。现症见:腰骶部刺痛,伴活动轻度受限。自觉腰部发凉,晨起腰痛明显,伴足冷,尿黄不畅,舌暗红,苔白腻,左脉沉弱,右脉沉滑。西医诊断:腰椎间盘突出症;中医诊断:腰痛(肾阳不足、瘀血阻络)。治以补肾温阳、活血通络之法。方用补肾强筋止痛方加减,拟方如下:怀牛膝 30 克、狗脊 30 克、木瓜 30 克、姜黄 25 克、桔梗 15 克、赤芍 25 克、鸡血藤 25 克、桂枝 15 克、徐长卿 15 克、威灵仙 20 克、盐黄柏 15 克、细辛 5 克、炒白术 30 克、刘寄奴 30 克、忍冬藤 30 克、干姜 10 克、炙甘草 15 克。7 剂,水煎服,每日 1 剂。

2021 年 10 月 7 日二诊:患者服药后腰痛、腰凉减轻,仍感小便不畅。于原方基础上加独活 25 克、石韦 20 克。继服 14 剂。

2021 年 10 月 21 日三诊:患者诉腰痛、腰凉大减,小便通畅,余无特殊不适。

【按语】该患者以腰骶部有刺痛感、腰部发凉为主要症状,伴见足冷,考虑为肾阳不足,经脉阻滞,气血运行不畅。故立方以补肾为先,辅以祛风祛湿、温阳散寒、活血通络,兼顾止痛为基础,拟补肾强筋止痛方。方中狗脊、怀牛膝、桑寄生补肝肾、强筋骨;刘寄奴、桔梗、姜黄活血通经、散瘀止痛;忍冬藤、徐长卿祛风湿、止痛;木瓜舒筋活络;细辛、桂枝温通经脉、止痛;鸡血藤养血活血;威灵仙通行十二经脉;白术、干姜健脾除湿、强腰膝;赤芍活血;黄柏苦寒燥湿,制约温补之药。二诊加石韦,一则为通利小便,一则为特殊用药,并加独活,以加强祛风止痛之力。全方配伍,共奏补肾强筋、温阳散寒、活血通络、止痛之功。

第 19 讲　痤　疮

痤疮,是一种毛囊、皮脂腺的慢性炎症性皮肤疾病,属于中医学"肺风粉刺"范畴,西医学认为本病的发生与遗传、内分泌、毛囊皮脂腺导管角化、痤疮丙酸杆菌繁殖、炎症和免疫等因素有关。中医多从热证、实证立论,认为本病的病机主要涉及与肺经风热、脾胃积热、血热偏盛等,治疗上亦多推崇苦寒清泄之法,以清脏腑内热为主。寒热偏性对痤疮治疗有一定影响,如偏寒易治,偏热难治,临证皆需兼顾之。

一、西医病因

痤疮的发病机制仍未完全阐明。遗传、雄激素诱导的皮脂大量分泌、毛囊皮脂腺导管角化、痤疮丙酸杆菌繁殖、免疫炎症反应等因素都可能与之相关。部分患者的发病还受遗传、免疫、内分泌、情绪及饮食等因素影响。

1.毛囊及皮脂腺导管上皮的过度角化

皮脂为毛囊内痤疮丙酸杆菌等微生物的生长提供油脂及厌氧环境,痤疮丙酸杆菌可水解皮脂中的甘油三酯为游离脂肪酸,刺激毛囊导管处角质形成细胞增殖与角化过度,后者使皮脂排泌受阻,当皮脂、角质栓等堆积在毛囊口时即形成粉刺,堵塞毛孔是痤疮发生的始动环节。其他如胰岛素、生长激素等也与痤疮发生密切相关。

2.皮脂腺大量分泌

毛囊皮脂腺作为皮肤独立的内分泌组织,受性激素调控。青春期后体内雄激素水平增高或雄、雌激素水平失衡可使皮脂腺增大及皮脂分泌增加。皮脂腺大量分泌脂质被认为是痤疮发生的前提条件。另外,脂质成分的改变如过氧化鲨烯、蜡酯、游离脂肪酸含量增加,不饱和脂肪酸比例增加及亚油酸含量降低等也是导致痤疮发生的重要因素。

3.微生物(痤疮丙酸杆菌、马拉色菌)的定植

毛囊导管的堵塞,一方面会导致皮脂腺的大量淤积,生活在毛囊导管里的两种主要微生物——痤疮丙酸杆菌和马拉色菌,可以将甘油三酯分解成脂肪酸作为营养;另一方面会挤压毛囊壁,导致毛囊内压力增加,继而导致缺氧,缺氧会导致厌氧的痤疮丙酸杆菌大量繁殖。此外,痤疮丙酸杆菌产生的一些低分子多肽不仅可趋化中性粒细胞产生水解酶,还可通过激活角质形成细胞和皮脂腺细胞 TOLL 样受体,使 TLR2、TLR4 表达增加,调节 IL－1α 及 TNF－α 等促炎症因子产生,引起下游系列级联反应。

4.炎症和免疫反应

炎症反应使毛囊壁损伤破裂,各种毛囊内容物溢入真皮,引起毛囊皮脂腺单位周围炎症,出现从炎性丘疹到囊肿性损害的系列临床表现。毛囊皮脂腺导管角化异常、炎症和免疫反应是痤疮的主要病理特征,且炎症反应贯穿了疾病的全过程。

二、中医病因病机

1.肺经风热

肺为娇脏,不耐寒热,易被邪侵,肺部感受风邪或过食辛辣油腻之品,生湿生热,瘀阻肌肤而发。

2.胃肠湿热

手阳明大肠经和足阳明胃经均上行于面部,素体胃肠有热,或暑热侵犯胃肠,或饮食不节,过食辛辣、肥甘厚味,使胃肠积热或湿热内蕴,循经上攻于颜面,聚于毛孔而发。痤疮患者中,有很大一部分伴有便秘,亦是因为胃肠积热或湿热。

3.痰瘀互结

肾阴不足,肺胃血热,日久煎熬津液为痰;阴虚血行不畅为瘀,痰瘀互结于面部而出现结节、囊肿和瘢痕。

4.肾阴不足

肾为先天之本,主封藏,主人之生长发育与生殖。其中由肾产生的天癸是直接影响人体生长发育与生殖功能的物质,素体肾阴不足,肾之阴阳平衡失调,会导致女子二七和男子二八时相火亢盛,天癸过旺,过早发育,面生粉刺。

5.肝郁、冲任不调

部分女性患者常在月经前后发作或加重,或可伴有月经失调、痛经等,即与

冲任失调有关。女性易生气、抑郁、烦躁、恼怒,可致肝郁化火,冲任失调,肝火挟冲任之血热上攻于颜面,火郁局部则发为痤疮。

三、中医治则

痤疮的主要治疗原则属于泻法的范畴,包括清热、疏风、除湿、化痰、散结、泻下等,从脏腑经络来看,有宣肺、清心、健脾、疏肝、清泻三焦、调理冲任等,现将痤疮的治则陈述如下。

1. 从风论治

《黄帝内经》云:"劳汗当风,寒薄为皶,郁乃痤";《石室秘录》云:"粉刺之症,乃肺热而风吹之";《儒门事亲》《外治寿世方》中有"风刺"的记载,由此认为古代医家注重从风论治本病。从风论治又分为风热和风寒,疏散风寒常用防风、白芷、荆芥等;发散风热常用菊花、薄荷、蝉蜕、牛蒡子等。

2. 从肺论治

本病的主证为肺经风热,手太阴肺经起于中焦而上行过胸,肺经有热,则循经上熏,壅于胸面,故胸面生疹。《医宗金鉴·外科心法要诀》云:"肺风粉刺,此症由肺经血热而成",临床见颜面、胸背散在红粟,呈淡红或鲜红色,或伴痒痛,舌红,苔薄黄,脉浮数。治宜清肺散热,主要药物有黄芩、桑白皮、枇杷叶、甘草、栀子、连翘、金银花、黄连、白花蛇舌草、生地黄、牡丹皮等。其中使用频次最高的为黄芩、桑白皮和枇杷叶,亦为各代医家常用的清肺热药。

3. 从脾胃论治

本病可因胃肠湿热、脾虚湿热及肺胃湿热所致。足阳明胃经起于颜面而下行过胸,胃经积热,则循经上行,滞于胸面,而生痤疮。临床见皮疹红肿疼痛,或有脓疱,伴口臭、大便黏滞不爽、纳呆、尿黄,舌红,苔黄腻,脉滑数等。常用药物有黄芩、栀子、茵陈、黄连、大黄、薏苡仁、甘草、桑白皮、连翘、金银花、蒲公英、生地黄等。

4. 从肝和冲任论治

本病的主证为肝经郁热、冲任失调,临床以伴有痛经、月经不调等为主。常用药物有益母草、香附、当归、柴胡、白芍、红花、丹参、女贞子等。

四、专病高效方

甘草泻心汤

伤寒中风,医反下之,其人下利日数十行,谷不化,腹中雷鸣,心下痞硬而满,干呕、心烦不得安。医见其心下痞,谓病不尽,复下之,其痞益甚。此非结热,但以胃中虚,客气上逆,故使硬也,甘草泻心汤主之。(《伤寒论》)

狐惑之为病,状如伤寒,默默欲眠,目不得闭,卧起不安。蚀于喉为惑,蚀于阴为狐,不欲饮食,恶闻食臭,其面目乍赤、乍黑、乍白。蚀于上部则声喝,甘草泻心汤主之。(《金匮要略》)

甘草四两(炙),黄芩三两,干姜三两,半夏半升(洗),大枣十二枚(擘),黄连一两。

上六味,以水一斗,煮取六升,去滓;再煎取三升。温服一升,日三服。

甘草泻心汤所治痤疮以口唇周围或下颌为主,颜色偏红,或丘疹样改变,也可以口周炎为主,或伴有鼻头炎症,以青少年及中年女性多见。口唇周围及下颌为阳明经所过之处,其经脉起于颜面下行过胸,阳明经多气多血,且当今之人平素多饮食失节,或嗜食辛辣及肥甘厚味,酿生湿热,熏蒸于面,或贪图冷饮,使热邪不能外散,积于胃肠,上熏于面。《肘后备急方》谓:"年少气盛,面生疱疮"。叶天士言:"苦寒能清热除湿,辛通能开气泄浊。"故施以经验方:生甘草15~30克、黄芩15~30克、黄连5~15克、党参10~15克、清半夏10~20克、干姜6克,常配赤小豆当归散(赤小豆20~30克、当归10~15克)、桂枝10~15克、生牡蛎30~45克、白芥子10~20克、威灵仙15~20克、丹参20克、白芷20克。大便干燥者配生薏苡仁30~50克,或大黄3~5克、茵陈10~20克、藿香10~20克、一般3周左右即可治愈。

赤小豆当归散

病者脉数,无热微烦,默默但欲卧,汗出。初得之三四日,目赤如鸠眼,七八日目四眦黑,若能食者,脓已成也,赤小豆当归散主之。(《金匮要略》)

下血,先血后便,此近血也,赤小豆当归散主之。(《金匮要略》)

赤小豆三升(浸令芽出,晒干),当归三两。

上二味,杵为散,浆水服方寸匕,日三服。

《金匮玉函经二注》言:"用赤豆、当归治者,其赤小豆能消热毒,散恶血,除烦排脓,补血脉,用之为君;当归补血、生新去陈为佐;浆水味酸,解热疗烦,入血为使也。"因此,临证治疗痤疮时常合赤小豆当归散以除湿化瘀、清热解毒、消肿止痛,且仲景用以治狐惑病"脓已成"及先血后便之"近血",均与湿热毒邪郁积有关,清代程云来言:"当归主恶疮疡,赤小豆主排痈脓,浆水能调理脏腑,三味为治痈脓已成之剂。"

赤小豆当归散以其活血排脓之效可用于诸多痈证,赤小豆除湿效果强于薏苡仁,常用量为 20 ~ 30 克、当归为 15 ~ 30 克,可广泛用于面部痤疮、各类皮肤病等,尤其是囊肿型痤疮较为适宜。

麻黄杏仁薏苡甘草汤

病者一身尽疼,发热,日晡所剧者,名风湿。此病伤于汗出当风,或久伤取冷所致也,可与麻黄杏仁薏苡甘草汤。(《金匮要略》)

麻黄(去节)半两(汤泡),甘草一两(炙),薏苡仁半两,杏仁十个(去皮尖,炒)。

上剉麻豆大,每服四钱匕,水盏半,煮八分,去滓,温服。有微汗,避风。

麻黄杏仁薏苡甘草汤治疗痤疮,其病机当如《黄帝内经》言,由于汗出外感风寒湿邪加郁(瘀)所致,如《素问·生气通天论》言:"汗出见湿,乃生痤痱",王冰注曰:"时月寒凉,形劳汗发,凄风外薄,肤腠居寒,脂液遂凝,稽于玄府,依空渗涸,皶刺长于皮中,形如米,或如针,久者上黑,长一分,余色白黄而瘦于玄府中,俗曰粉刺,解表巳。"薛雪于《医经原旨》言:"形劳汗出,坐卧当风,寒气薄之,凝液为皶,即粉刺也。若郁而稍大,乃成小按,是名曰痤。凡若此者,皆阳气不固之使然。"

麻黄杏仁薏苡甘草汤可轻清宣化、解表祛湿,适于痤疮偏寒湿夹瘀者,其症见痤疮以面部为主,也可见前胸及后背等处,颜色偏暗,热不明显,出汗不畅或出汗偏少,皮肤油脂偏多,受风、受寒后症状加重,形体偏胖,舌质淡,苔白腻。

麻黄连翘赤小豆汤

伤寒瘀热在里,身必发黄,麻黄连翘赤小豆汤主之。(《伤寒论》)

麻黄二两(去节),连翘二两,杏仁四十个(去皮尖),赤小豆一升,大枣十二枚(擘),生梓白皮一升(切),生姜二两(切),甘草二两(炙)。

上八味,以潦水一斗,先煮麻黄再沸,去上沫,内诸药,煮取三升,去滓,分温三服,半日服尽。

麻黄连翘赤小豆汤解表、清热、利湿并重,其用于治疗痤疮,病机与麻黄杏仁薏苡甘草汤相似,但本方瘀热较重,兼夹风、寒、湿蕴结,气血不通,瘀而不散,结于面部,痤疮乃见。尤在泾言:"此亦热瘀而未实之证,瘀热在里者,汗不得出而热瘀在里也,故与麻黄、杏仁、生姜之辛温,发越其表;赤小豆、连翘、梓白皮之苦寒,以清热于里;大枣、甘草甘温悦脾,以为散湿驱邪之用。"

本方治疗痤疮主要指征为湿热加瘀,痤疮颜色偏暗或偏红,或呈红色丘疹样皮损或囊肿较为明显,但出汗不畅或出汗偏少,皮肤油脂偏多,舌质淡或红,舌苔白腻或黄腻。麻黄连翘赤小豆汤中麻黄常用5~10克、杏仁10~20克、赤小豆15~30克、连翘10~30克,可加荆芥20克、白芷30克、丹参30克、白芥子20克、当归15克、赤芍20克等。

柴胡桂枝干姜汤

伤寒五六日,已发汗而复下之,胸胁满微结,小便不利,渴而不呕,但头汗出,往来寒热,心烦者,此为未解也,柴胡桂枝干姜汤主之。(《伤寒论》)

组成:柴胡半斤,桂枝三两,干姜二两,栝楼根四两,黄芩三两,牡蛎二两(熬),甘草二两(炙)。

上七味,以水一斗二升,煮取六升,去滓,再煎取三升,温服一升,日三服。初服微烦,复服汗出便愈。

刘渡舟于《伤寒论十四讲》中言:"用本方和解少阳兼治脾寒,与大柴胡汤和解少阳兼治胃实相互发明,可见少阳为病影响脾胃时,需分寒热、虚实不同而治之。"并言"治胆热脾寒,气化不利,津液不滋所致腹胀、大便溏泻、小便不利、口渴、心烦,或胁痛控背、手指发麻,脉弦而缓,舌淡苔白等症。"

本方适用于上热下寒体质,即肝热脾虚,或肝热脾寒,或胃热脾寒,或上热下寒之证,因而其用于治疗痤疮时,也对应为上焦热,如痤疮偏红或舌质红,苔黄腻、心烦、急躁易怒等;及下焦或下半身寒,症见下半身或手足发凉,经行腹冷痛或少腹发凉,或大便偏稀,此时当以柴胡桂枝干姜汤为基本方,且方中许多药物临床均有清热或软坚散结的作用,如柴胡疏肝理气、解郁,黄芩清肺热,桂枝温散通络,干姜温里散寒,生牡蛎软坚散结,天花粉清热生津、软坚散结,还可配赤小豆当归散、桂枝茯苓丸等。

桂枝茯苓丸

妇人宿有癥病,经断未及三月,而得漏下不止,胎动于脐上者,为癥痼害。妊娠六月动者,前三月经水利时,胎也。下血者,后断三月癥也。所以血不止者,其癥不去故也,当下其癥,桂枝茯苓丸主之。(《金匮要略》)

桂枝、茯苓、牡丹(去心)、芍药、桃仁(去皮尖,熬)各等份。

上五味,末之,炼蜜和丸如兔屎大,每日食一丸,不知加至三丸。

本方可温阳活血、化瘀散结。方中桂枝为君,取其辛温能温通血脉、化瘀行滞;桃仁甘苦而平,能活血化瘀,助桂枝化瘀消癥为臣;牡丹皮、芍药既能活血化瘀,又能凉血清热,茯苓利水渗湿、健脾益胃,共为佐药。以上五味合用,共奏活血化瘀、消癥之功。

桂枝茯苓丸临证以面色红或甚者面色发暗,疮体饱满硬结,久不消散;或面色发青,两目黯黑;或面部皮肤粗糙、干燥,舌质暗紫或暗淡,舌边紫色,舌底静脉怒张等为基本症候。临证常在此基础上加白芷 20 ~ 30 克、丹参 20 ~ 30 克、白芥子 20 ~ 30 克、薏苡仁 30 克、当归 15 克、白僵蚕 10 克、清半夏 15 克、楮实子 20 克、威灵仙 20 克、皂角刺 20 ~ 30 克等。桂枝茯苓丸除治疗痤疮外,亦可用于治疗酒渣鼻、睑腺炎、毛囊炎等见上述征象者。湖南名医彭坚治疗痤疮常以桂枝茯苓丸加大黄为基本方,痤疮散大、红肿为甚者,则合五味消毒饮;痤疮硬结、分泌物多者,合仙方活命饮;痤疮密集、油脂较多者,合黄连解毒汤;手足冷、舌质暗者,改桂枝为肉桂,以加强通阳作用;大便稀溏者,去大黄,酌加干姜;月经提前、量多、色红者,合犀角地黄汤以凉血;皮肤油脂甚多者,加猪牙皂以化痰。

五、临证备要

1. 痤疮的辨证

痤疮的辨证应从皮损部位、皮损特点、体质禀赋和兼症着手。

(1)辨部位:皮损生于前额者,与胃有关;生于口周者,与脾有关;生于两颊者,与肝有关;发于胸部者,与任脉有关;发于背部者,与督脉有关。

(2)辨皮损:粉刺、脓疱、结节、囊肿等是痤疮的基本皮损。粉刺有黑头、白头之分,以肺经湿热瘀滞为多,黑头粉刺乃湿重于热,白头粉刺乃热重于湿;脓疱乃偏食辛、辣、甘、腻之品,以致热毒炽盛,循经上壅于面、胸所致;结节乃血瘀气滞而生;囊肿乃痰湿、血瘀互结而成。除此之外,痤疮色鲜红、明显形成脓疱者属表热;痤疮色暗红、紫红者属血瘀。

(3)辨体质:痤疮患者体质多为湿热、燥热两种类型。湿热者,症见体型或胖或瘦,多恣食肥甘厚味,面部皮肤油腻,皮疹以脓疱、结节为主,伴口干、口苦,大便时溏时结,尿赤,舌质红,苔厚腻而黄;燥热者,症见形体瘦弱,面部皮肤潮红,皮疹以丘疹、粉刺为主,自觉口燥咽干、烦热,舌体瘦,质红,苔黄少津。

(4)辨兼证:痤疮的病位多在肺、胃,属阳证、热证者多,其发生常与患者胃肠功能和女性生殖生理有关,临证之时需辨大便与月经。肺移热于大肠或平素胃火偏盛,灼伤阴液,则大肠失润,常见便秘(便秘当分阳明燥热便秘、阴亏便结)。女性月经不调而兼乳胀者,宜从肝冶;兼腹痛者,治宜从肾或冲任入手。

2. 痤疮的治疗

痤疮表现以热证为多,单纯清热虽见效很快,但易伤脾阳,且易复发。临证观察,患者大多寒热错杂,或上热下寒,且不同部位的痤疮,涉及的脏腑亦有所不同。如下颌及口唇周围见症为阳明胃火旺盛所致,鼻尖见症则为肺热所致,此两型最为多见,且治疗效果良好。额头属于肺热,多以粉刺或小米粒为主,治疗时往往见效较慢;发际疮则较为顽固,需特殊用药(如漏芦)。

六、病案举隅

乔某,女,33岁,2018年1月7日初诊。主诉:面部痤疮反复发作3年余,四处求诊,但收效甚微。患者形体丰腴,平素嗜食辛辣肥甘。现症见:痤疮,以口角及下颌较多,突出皮面,色暗红,不痒,可见多处陈旧性痘印,纳可,夜眠尚可,大便时干时稀,小便正常,舌红,苔薄黄。中医诊断:痤疮(上热下寒)。治以补脾胃、泻阴火,调和寒热之法。方选甘草泻心汤加减,拟方如下:甘草20克、黄芩25克、黄连6克、党参12克、清半夏20克、赤小豆25克、白芷30克、丹参30克、生牡蛎30克、赤芍25克、炒鸡内金15克、山楂15克、防风10克、升麻10克、藿香15克、干姜6克、桂枝10克。嘱患者自煎时纳生姜3片,大枣2枚。共5剂,水煎服,每日1剂,早、晚分服。

2018年1月12日二诊:面部痤疮较前好转,未再生新疮,继服上方7剂。

2018年1月19日三诊:大部分痤疮已消退,下颌处留有淡红色痘印,诉自觉全身皮肤瘙痒,大便恢复正常。上方去藿香,调黄芩为22克,加乌梅20克、青风藤15克、徐长卿15克,继服7剂。

2018年1月26日四诊:诉全身皮肤瘙痒感消失,痤疮已愈,未再生新疮。嘱患者继服上方3剂以巩固疗效。3个月后随访未复发。

【按语】痤疮的发病与阴火上冲、寒热错杂密切相关,常以脾虚阴火上冲或熏蒸为病因,寒热、虚实错杂为核心病机,故其治必以寒热并用、辛开苦降、补土伏火为主,辅以引火归原。故本案用大量生甘草,一则降火解毒,二则与党参、大枣相合,有"补土伏火",或"甘温除热"之意;黄芩、黄连苦寒以降火解毒、燥湿,干姜辛温,温中散寒,防止黄芩、黄连苦寒伐胃;半夏辛开散结;又加入升麻、防风、白芷、桂枝等具发散作用的风药,一者疏在表之瘀滞,促邪透发,二者风能胜湿,以助化湿药之功,湿邪去则相火得以疏通,且白芷有散结之功,与牡蛎、丹参配伍为治痤疮散结的主药,与鸡内金、山楂配伍,其消食化积、散结之效更好;赤芍凉血化瘀。如此配伍,则全方寒热并用,辛开苦降、化湿清热、化瘀散结而收功。另外,对于痤疮面部瘙痒者,可配荆芥、徐长卿以祛风止痒。

第 *20* 讲　带状疱疹

带状疱疹是一种由水痘－带状疱疹病毒引起的沿周围神经分布的以簇集性小水疱为主要特征的病毒性皮肤病。对此病毒无免疫力的儿童被感染后,可发生水痘。由于病毒具有亲神经性,感染后可长期潜伏于脊髓神经后根神经节的神经元内,被感染者成为病毒携带者而不出现症状,当抵抗力低下或劳累、感染、感冒时,病毒可再次生长繁殖,并沿神经纤维移至皮肤,使受侵犯的神经和皮肤产生强烈的炎症。本病具有三大典型特征,即成簇水疱;身体单侧带状分布,痛如火燎;急性疱疹性皮肤病。

一、西医病因

1. 发病机制

人是水痘－带状疱疹病毒的唯一宿主,病毒经呼吸道黏膜进入血液形成病毒血症,发生水痘或呈隐性感染,病毒长期潜伏在脊髓后根神经节或颅神经感觉神经节内。当机体受到某种刺激(如创伤、疲劳、恶性肿瘤或病后虚弱等)导致抵抗力下降时,潜伏病毒被激活,沿感觉神经轴索下行,到达该神经所支配区域的皮肤内复制,产生水疱,同时受累神经发生炎症、坏死,产生神经痛。本病愈后可获得较持久的免疫,故一般不会再发。

2. 典型表现

发疹前可有轻度乏力、低热、纳差等全身症状,患处皮肤自觉灼热或者神经痛,触之有明显的痛觉敏感,持续 1～5 天,亦可无前驱症状即发疹。好发部位依次为肋间神经、脑神经和腰骶神经支配区域。患处常首先出现红斑,很快出现粟粒至黄豆大小的丘疹,簇状分布而不融合,继之迅速变为水疱,疱壁紧张发亮,疱液澄清,外周绕以红晕,各簇水疱群间皮肤正常。皮损沿某一周围神经呈带状排列,多发生在身体的一侧,一般不超过正中线。

神经痛为本病特征之一，可在发病前或伴随皮损出现，老年患者常较为剧烈。病程一般 2～3 周，水疱干涸、结痂脱落后留有暂时性淡红斑或色素沉着。

二、中医病因病机

中医典籍里带状疱疹有"缠腰火丹""串腰龙""蛇串疮""蜘蛛疮""火带疮"等多种名称，多因劳逸过度、情志内伤、气滞血瘀、年老体虚等因素引起。初期以湿热火毒为主，后期是正虚血瘀兼夹湿邪。《诸病源候论》载："甄带疮者，绕腰生。此亦风湿搏于血气所生，状如甄带，因以为名。又云：此疮绕腰匝，则杀人。"《证治准绳·缠腰火丹》曰："试问缠腰生疮，累累如串珠，何如？曰是名火带疮，亦名缠腰火丹。"《外科大成·缠腰火丹》云："俗名蛇串疮，初生于腰，紫赤如疹，或起水疱，痛如火燎。"《医宗金鉴》云："缠腰火丹蛇串名，干湿红黄似珠形，肝心脾肺风热湿，缠腰已变不能生。"《疮疡经验全书·火腰带毒》云："火腰带毒，受在心、肝二经，热毒伤心，流于膀胱不行，壅在皮肤，此是风毒也。"《外科大成·缠腰火丹》云："缠腰火丹，一名火带疮，俗名蛇串疮。初生于腰，紫赤如疹，或起水疱，痛如火燎。由心肾不交，肝内火炽，流入膀胱而缠带作也。宜内疏黄连汤清之；壮实者，贵金丸下之。"《杂病源流犀烛》云："缠腰火丹者，即火带疮，由心肾不交，肝火内炽，流入膀胱，缠于带脉，故在腰间生疮，累累如珠，如束带者然。"

三、中医治则

中医治疗带状疱疹的方法颇多，无论内服、外用以及针灸等，都体现了中医治疗本病的独特优势。治疗本病的常用内治法有：①清热疏风解表，方选银翘散；②清肝胆湿热，方选龙胆泻肝汤；③健脾祛湿，方选五苓散、胃苓汤；④行气散瘀，方选红四物汤、血府逐瘀汤；⑤清肝治血，方选瓜蒌红花甘草汤。

瓜蒌红花甘草汤最早见于孙一奎所著的《医旨绪余》。书中记录了其师黄古潭治疗"胁痛"的一则医案，此案虽被后世医家时常引用，但未引起广泛重视，直到现代邹孟城、郭永来、何绍奇等名医将其用以治疗带状疱疹且屡收捷效，才得以闻名。

该医案载患者平素"性多躁暴"，复因受热、过劳，湿热火毒内侵，致使肝气郁结，经络不通，加上湿热灼伤肝经脉络而致"左胁痛"，故为本案病名。肝经火毒外溢，湿热邪毒蕴积肌肤，形成"皮肤上一片红如碗大，发水疱疮三五点"之蛇串疮。一诊时，医家投以苦寒燥湿、清热、疏肝、破气行郁之黄连、青皮、柴胡等药,欲发越肝经郁火,却反致火毒愈烈,皮肤水疱增多。二诊仍以前方加味,又以白矾研末,井水调敷患处,更致火邪发越,"胁中痛如钩摘之状",疱疹"增至百数"。在这种情况下孙一奎记录:"乃载归以询先师黄古潭先生。先生观脉案药方,哂曰:切脉认病则审矣,制药订方则未也"。医案中患者肝经郁热极重,火势滔天,"有烧眉心急,叠卵之危",但是前医用黄连、龙胆草之类的苦寒药与病邪正面交锋,"是谓驱羊搏虎",反致病症加重。"为订一方,以大瓜蒌一枚,重一二两者,连皮捣烂。加粉草二钱,红花五分",服后收疮敛痛消"一剂而愈"之效。

此案水疱发于外者,是为肝热久郁,不得发越乃侮所不胜之肺而成。皮毛属肺,皮腠为之破溃,火毒从此外泄。主药的选择尤为重要,应该合乎两个条件:一是肝、肺同治,二是要给邪出路。黄古潭在主药选择上别出心裁,选用瓜蒌,《重庆堂随笔》云:"瓜蒌实润燥开结,荡热涤痰,夫人知之,而不知其疏肝郁、润肝燥、平肝逆、缓肝急之功有独擅也。"方中甘草,《神农本草经》称其治"金疮肿,解毒",《本草纲目》曰其"降火止痛",适宜治疗带状疱疹所致的疼痛,并配合瓜蒌达到标本兼治的目的。方中红花活血通经、祛瘀止痛,用量很少,作为引经药。本方对带状疱疹轻症治疗效果较好,治疗重症时须另辟蹊径才能获得良效。

四、专病高效方药

(一)高效方

清带止痛方

土茯苓30~50克、栀子15~30克、连翘30克、玄参15~30克、桔梗15~25克、天花粉15~30克、青风藤15~30克、鸡血藤30克、延胡索15~30克、知母15~30克、炒白芍15~30克、桂枝10~20克、徐长卿15~30克、甘草15~30克、鸡内金15克。

本方为治疗带状疱疹的专病高效方。方中以土茯苓、栀子、连翘清热解毒止痛,配以天花粉、玄参、白芍、知母滋养阴液,延胡索、徐长卿行气止痛;桔梗行气、解毒、通利,《神农本草经》谓其"主胸胁痛如刀刺",《本草经疏》亦谓:"伤寒邪结胸胁,则痛如刀刺,(桔梗)辛散升发,苦泄甘和,则邪解而气和,诸证自退矣。"藤类药物如青风藤、鸡血藤可祛风除湿、养血通络、止痛。诸药合用,共奏清肝泻火解毒、滋阴、通络止痛之功。临床可以根据病变部位及症状进行加减,如侵犯三叉神经者,加龙胆草 10 ~ 20 克、夏枯草 30 克;伴有结膜炎、角膜炎症,加菊花20 ~ 30 克、桑叶 15 ~ 30 克、蒲公英 15 ~ 30 克;胸胁部病变者,加丝瓜络 15 ~ 30 克、旋覆花 15 ~ 30 克、瓜蒌 15 ~ 30 克;颈项部及上肢病变者,加桑枝 30 克、木瓜 30 克;水疱明显者,加车前子 30 克、茯苓 30 克;发热者,加生柴胡 15 ~ 30 克、连翘 15 ~ 30 克、黄芩 30 克、甘草 20 克。

(二)特色用药

土茯苓 味甘、淡,性平,归肝、胃经,有除湿、解毒、通利关节之效。用于湿热淋浊、带下、痈肿、瘰疬、疥癣、梅毒及汞中毒所致的肢体拘挛、筋骨疼痛。《本草正义》载:"(土茯苓)性又利湿去热,故能入络搜剔湿热之蕴毒。其解水银、轻粉毒者,彼以升提收毒上行,而此以渗利下导为务,故为专治杨梅毒疮深入百络,关节疼痛,甚至腐烂,又毒火上行,咽喉痛溃,一切恶症。"今主要用其降尿酸。土茯苓的止痛作用,来源于清代医家孟文瑞所撰之《春脚集》,其所列立愈汤可从痰、从瘀治疗头痛,药用何首乌、土茯苓、天麻、当归、防风。原书记载主治"一切头痛,不拘正痛,或左或右偏痛"。后世医家受此启发,将土茯苓用于治疗水痘 – 带状疱疹病毒引起的神经疼痛,有解毒除湿、止痛双重效果。经临证验证,土茯苓用量宜大,常用 30 ~ 50 克。

栀子 味苦,性寒,归心、肺、三焦经,有泻火除烦、清热利湿、凉血解毒的功效,外用可消肿止痛。《神农本草经》言:"主五内邪气、胃中热气、面赤、酒疱皶鼻、白癞、赤癞、疮疡"。仲景及后世医家常用栀子清肝胆湿热,治疗肝胆湿热郁蒸引起的黄疸;湿热下注引起的尿血、热淋、局部肿痛等。现代药理学研究发现,栀子具显著的抗炎镇痛、保肝利胆、消肿解热等作用。笔者临床验证,栀子治疗带状疱疹时必须生用,且用量宜大,以 15 ~ 30 克为佳,不仅能清热泻火、解毒除烦,而且具有明显的止痛之效。

五、临证备要

湿热毒邪是带状疱疹发病的基本因素,因而清热解毒、化湿除湿是治疗本病组方的基本思路,用药应尽量兼顾清热、解毒、除湿、止痛等作用,如土茯苓、栀子在本病中的应用。

神经痛是带状疱疹的主要症状,疼痛明显者,常选用延胡索 15 ~ 30 克、徐长卿 15 ~ 30 克、川楝子 15 克、桔梗 10 ~ 25 克等取行气、活血止痛之效。同时,亦不可忽视藤类药物祛风、除湿、通络、止痛的作用。在外用药方面,还应重视扶他林软膏(双氯芬酸二乙胺乳胶剂)、抗病毒软膏的配合使用。

临证治疗带状疱疹时,要重视疱疹与疼痛之间的关系。疱疹的治疗重点并非用利水渗湿药消除水疱,反而要注意避免因水疱的渗出而导致的神经营养缺失,是症属热毒伤阴,因而治疗时不但不能利水,反要加强养阴药的应用,但此点常被医家所忽略。临证可配伍天花粉30克、玄参30克、鸡血藤30克、甘草25克、炒白芍25克、知母30克等滋阴养阴、解毒。

六、病案举隅

闫某,女,69岁,2018年5月15日就诊。主诉:左上肢带状疱疹2个月。患者2个月前患左上肢出现带状疱疹,用药后皮损好转,但遗留疼痛难忍,不能解衣脱袖,夜间尤甚,用各种药物无效,伴以口干、失眠,苔黄而干,脉弦数有力。西医诊断:带状疱疹(后遗症);中医诊断:蛇串疮(湿热瘀毒、阴伤络损)。治以清肝泻火解毒、滋阴通络止痛。方选清带止痛方加减,拟方如下:土茯苓45克、生栀子30克、玄参30克、桔梗20克、天花粉30克、青风藤30克、鸡血藤30克、延胡索30克、知母25克、炒白芍20克、赤芍25克、桂枝10克、徐长卿25克、甘草25克、鸡内金15克、陈皮25克。7剂,水煎服,每日1剂。

2018年5月17日二诊:服用此方后,自诉疼痛减轻,夜间已能休息,小便正常,大便偏稀。上方加葛根30克,继服14剂后,疼痛基本消失而痊愈。

【按语】该患者带状疱疹诊断明确,虽皮损已消失,但因体内湿热毒邪过盛,损伤经络,耗伤阴液,以致疼痛不消。此时治疗不能以常法,需以猛浪之剂方能取效,故以土茯苓、栀子等清热解毒、止痛,配延胡索、徐长卿、桔梗等行气止痛,并以青风藤、鸡血藤祛风除湿、养血通络、止痛,天花粉、玄参、白芍滋养阴液,赤芍凉血活血,加之用药量较大,从而起到快速止痛之效,虽未外用他药,其效亦不错。

附篇:治疗常见疾病的精选方药

一、头面部疾病

1.头痛

(1)一般头痛:川芎、白芷为治疗头痛的基础药。川芎辛温,能上行头目,祛风止痛,无论外感、内伤均适宜,用量需大,以30～60克为宜。白芷气味香窜,用于治疗各种头部疾病,于通窍活血汤中可代替麝香,常用量为30～40克。对于阴虚火旺者,少量白芷可调气血或佐以芍药、菊花、黄芩之类。外感头痛风寒者,常以川芎茶调散(川芎茶调散为通治外感、内伤头痛的基本方);风热者,常以芎芷石膏汤为基础方。

(2)反复发作性头痛:虫类药物其性灵动,内而入脏腑,外而通经络,凡气血凝聚之处皆能开之,可直达病所,因此可选全蝎、蜈蚣、白花蛇为治疗慢性反复发作性头痛的良药,应用时以黄酒煎煮,疗效更好。内伤头痛缠绵难愈,即所谓"头风"者,常在川芎茶调散的基础上加全蝎、蜈蚣(止痉散)或白花蛇,以通经窜络,刮剔瘀垢。

全国名中医张炳厚治疗头痛常用五花蛇,以黄酒煎煮,临用时将煎液兑入药液。周玉麟以川芎、白芷、细辛、蔓荆子、吴茱萸、全蝎、蜈蚣为治疗头痛之要药,不单可治疗头痛,兼有扩血管的作用。陕西著名中医王幸福用川芎治疗头痛,常用量为50～90克。笔者常用土茯苓30～50克治疗各种头痛。

治疗反复发作性头痛,可随症加减。偏头痛或血管神经头痛者,加白芍、甘草濡养筋络,改川芎茶调散为汤剂。三叉神经痛者,在川芎茶调散基础上加生地黄、当归、威灵仙,佐以乳香、没药。三叉神经痛多因痰瘀结聚,风摇生痛,如河道土壅而水流不通,当养血活血、补肾填精、通血痹、散筋结,尤适宜阴虚火旺消瘦者;若痰湿肥满者,加苍术、泽泻、茯苓之类泻而通之;热者,加石膏;寒者,加乌头、附子、细辛之类。颅内压低、头痛、头晕、畏光、眼花、耳鸣者,加人参、黄芪、当归、熟地黄、龟板之类补益气血。头部肿瘤、头痛者,加菊花、僵蚕、蛇六谷、蛇蜕,或合泽泻汤。高血压头痛者,加天麻、钩藤、桑寄生、黄芩、旋覆花、川牛膝、杜仲、代赭石、石决明等;高血压伴眩晕者,合泽泻汤加土茯苓,或合半夏白术天麻汤。颈椎病兼头痛者,加桂枝、白芍、葛根、威灵仙、骨碎补、淫羊藿、木瓜、伸筋草、透骨草。外伤性头痛者,用通窍活血汤或血府逐瘀汤类。

经笔者验证,无论上述何种头痛,在辨证的基础上加入延胡索、徐长卿、川楝子,可明显提高疗效,特列于此以供参考。

2. 眩晕

(1)内耳性眩晕:泽泻、天麻为治疗内耳性眩晕的常用药物。痰饮停聚则清阳不升,发为眩晕,方选泽泻汤。天麻味甘,性平,既息肝风又平肝阳,为治疗眩晕之要药,无论寒热、虚实皆可治。

(2)颈型眩晕:独活疏通经络入督脉;鹿衔草补虚益肾、活血祛风;豨莶草祛风湿、通经络、利关节、解毒,三药配伍对颈型眩晕有效。临床常与葛根汤或白芍木瓜汤化裁使用。

(3)虚性眩晕:远志利九窍,强志倍力,宁心安神。仙鹤草对于劳力过度所致之眩晕有良好疗效。两者相伍,对于劳力过度性虚性眩晕疗效颇佳,临床亦常与归脾汤或八珍合用。

(4)脑外伤后遗之眩晕:磁石可聪耳明目、平肝潜阳、镇惊安神、纳气平喘,适于肝肾不足、虚阳上亢之眩晕,对脑外伤后引起的眩晕效果良好。

临床治疗眩晕,与石菖蒲、蔓荆子、延胡索、徐长卿同用可增强疗效,且经笔者临床验证,延胡索、徐长卿还能缓解眩晕发作。名中医徐书认为,独活、仙鹤草亦善治眩晕。此外,在临床治疗本病时,应随症加减。体位性眩晕者,常配苓桂术甘汤;口渴、小便不利者,可合五苓散同用;阳虚饮停者,配桂枝去芍药加麻辛附子汤;胃肠动力下降者,可配伍枳术汤,但泽泻用量要小;气血或痰饮上犯脑窍,或颅内压偏高伴体型偏胖由颈椎病、高血压、脑血管病、脑部肿瘤、脑积水等病引起者,应加大泽泻用量;呕吐者,加姜半夏、生姜、竹茹等。

3. 耳鸣、耳聋

(1)兼表证者:防风、葛根、蝉衣、蔓荆子可疏风解表、聪耳、升清,为治疗耳鸣的主药,尤适宜耳鸣、耳聋兼表证者。应用时防风常重用,以30~50克为宜,与磁石配伍,为治疗耳鸣、耳聋之对药。

（2）痰浊内阻型：骨碎补、苍术、石菖蒲可化湿祛痰、聪耳，其中石菖蒲芳香开窍，能够促进脑部血液循环，改善脑功能，临床配伍白芷其效倍增。

（3）肾虚型：磁石、龙骨、牡蛎有重镇安神、降浊聪耳之功。磁石自古是中医治疗耳鸣、耳聋的要药，临床常用量为 30～60 克（先煎），成方如耳聋左慈丸。此外，还可用鹿角胶、山羊角、通草，有补肾填精、通利三焦之效，对于肾虚耳鸣有良效。

4. 眼部疾病

（1）眼眶痛：名老中医张子琳用生熟地黄丸治疗眼眶痛，其药用生地黄、熟地黄、菊花、石斛、枳壳、防风、牛膝、羌活、杏仁，可滋肝养血、理气疏调，治疗眼眶痛疗效确切。若一般目眶痛者，白芷一味可止痛；肝火旺盛者，合蔓荆子、夏枯草；疼痛绵绵不休，目珠酸楚不适者，合当归、芍药以养肝柔肝定痛；目痛连脑者，常用蒲公英、川牛膝、蔓荆子，另加白芷 30 克效果更佳。

（2）上眼睑下垂：常用麻黄、马钱子。后天上睑下垂者，多用补中益气类药物，在此基础上另加入麻黄及小剂量马钱子效果更好。

（3）白睛溢血：一般用桑叶、槐米、蒲公英。若阴虚血热或瘀血不散者，可合用养血活血之品，如丹参、茜草、生地黄等。

（4）时复目痒：一般用蛇蜕、蒲公英、白蒺藜，若加藤类风药一两味更妙。

（5）角膜溃疡：无论寒热、虚实，加入蝉蜕、石燕可提高疗效。外用可选蒲公英、黄连、秦皮外洗。风热目翳者，常用密蒙花、谷精草、木贼、蝉蜕、菊花。

（6）眼前黑花：药用磁石、菟丝子、远志、石斛、生地黄、楮实子、槟榔、白豆蔻、枸杞。

（7）白内障：药用菟丝子、五味子、枸杞子、谷精草。

（8）眼底疾病：眼底出血者，用生蒲黄、槐米、旱莲草凉血止血，辅以微微活血之药；眼底瘀血者，用水蛭、三七、槐米活血化瘀，辅以凉血止血之品；眼底渗出者，木贼、菊花不可少，合用车前子、益母草可加快吸收；眼底有瘢痕，但病情轻微者，用乳香、没药、鬼箭羽消癥化瘀散结、破血活血，但不可量大。

（9）其他：外伤单边瞳孔散大者，常选五味子（善治瞳孔放大）、磁石、枸杞子、金樱子、山茱萸、知母、菟丝子、乳香、没药、当归尾、香附、菊花，禁忌青葙子、茺蔚子、益母草、蔓荆子。近视者，常选生地黄、麦冬、枳壳、枸杞子、菊花；视物不清（视近或远视）者，常选人参、远志、菖蒲、茯苓。

5. 鼻炎

（1）过敏性鼻炎：常用地肤子、白蒺藜、茜草、紫草、旱莲草。张志远认为桑白皮为鼻渊良药。笔者认为过敏性鼻炎初起在肺,日久寒热错杂,病久常伴肾虚。病期早期以寒为主,中后期寒热并见,虚实夹杂。其核心病机为过敏性体质,风寒诱发,肺有伏热,鼻窍不通。基本用药依证型不同,用药有所不同。过敏体质者,方选过敏煎;风寒诱发者,方选麻黄汤;肺有伏热者,加黄芩或石膏;鼻窍不通者,方选苍耳子散;鼻塞为主者,加鹅不食草或丝瓜络;痒者,加藤类风药一二味(如青风藤)或祛风药,如荆芥或徐长卿等;清涕涟涟者,加麻黄、桂枝、细辛;浊涕者,加薄荷、藿香;黄涕者,加金银花、连翘、鱼腥草、知母之类;病久及肾者,加熟地黄、附子。上述加减用药,无论何种证型均需加清泻肺热之品,如黄芩、桑白皮、石膏,并根据寒热情况,灵活调整。

(2)鼻后滴漏:常用炙麻黄、甘草、杏仁、青风藤、鹅不食草、苍耳子、辛夷、白芷、黄芪、防风、苍术、厚朴、桂枝、贝母、牡蛎、干姜、法半夏、葶苈子。

(3)吃饭流涕:金水六君煎。

6. 咽部疾病

(1)咽喉疾病:咽喉疾病用药常类似,但亦有微细差别,如咽喉疾病用桔梗、板蓝根、玄参、土牛膝;咽部疾病用马勃、金荞麦;喉部疾病用射干;口腔疾病用升麻;扁桃体炎用挂金灯。肿痛严重者,加金果榄;声带小结及声带息肉者,加鳖甲、土鳖虫、僵蚕、当归尾、赤芍、刘寄奴、乌梅、虎杖、桔梗,其中刘寄奴对声带息肉有良效;音哑者,加诃子、凤凰衣、蝉蜕、木蝴蝶。另外,麦冬、板蓝根、连翘亦为常用药。

(2)小儿腺样体肥大:常用泽漆、半枝莲、浙贝母、僵蚕、牡蛎、白芥子、山海螺(或桔梗)、赤芍、连翘,方选泽漆汤对本病有特效。

(3)梅核气:常用半夏、厚朴、紫苏、茯苓、威灵仙、芦根、竹茹、杠板归。

(4)喉源性咳嗽:常用荆芥、防风、甘草、桔梗、僵蚕、五味子、红花、徐长卿、木蝴蝶。

7. 牙痛

(1)风火牙痛:常用防风、细辛、升麻、生地黄、牡丹皮、青皮。

(2)左上牙痛:常用羌活、龙胆草;左下牙痛:常用黄芩、栀子。

(3)右上牙痛:常用大黄、枳壳;右下牙痛:常用黄芩、桔梗。

(4)上门牙痛:常用知母、黄柏;下门牙痛:常用白术、石膏。

(5)牙痛:常用赤芍、白芷、黄连。

(6)牙痛绵绵、牙齿松动:常用升麻、地黄、骨碎补、补骨脂、淫羊藿、知母、龙骨、杜仲、荆芥、牡丹皮。

8.口腔疾病

（1）口腔疾病：干祖望教授强调用荆芥、薄荷、芦根等行清散之效。

（2）口腔溃疡：可将甘草、黄连、青黛、金果榄（或人工牛黄）按3∶2∶1∶0.2的比例打粉，过120目筛，一般外用一次即愈，也可以甘草泻心汤为基本方入汤剂。久病难愈反复发作者，加封髓丹或育阴潜阳丹；久不愈合加者，加附子或制川乌；口腔溃疡者，选干姜配黄连。

（3）口苦、口臭：常选茵陈、藿香、竹茹、佩兰、黄连、紫苏梗、半夏、竹茹、芦根，其中茵陈、竹茹为治疗口苦的有效药物，常用量为15～30克。

9.面部疾病

（1）黄褐斑：常以补气活血为主，主方可选用当归补血汤，药用黄芪、当归、白芷、白术、薏苡仁、白蔹、僵蚕、枸杞子、红花、郁金、菟丝子、葛根等。另外，凌凌香、凌霄花、合欢花等亦有一定的美白作用。

（2）痤疮（青春痘混合型）：基本方为甘草泻心汤，药用生甘草、黄芩、黄连、党参、清半夏、干姜、赤小豆、当归、桂枝、生牡蛎、白芥子、威灵仙、丹参、白芷、薏苡仁（或大黄3～5克）、茵陈、藿香等。结合不同情况，适当加减。如激素性痤疮者，可合葛根汤与温经汤；便秘，伴有痤疮密集者，可合大黄、苦参、鸡矢藤；背部及额头痤疮者，合麻黄杏仁薏苡甘草汤或葛根汤；下颌部位或有瘀血者，合赤小豆当归散、桂枝茯苓丸；肝气郁结者，合丹红逍遥散；上热下寒者，合柴胡桂枝干姜汤。

（3）面神经麻痹：药用桂枝、赤芍、甘草、生姜、葛根、麻黄、羌活、秦艽、防风。严重者，加虫类药；湿重者，加薏苡仁、竹叶、土茯苓；热证者，加蒲公英、牡丹皮、栀子；瘀证者，加川芎、桃仁、红花、赤芍；气虚者，加黄芪、仙鹤草；阳虚者，加附子、肉桂。

（4）三叉神经痛：方选四味芍药汤（白芍、生牡蛎各30克，丹参、甘草各15克）。

10.脑部疾病

（1）脑出血兼见手脚躁动、神昏、谵语：其病机为风火相煽、痰瘀血气逆乱，并走于上，上犯脑室而发病。脑为六腑之一，治以泻腑滋阴、醒脑开窍。常用大黄、甘草、枳实、厚朴、鸡矢藤、瓜蒌通腑泻浊；麦冬、生地黄、白芍滋阴；石菖蒲醒脑开窍；羚羊角、栀子、羌活泻风火。开窍药用量不宜过多，羚羊角不可因贵而量小,羌活宜早用。脑梗死伴昏迷者,宜加入祛风、化痰、活血药,如天南星、半夏、水蛭、虻虫、红景天等。痰涎壅盛者,加鲜竹沥、姜汁等。阴证宜回阳救逆,佐以醒神活血通络之药。

(2)脑梗死邪中经络、半身不遂:可选用续命汤及其类方,如小续命汤温阳活血、通络。中经络而血压不高者,可用小续命汤加羌活、丹参、水蛭、虻虫。血压高者,可用小续命汤加通腑药合天麻、钩藤、旋覆花、代赭石、牡蛎等平肝潜阳药。痰湿肥胖者,可用通腑法加祛痰化浊之药,如天南星、半夏、山楂、苍术等。半身不遂有后遗症,证属气虚者,可用小续命汤与补阳还五汤化裁;阴虚者,可用小续命汤合地黄饮子化裁。

11. 杂证

柴苓汤可治眼压升高。秦皮、白头翁可清肝明目,用于治疗白塞综合征有眼部损害者。彭坚教授认为牵牛子、蝼蛄可专消脑积水。吴雄志教授治疗垂体瘤常用土鳖虫、水蛭,加大剂量鸡内金(30～60克)。

二、颈部疾病

1. 甲状腺相关疾病

甲状腺结节为痰气胶结而成,治当理气化痰、软坚散结,常用半夏、厚朴、茯苓、紫苏叶、夏枯草、贝母、牡蛎、白芥子、鳖甲、瓦楞子、天南星、三棱、莪术、柴胡、香附。甲状腺肿大为肝郁不疏,气滞水停而发,治以解郁化痰、消瘿散结,常用海藻、昆布、海蛤壳、牡蛎、夏枯草、黄药子、法半夏、贝母、柴胡、赤芍、白芍、陈皮、木香等。亚急性甲状腺炎多因毒邪侵袭,瘀热内阻而致,其部位与少阳经有关,故其治以疏解少阳郁热、解毒、消肿散结为法,方用小柴胡汤,用药柴胡、黄芩、法半夏、甘草、桔梗、金银花、赤芍、牡丹皮、牡蛎、夏枯草、贝母、连翘、黄连、川楝子、延胡索、青风藤。治疗甲状腺功能亢进常以清泻肝火为主,方用栀子清肝汤,药用夏枯草、黄药子、法半夏、贝母、龙胆草、菊花、麦冬、知母、五味子、丹参、海藻、昆布、海蛤壳、牡蛎,其中黄药子有肝毒性,用量一般小于12克,疗程不超一个月。全小林院士治疗甲状腺引起的眼球突出,用夏枯草60克、枯矾9克效果明显。

2. 颈椎病

葛根汤为治疗颈椎病基本方,常用药为葛根、白芍、麻黄、威灵仙、骨碎补、补骨脂、木瓜、透骨草、羌活、片姜黄、忍冬藤等。颈椎病引起的心律失常与水湿内停有关,用苓桂术甘汤合香附、茯神有效。颈椎病伴有头晕者,常合川芎、丹参、鹿衔草、豨莶草、天麻等;疼痛者,加川乌、延胡索、青风藤;痛甚者,加蜈蚣、全蝎、乌梢蛇;阳虚者,加鹿角片、淫羊藿;血虚者,加鸡血藤、当归;气虚者,加黄芪、仙鹤草。疼痛呈肩部放射者,加川芎、羌活、独活、片姜黄、芒硝或合指迷茯苓丸。瘀血者,加川芎、乳香、没药;僵硬者,加伸筋草、宽筋藤、三百棒、乌骨藤、牛大力、千斤拔。

三、胸部疾病

(一)肺系疾病

1. 感冒
(1)风热:药用柴胡、黄芩、荆芥、防风、连翘、金银花、桔梗。
(2)风寒:药用麻黄、桂枝、附子、细辛、玉竹、生姜、当归、厚朴、白豆蔻、苍术、紫苏。

2. 咳嗽
治疗咳嗽的主方为三拗汤,常用药为麻黄、杏仁、甘草、青风藤、平地木、当归、熟地黄、海蛤粉、青黛等。对于咳嗽变异性哮喘者,常用麻黄、射干、甘草、胡颓子叶、蝉蜕、苏叶、僵蚕、地龙、全蝎、徐长卿、青风藤、前胡、五味子等。

孟景春教授常用南沙参 30 克、炙麻黄 3 克、杏仁 10 克等治疗咳嗽,南沙参祛痰作用强,北沙参养阴作用强。裘沛然教授治疗咳嗽常用诃子 30 克。吴雄志教授认为,石上柏针对肺部感染,佩兰可以降低肺部炎性渗出,防止痰栓形成。另外,南方医家治疗咳嗽,尤其强调天浆壳的作用,常用量为 30 克,验之于临床,效果良好。

3. 哮喘
射干麻黄汤、小青龙汤为治疗哮喘的基本方。孟河医家费开杨认为,治喘熟地黄必须与五味子合用,且用量宜大(30～50 克),再加一味牛膝,补肾纳气功效更好。程门雪强调重用鹅管石温肾纳气。王士福教授重用五味子(50 克)以收敛肺气。姜春华教授则以佛耳草、老鹳草、碧桃干、金荞麦、合欢皮、全瓜蒌、防风、旋覆花化裁拟截喘方。门九章强调,哮喘晚期肺功能差者,可用理中汤合射干麻黄汤。彭坚常教授加地龙 30～50 克,并认识到地龙有活血及降压作用。此外,治疗肺源性心脏病应宣肺利水、活血强心,略佐潜镇之药,临床运用效果理想。

4.肺纤维化

治疗肺纤维化的基本方与哮喘相同,但重在强调活血化瘀。药用人参、五灵脂可减轻肺纤维化,伴有结节者,以猫爪草为专药。黄痰者,加石膏、鱼腥草、黄连、石上柏、芦根、冬瓜子、薏苡仁、桃仁等,或合千金苇茎汤。

5.咯血

治疗咯血的常用药有槐根白皮、合欢皮、连翘、仙鹤草、白及、海蛤粉、枳实,尤其是合欢皮对治疗癌性及结核空洞出血效果良好,上药煎汤,冲服青黛,效果较好。

(二)心系疾病

1.心律失常

治疗心律失常的基本方为桂枝甘草龙骨牡蛎汤。裘沛然教授强调治疗心律失常桂枝、甘草必用 20 克以上。高仲山教授则强调重用炙甘草 50 克,配合人参、麦冬、生地黄、桂枝、阿胶。王士福教授认为苍术用量在 30 克以上时,有较好的抗心律失常作用。吴雄志教授用甘松、半夏抑制心动过速,用苦参治疗快速性心律失常。

2.胸痹

治疗胸痹的基本方为瓜蒌薤白半夏汤。仝小林院士常用白矾、郁金合小陷胸汤治疗胸痹。张锡纯认为山茱萸可用于治疗冠心病。笔者强调要注意络风内动对不稳定型心绞痛的影响,常用藤类风药,如忍冬藤、青风藤等以祛风通络。

3.心力衰竭

治疗心力衰竭的基本方为苓桂术甘汤、真武汤、葶苈大枣泻肺汤,常用药为附子、干姜、炙甘草、人参、黄芪、玉竹、桂枝、葶苈子、茯苓、猪苓、白术、香加皮、泽泻、陈皮、麦冬、五味子、万年青等。楼献奎教授强调以木防己汤加桂枝 30～60 克治疗心力衰竭,效果明显。

4.高血压

治疗高血压的常用方为天麻钩藤汤、镇肝息风汤,将夏枯花(草)、臭梧桐、青木香、芜蔚子等用于治疗高血压病也可获得较好的疗效。周玉麟教授应用大剂量牡丹皮有降压，改善周身烘热、肌肉瞤动的作用，疗效优于杜仲、黄芩，唯味极苦，难于入口。全小林院士应用天麻、杜仲、怀牛膝治疗脉压差大者有效。笔者认为，降压基本方法重在降气、温通、补肾，气降则血降，温通即活血（所谓血不利则为水），肾气足则冲气降（所谓肾虚之人，冲气多不息息下行）。自拟补肾降压方，药用旋覆花（包煎）、代赭石、桂枝、炙甘草、苏子、降香、厚朴、熟地黄、制附子（同煎）、黄芩、牡丹皮、桑寄生、杜仲、陈皮、鸡内金。

5. 失眠

失眠常用方为酸枣仁汤、温胆汤、黄连阿胶鸡子黄汤、柴胡加龙骨牡蛎汤等。笔者强调治失眠用专方，尤其对常用安神药有一定的创新。①三三安神合剂：延胡索、山茱萸、百合（炒酸枣仁 30 克），加徐长卿为四神合剂；②三黄三神合剂：天竺黄、姜黄、生地黄、延胡索、山茱萸、百合（炒酸枣仁 30 克），加徐长卿为三黄四神合剂；③更年速眠饮：为治疗更年期综合征所致失眠的高效方，有补肾降火、安神之效。基本方为熟地黄、附子（或肉桂、制川乌）、夏枯草、竹茹、姜黄、石菖蒲、蔓荆子、川芎、延胡索、合欢皮、百合。心烦明显者，加牡丹皮或焦山栀、淡豆豉；血压偏高者，加桑寄生、黄芩（后下）、杜仲、桂枝；心悸者，加桂枝甘草龙骨牡蛎汤或旋覆代赭汤。

6. 心神不安、心烦

对于惊恐，心神不宁者，邹孟诚教授特别强调除安神外，惊恐重症者尤其应给予补养。无名心烦者，治疗以栀子豉汤为基本方，常用药为麦冬、栀子、竹叶、牡丹皮、淡豆豉等。

7. 病毒性心肌炎

病毒性心肌炎（慢性期）的治疗以炙甘草汤为基本方，常用药为桂枝、炙甘草、龙骨、牡蛎、当归、生地黄、麦冬、五味子、人参、瓜蒌、枳壳、桔梗、厚朴等。

（三）胸部其他病症

1. 胸部汗出

治疗胸部汗出可选用桂枝、麦冬、五味子、生地黄滋养心肾、交通内外，龙骨、牡蛎潜镇浮阳，鸡矢藤通肠、消积泻热。对于血瘀引起的内热外寒证，可以血府逐瘀汤为主。

2. 乳腺结节

治疗乳腺结节可选用柴胡、白芍、枳实、炙甘草、鼠妇、王不留行、橘核、荔枝核、川楝子、山楂核、金荞麦、牡蛎、麦芽、贝母、蒲公英、桔梗、瓜蒌、路路通、厚朴。对于乳腺结节囊样增生者,可以黑、白二丑为主药。

3.胸部挫伤

治疗胸部挫伤应以血府逐瘀汤为主方,常用药物有当归、川芎、红花、桃仁、赤芍、生地黄、枳壳、桔梗、柴胡、三七等。

4.纵隔淋巴结肿大

治疗纵隔淋巴结肿大可用刘寄奴、透骨草、桔梗、枳壳、瓜蒌、厚朴、猪蹄甲、牡蛎、鼠妇、土贝母、猫爪草、白芥子、穿破石、透骨草、赤芍、肿节风、蒲公英、蝼蛄,其中土贝母、猫爪草为主要用药。

四、腹部疾病

(一)脾胃疾病

1.呕吐

治疗呕吐时,可以小半夏汤、大黄甘草汤为主方。姜春华教授重用代赭石、旋覆花、沉香曲等降逆和胃。

2.胃病

章次公教授治胃肠疾病常用杏仁、皂角子、葶苈子、薤白子;祝谌予教授以钟乳石治胃溃疡、木瓜助消化;周超凡教授善用白芷治胃病。六味地黄丸治肠上皮化生,但基本疗程为半年以上。

3.反流性食管炎

威灵仙、射干是治疗反流性食管炎的专药,威灵仙用量为60~90克,需水煎频服。徐书善用栀子治疗反流性食管炎。

4.上消化道系统疾病

治疗上消化道系统疾病常用半夏泻心汤、六君子汤、乌贝散。热盛者,重用黄连、蒲公英;气滞者,加柴胡、香附、枳实;虚者,重用人参、白术;呃逆者,加吴茱萸、丁香;胃食管反流者,加威灵仙、栀子、仙鹤草、枳壳。

5.胆汁反流性胃炎(碱性反流胃炎)

治疗胆汁反流性胃炎的常用药物有柴胡、枳实、白芍、甘草、延胡索、木香、白及、仙鹤草、鸡矢藤、猪蹄甲、连翘、蒲公英。

6. 胃下垂

补中益气汤加枳实对胃下垂有一定疗效。若虚劳消瘦,伴阴精亏耗者,宜以滋阴益胃、润肠为大法,常用沙参、麦冬、玄参,加通肠理气药;若兼痰湿者,应祛痰、利湿、泻浊,常用苍术,加通肠理气药。

7. 胃黏膜脱垂

以四逆散与补中益气汤化裁加消食导滞药可治疗胃黏膜脱垂。若胃黏膜脱垂导致完全梗阻,当以攻逐水饮为先,以枳实、厚朴、大黄、芒硝、半夏、甘草煎汤,冲服甘遂 1~3 克,以得稀便每日 3~5 次为宜。待梗阻解除,胀消痛减,再服上方善后。

8. 萎缩性胃炎

治疗萎缩性胃炎常用党参、白术、当归、生地黄、黄芪、桂枝补中,乌梅、五味子、沙参、麦冬、石斛等益气养阴,另加海螵蛸、瓦楞子、牡蛎等中和胃酸,促进腺体功能恢复。

9. 贲门失弛缓症

治疗贲门失弛缓症常以半夏泻心汤为主方,药用半夏、白芍、甘草、威灵仙、钩藤、木瓜、枳壳、柴胡、郁金、合欢皮、龙骨、牡蛎、桂枝、百合、地黄等。病情严重者,加全蝎、蜈蚣,或旋覆花、代赭石、半夏、沉香等。

10. 胃底腺息肉

治疗胃底腺息肉常用药物有橘红、法半夏、党参、白术、茯苓、甘草、薏苡仁、白僵蚕、乌梅、威灵仙、海螵蛸、瓦楞子、贝母、刺猬皮、木贼、蝉蜕、延胡索、川楝子、蒲公英、枳实等。

11. 溃疡性结肠炎

治疗溃疡性结肠炎常以白头翁汤为主方,药用牡丹皮、白头翁、秦皮、黄连、干姜、柴胡、枳壳、赤芍、甘草、蒲公英、防风、秦艽、仙鹤草、乌梅、诃子、炒黄柏、红藤、法半夏、木香、延胡索、地榆。

12. 痔疮

治疗痔疮的常用药物有黄芪、白术、当归、升麻、柴胡、枳壳、桔梗、人参、槐米、鸡矢藤、猪蹄甲、无花果。外痔有尾者,可加枯矾、蛇床子、苦参、甘草、白芍等;便秘者,加芒硝、大黄等。

13. 顽固性便秘

治疗顽固性便秘的常用药物有白术、白芍、厚朴、枳实、青皮、桔梗、升麻、木香、莱菔子、杏仁、当归、泽泻、柴胡、鸡内金、炙甘草、鸡矢藤、紫菀,其中尤要注意紫菀宣肺通便作用在治疗此类疾病中的运用。

14. 泄泻

治疗泄泻的常用方有乌梅丸或参苓白术散,在用药方面,注意大剂量使用干姜(15～30克)、车前子(30～100克)。

15. 呃逆

治疗呃逆的主方为小半夏汤。顽固性者,可参考王清任的血府逐瘀汤。李孔定教授常用赤芍100克治疗本病,吴雄志教授用射干治疗本病。另外,将荔枝核烧炭存性亦可用于治疗本病。

16. 胃肠积滞、气机不畅

治疗胃肠积滞常用通肠泻浊四味药,即鸡矢藤、猪蹄甲、红藤、麻仁。治疗胃肠胀气常用条畅六味药,即枳壳、桔梗、木香、香附子、柴胡、郁金。治疗胃气上逆,常用和中降逆四味药,即旋覆花、代赭石、半夏、沉香。治疗脾胃湿热,舌苔厚腻,以瓜蒌薤白剂、二陈汤合用猪牙皂(3～5克)为主。王幸福、吴雄志教授均认为草果为治疗腻苔、白厚苔的专药。

17. 阑尾炎

治疗急性阑尾炎方用大黄牡丹汤,慢性阑尾炎方用薏苡附子败酱散。常用药为大黄、牡丹皮、桃仁、冬瓜子、芒硝、赤芍、连翘、金银花、枳实、红藤、紫花地丁、蒲公英、柴胡、黄芩、猪蹄甲、鸡矢藤、桔梗、木香。

18. 小儿磨牙

治疗小二磨牙主方为调胃承气汤,另可配伍芦根。

(二)肝脏疾病

1. 肝硬化

治疗肝硬化的主方为柴苓汤或鳖甲煎丸,常用药为柴胡、当归、郁金、人参、白术、木香、丹参、鳖甲、牡蛎、刘寄奴、大黄、青皮、枳壳、赤芍、白芍、大腹皮、五味子、白花蛇舌草、田基黄、叶下珠、金钱草、茵陈等。对于转氨酶升高者,常以五味子、水飞蓟为主药,其中五味子需配清肝降酶药,如半枝莲、田基黄、板蓝根等。

2. 胆囊炎

治疗胆囊炎以大柴胡汤为主方,常用药为柴胡、黄芩、黄连、大黄、枳实、郁金、赤芍、木香、甘草、茵陈、栀子、生地黄、麦芽、蒲公英等。

3. 腹水

治疗腹水以中满分消丸为主方。周玉麟教授强调以葫芦壳为主,佐以厚朴、椒目、葶苈子、荜澄茄、郁金、商陆、黑丑、白丑。

(三)泌尿生殖系统疾病

1. 结石

治疗结石仍以利水通淋排石为主,临床常用药为金钱草、海金沙、鸡内金、郁金、石韦、泽泻、乌药、木香、香附、枳壳、青皮、瞿麦、土鳖虫、三棱、莪术、白芍、甘草、牛膝、山楂等。岳美中先生强调治疗结石时,应以大剂量金钱草(210 克)为主。

2. 阳痿

吴雄志教授常用蜈蚣 3 克、升麻 30 克,另配柴胡、桂枝、当归、白芍、枳实、甘草、龙骨、牡蛎、淫羊藿、巴戟天等治疗阳痿。亦可用上述药物煎汤,代水冲服海马、蜈蚣、黑蚂蚁粉等。笔者常用蜈蚣 6 条、海马 3 ~ 5 对、黑蚂蚁 25 ~ 50 克、白酒 500mL,泡酒服用。

3. 遗精

治疗遗精主方为知柏地黄丸。曹家辉教授用百合 70 克,配生地黄 30 克治疗遗精。邹孟诚教授认为泽泻善治遗泄,单味煎服即可取效。

4. 肿瘤

僵蚕能缓解膀胱癌的尿路刺激症状。

5. 前列腺增生

单味应用无花果对治疗前列腺增生有一定作用。全小林院士认为枯矾、五倍子对治疗本病有一定作用。孟景春教授认为用南瓜子可治前列腺增生。笔者常用通淋化浊方(冬葵子、乌药、白芷、荔枝核、川楝子、升麻、黄柏、桔梗、姜黄、威灵仙、忍冬藤、木香、枯矾、赤芍、草薢、刘寄奴、鸡内金、陈皮、炙甘草)治疗前列腺增生,其中冬葵子、乌药为对药,且为必用之品。如伴纤维化严重者,可加皂角刺、鳖甲、猪蹄甲、海藻、甘草等。

6.小便异常

治疗女性湿热下注所致尿失禁或涩淋赤痛,可用三物黄芩汤。老年女性尿失禁,可用补中益气汤加减,常用药为黄芪、升麻、柴胡、枳壳、桔梗、甘草、白芍、黄柏、黄芩、海金沙、琥珀、金钱草、熟地黄、当归、补骨脂、乌药、冬葵子、桑螵蛸、益智仁、麻黄、刘寄奴等。

(四)肾脏疾病

1.急性肾盂肾炎

急性肾盂肾炎的治疗以八正散为主方,常用药为柴胡、黄芩、泽泻、车前子、萹蓄、瞿麦、石韦、海金沙、琥珀、金钱草、连翘、金银花、蒲公英、鱼腥草、土茯苓、黄连、苦参、益母草、木香等。

2.隐匿型肾小球肾炎

治疗隐匿型肾小球肾炎常用茜草、仙鹤草、藕节、三七、白茅根、旱莲草凉血活血兼利尿;女贞子、芡实、金樱子补肾固涩以减少尿蛋白;蝉蜕、丹参、桃仁、鬼箭羽可消癥,抗免疫复合物堆积;白术、党参可燥湿健脾。

徐嵩年教授用鹿衔草、生地榆、马鞭草、益母草、海金沙、贯众、菟丝子、天葵子、蝉蜕、覆盆子各50克治疗慢性肾炎、顽固性蛋白尿。吕仁和教授用牡丹皮配丹参、赤芍配当归治疗肌酐偏高。杜雨茂教授善用山茱萸、益母草、蜈蚣治疗蛋白尿。朱良春先生用仙鹤草、益母草、槐米、土茯苓各45克,菝葜30克治疗蛋白尿。李可老先生用肾四味(补骨脂、枸杞子、菟丝子、淫羊藿)治疗慢性肾炎;用固精四药(山茱萸、桑螵蛸、金樱子、覆盆子)治疗蛋白尿。笔者认为慢性肾病应以清利为主,常用药为白茅根、赤芍、丹参、石韦。

五、四肢部及经络疾病

1.痹病

痹病治疗应以补肝肾、强筋骨为主,单用石斛可治久痹正虚,重用石斛可治鹤膝风;独活可镇痛、平喘;桑枝配松节治大关节痛,伸筋草配透骨草治小关节痛;秦艽配海桐皮治腰腿肌肉痛;秦艽配姜黄治腰肢肩背痛。

治疗血痹可用黄芪桂枝五物汤(黄芪、芍药、桂枝、生姜、大枣),若兼妇人病、月子病等,可合桂枝加附子汤、当归四逆汤、乌头汤、麻黄附子细辛汤、四藤一仙汤、独活寄生汤等。治疗脉痹轻证者,用当归四逆汤;重证者,用抵当乌头桂枝汤。

2. 下肢无力

治疗下肢无力可选黄芪赤风汤,药用黄芪、防风、赤芍,有补气、活血、祛风之效,本方亦可用于多发性神经炎、脊髓空洞症、肌萎缩、肌无力、侧索硬化、运动神经元病、周期性瘫痪、肌营养不良症、癔症性瘫痪等。

黄煌拟四味健步汤(白芍、丹参、石斛、怀牛膝)有活血化瘀、缓急止痛、强筋骨、壮腰膝、改善下肢供血、恢复下肢功能的作用,该方除治疗下肢乏力外,亦常用于糖尿病末梢神经炎、糖尿病足、下肢血栓形成、慢性肾病、肌肉痉挛,或下肢不宁综合征、骨质增生等疾病见下肢疼痛或浮肿,舌质紫暗、瘀血者。

3. 腰痛

治疗腰痛的常用药为杜仲、续断、狗脊、川牛膝、骨碎补、透骨草、豨莶草、独活、当归、土鳖虫、熟地黄、五加皮等。治疗产后顽固性腰痛,可将桂枝(60克)与白术配伍。孟景春善用土鳖虫治疗腰痛。

4. 跌打损伤

治疗跌打损伤常用当归、川芎、黄芪、忍冬藤、猪蹄甲、三七等。头部损伤者,加菊花;胸部损伤者,加枳壳、桔梗;上肢损伤者,加桂枝;下肢损伤者,加牛膝;瘀血严重者,加乳香、没药、血竭等。

5. 腕管综合征

治疗腕管综合征的常用药为桂枝、威灵仙、宽筋藤、三百棒、乌骨藤、路路通、伸筋草、穿山龙、透骨草、豨莶草、千年健、忍冬藤、玄参、当归、姜黄等。

6. 股骨头坏死

治疗股骨头坏死应以补肾活血为主,常用药为淫羊藿、骨碎补、牡蛎、白术、黄芪、川牛膝、当归、山楂核、苍术、乳香、没药、续断、生地黄、丹参、水蛭、透骨草、补骨脂等。

7. 膝骨关节炎

治疗膝骨关节炎以补肾壮骨为主,常用药为熟地黄、白芍、骨碎补、鹿衔草、淫羊藿、威灵仙、秦艽、杜仲、鸡血藤、莱菔子、桂枝、制川乌、乌药、甘草等。

8. 关节积液

治疗关节积液以四妙丸为主方,常用药为黄芪、薏苡仁、苍术、川牛膝、桂枝、白术、茯苓、泽泻、车前子、知母、防己、青风藤、白芍、忍冬藤、穿山龙等。

9. 足跟痛

治疗足跟痛以补肾为主,常用药为熟地黄、威灵仙、白芍、牛膝、木瓜、伸筋草、鸡血藤、透骨草、鹿角霜、续断、杜仲,其中单味熟地黄(30～50克)大剂量应用即可治疗足跟痛。足跟痛伴骨刺者,可选天仙藤、威灵仙。

六、代谢性疾病

1. 痛风

治疗痛风的常用药为黄柏、苍术、牛膝、薏苡仁、萆薢、土茯苓、忍冬藤、百合、车前子、知母、栀子、虎杖、秦皮。朱良春教授常用土茯苓、威灵仙、萆薢降尿酸。全小林院士善用威灵仙30克、秦皮30克治疗痛风。南征教授强调土茯苓治疗痛风,其量可用至60克。吴雄志教授用白金丸治疗痛风,并认为白矾能促进尿酸排泄,以柴妙饮立方为治,急性炎者,可加白花蛇舌草60克。何复东教授认为萱草、百合、雪莲有秋水仙碱样作用,玉米须对降低尿酸有较为特异的作用。

2. 糖尿病

治疗糖尿病的常用药为桑白皮、炒山药、黄连、干姜、知母、赤芍、荔枝核、水飞蓟、五味子、乌梅、茵陈、肉桂、鸡内金、陈皮、炙甘草等。刘绍武教授治疗糖尿病初期脉洪大者用石膏60克,认为其可抑制交感神经;天花粉作用于迷走神经,可消除口干、舌燥。

3. 高脂血症

治疗高脂血症常用苍术、葛根、郁金、山楂、泽泻、虎杖、红曲。

4. 骨质疏松症

治疗骨质疏松症应以补肾壮骨为主,常用药为淫羊藿、仙茅、菟丝子、熟地黄、杜仲、补骨脂、骨碎补、黄芪、附子、白术、牡蛎等。

七、肿瘤

1.消化道肿瘤

治疗消化道肿瘤常用药为冬凌草、壁虎。黄金昶教授用壁虎30克水煎、10克研末吞服,对治疗消化道肿瘤几乎均有效。吴雄志教授善用山豆根治疗口腔癌,威灵仙、急性子为治噎膈专用药。

2.胃部肿瘤

治疗胃部肿瘤可用藤梨根、野葡萄藤、八月扎、菝葜、天龙。

3.肺部肿瘤

治疗肺部肿瘤可以仙鹤草50克、白英30克、龙葵25克、铁树叶30克、白花蛇舌草60克、半枝莲30克、大枣8枚、制商陆10克为基本方。淋巴结肿大者,可用土贝母、玄参、猫爪草、重楼;疼痛剧烈者,加蜈蚣、全蝎;少量胸腹水者,加蝼蛄、土鳖虫。此外,治疗肺癌还可用藤梨根、石上柏、石见穿、夏枯草、八月扎等药。吴雄志教授认为蜈蚣、石上柏为治疗肺转移的专药。

4.肝脏肿瘤

治疗肝脏肿瘤的常用药物有石燕、铁树叶、漏芦、八月扎、半枝莲、白花蛇舌草、岩柏、红藤、猫人参等。刘嘉湘教授常用牡蛎、夏枯草、鳖甲为主药,再加扶正之品,能明显延长生存期。吴雄志教授用葶苈子、防己、白术、怀牛膝、炙鳖甲各30克,柴胡24克,黄芩、凌霄花各9克,治疗肝硬化、肝癌、肝腹水。

5.胰腺肿瘤

吴雄志教授治疗胰腺癌善用醋商陆、薏苡仁、黄芩,其认为枯矾为抗胰腺癌的特效药。其基本治疗原则为:清肝化湿、活血化瘀、补气温阳。

6.肠道肿瘤

治疗肠道肿瘤的常用药有野葡萄藤、苦参、红藤、白毛藤、半枝莲等。吴雄志教授认为仙鹤草、败酱草为治疗结直肠专药。黄金昶教授认为红藤对肠道的止痛效果好,马齿苋治疗肠道湿热效果好,蟾衣炭治疗消化道肿瘤出血效果良好。

7.脑部肿瘤

治疗脑部肿瘤的常用药为蛇六谷、天葵子、天南星、全蝎、壁虎、石见穿、夏枯草、牡蛎、王不留行等。庞博教授用石韦治疗肺癌脑转移脑水肿、椎间盘神经根水肿效果良好。

8. 肿瘤疼痛

名老中医刘炳凡认为常春藤、鸡矢藤、鸡血藤对治疗气滞血瘀型肿瘤、风湿关节剧痛均有良好的止痛效果。

9. 肉瘤

黄金昶教授认为斑蝥为治疗骨肉瘤的主药，其经验为斑蝥2~4只(去头足、翅膀)，鸡蛋1个打碎、搅匀后放入斑蝥，蒸半小时，去斑蝥，吃鸡蛋，每日清晨1次。金钱草、海金沙可解肉瘤毒性。此外，王不留行可治肉瘤。

10. 淋巴瘤

黄金昶教授认为蟾衣可治淋巴转移癌及恶性淋巴瘤，且烧干蟾衣可治皮下转移瘤，一般30天即可消失。

11. 肿瘤调理

彭坚教授认为化疗前后可用大柴胡汤、小柴胡汤、五苓散、桂枝茯苓丸进行调节，后用人参养荣汤加减益气、养血、温阳药，以减轻化疗的副作用，使骨髓抑制和白细胞减少的情况得到改善。

八、皮肤科疾病

1. 银屑病

治疗银屑病可用紫草90克，进行期用量可增至120克，静止期用量一般为90克时，解毒化瘀作用最强。梁贻俊教授用苦参40克治疗银屑病。民间有单用乌梅治牛皮癣的报道，乌梅丸亦可。

2. 药疹

绿豆甘草汤善治药疹，绿豆、甘草的用药比例为10∶1，煎水服即可。

3. 带状疱疹

治疗带状疱疹的常用药有野菊花、连翘、金银花、蒲公英、天葵子、瓜蒌、赤芍、牡丹皮、红花、当归、薏苡仁、土茯苓、栀子、地龙等。笔者常用大剂量土茯苓(30~50克)、生栀子(25~30克)止痛效果良好。

4. 臁疮

治疗臁疮可选蛋黄油外敷，一枚蛋黄可出油2mL。

5. 手蜕皮

治疗手蜕皮的基本方为甘草泻心汤。常用地骨皮、牡丹皮以皮治皮,去皮肤虚热;白及、熟地黄、生地黄、枸杞子、当归、白芍、天门冬、玉竹滋阴养血以养肌肤;桂枝、甘草通阳运血达肌表,牡蛎、黄芪固表敛汗使肌表得以濡养而蜕皮自止。

6. 神经性皮炎

治疗神经性皮炎的常用桂枝、麻黄、荆芥、防风、白蒺藜解表郁;当归、生地黄、桃仁、红花、牡丹皮、紫草、苦参、槐米活血凉血、解毒;紫荆皮、白鲜皮、合欢皮以皮治皮而安心神。另可将乌梢蛇、全蝎粉与其他方药煎液冲服,每次3克,可达搜罗透达、驱邪败毒之效。

7. 尖锐湿疣

治疗尖锐湿疣可用黄芪、当归、仙鹤草补气养血,提高免疫力;苍术、薏苡仁、木贼、土茯苓、连翘、蒲公英清热祛湿、解毒;白芥子、贝母、半夏化痰散结。此外,还可用全蝎粉1克与其他方药煎液冲服。

九、妇科疾病

1. 月经周期紊乱

孟景春教授常以益母草、仙鹤草通涩并用治疗月经不调。生麦芽、花椒可抑制催乳素分泌,调整月经周期。吴雄志教授以怀牛膝60克、生麦芽60克调整月经周期。

2. 月经先期

朱丹溪认为月经先期多责之血热,傅山则认为其病为火热而血少,现代多认为该病以气郁、阴虚血热、肾虚多见,故治疗多以养阴清热、补肾益气为主。气虚者,加人参、黄芪等;实热者,加黄连、牡丹皮、栀子、黄柏等。

3. 月经先后不定期

月经先后不定期多责于肝肾功能失常、冲任失调,常用当归、柴胡、白芍、香附、郁金、枳壳、合欢皮、麦芽条达肝气而健脾,熟地黄、菟丝子补肝肾,青蒿清虚热,从而使肝肾得调,虚热得去,月经恢复正常。

4. 月经过多

月经过多多因气虚血热或瘀血引起,常用生地黄、阿胶、仙鹤草清热止血、补气养血;合用杜仲、续断、山药、白术补肾健脾,蒲黄、川芎理气活血止血。此外煅龙骨、煅牡蛎各15～20克,茜草15克,煅乌贼骨15克也可用于治疗月经过多。

5. 月经过少

月经过少应分清虚实,虚则精亏血少,实则寒凝血瘀。常用熟地黄、山药、菟丝子填补肾精;当归、川芎、熟地黄、白芍、桃仁、红花、桂枝活血养血,温经;党参、山药、黄芪、当归健运中焦,补养气血。若痰湿甚者,则选用苍术、白术、鸡矢藤、天南星、红曲、生姜、陈皮、半夏、茯苓、肉桂随证化裁。肝胃偏热者,可选用刘奉五瓜石汤(瓜蒌、石斛、玄参、生地黄、麦冬、瞿麦、车前子、益母草、马尾连)。

6. 闭经

治疗闭经常用桃仁、红花、当归、熟地黄、川芎,寓桃红四物汤之意,合用川牛膝引血下行,菟丝子、巴戟天、枸杞子补肾,桂枝温通经脉,茺蔚子、血根藤理气活血,黑、白二丑以通经。

7. 经行头痛

治疗经行头痛常用天麻、钩藤、山羊角、川芎、白芷、菊花,辅以生地黄、当归、白芍补血,牛膝、石决明引气血归血海。

8. 痛经

痛经无非虚实两端,虚以血虚、肾虚为主,实以气滞、寒凝为主。虚则补之,药用当归、白芍、熟地黄;理气止痛常用香附、乌药、枳壳、莪术、川楝子;驱寒止痛用陈艾叶、乌药、吴茱萸;偏热者,亦可用栀子30～40克。

9. 出血

刘炳凡教授常用三炭止血,即蒲黄炭、荆芥炭、五灵脂炭。海派中医常用生蒲黄30克、花蕊石15克、熟地黄60克,取一半炒炭,另配黄连、白芍苦寒坚阴。

10. 崩漏

治疗崩漏当用急则治其标之法,常用生地黄、地骨皮清热,党参补气,炒地榆、槐角、蒲黄、茜草、仙鹤草、棕榈炭、炒大黄止血,略佐以川芎、红花祛瘀止血,蚕沙可治血崩。

11. 带下

治疗带下常用白术、山药健脾除湿;白头翁、炒黄柏、紫花地丁、蒲公英、金刚藤、土茯苓、红藤、败酱草、白椿根皮、白花蛇舌草、薏苡仁、芡实清热解毒、除湿止带;当归活血化瘀、止带。

12.妇科良性增生、囊肿

乳腺增生常用瓜蒌皮、乳香、没药、当归、天花粉。徐书善教授用炒黑丑、白丑治疗卵巢囊肿。彭坚教授治输卵管炎症常用急性子配黑丑、白丑,三棱配莪术,九香虫配蜂房。邹孟诚教授善用桃仁、薏苡仁治疗卵巢囊肿。笔者认为黑丑、白丑治疗乳腺囊样增生效果良好。

13.产后自汗

治疗产后自汗的主方为桂枝加附子汤或玉屏风散,常用药为当归、黄芪、阿胶、熟地黄、桂枝、炙甘草等,亦可加山茱萸、五味子、浮小麦、龙骨、牡蛎等收敛止汗之品。

14.产后大便难

产后多虚,常用当归、白术、白芍补气养血;木香、枳实、鸡矢藤、猪蹄甲、郁金、莱菔子、香附理气通便。

15.产后缺乳

治疗产后缺乳常用当归、黄芪、川芎、党参、白术、熟地黄、炙甘草等补气、养血、健运中焦,使源泉不竭;用枳壳、路路通、漏芦、通草、猪蹄甲、王不留行理气、通络、下乳。

16.产后腹痛

治疗产后腹痛主方为枳实芍药散或当归芍药散,可与山楂配伍应用。

17.子宫脱垂

治疗子宫脱垂以补中益气汤为主,常用药为陈皮、白术、升麻、柴胡、当归、人参、黄芪、枳实、川芎、杜仲、续断、龙骨、牡蛎。

18.乳腺炎

治疗急性期乳腺炎常用蒲公英、紫花地丁、连翘、黄连、赤芍、牡丹皮、当归、猪蹄甲、白芷等清热解毒、化瘀、散结消痈;王不留行、路路通、桔梗、枳壳、漏芦、甘草、丝瓜络理气通络消痈;亦可用芒硝化水外敷。

19.慢性盆腔炎

治疗慢性盆腔炎以薏苡附子败酱散为主方,常用药为附子、薏苡仁、败酱草、红藤、蒲公英、白头翁、皂角刺、蜂房、黄芪、桂枝、苍术、柴胡、当归、白芥子、牛膝、茯苓、赤芍等。盆腔炎有粘连者加蜈蚣、土鳖虫、乳香、没药。

20. 不孕不育

公丁香、桂枝、细辛有促排卵作用,可配伍熟地黄、当归、黄芪、党参、川芎等补气血,菟丝子、韭菜籽、枸杞子、车前子、覆盆子补肾;巴戟天、杜仲、续断、淫羊藿补肝肾;龟板、鹿角片补冲任;大血藤、血根藤、桂枝理气活血通经。

21. 黄体不足

治疗黄体不足常用石楠叶、狗脊、蛇床子、仙茅、鹿角霜、紫石英等。

22. 妇科杂症

吴雄志教授认为香附加葛根可提高雌激素含量,大量应用炒麦芽(80～120克)可抑制泌乳素分泌,配白蒺藜可以增抑制作用。全小林院士重用王不留行90克治疗乳房快速增长,同时认为紫草有对抗雌激素样作用,可以用于子宫肌瘤、妇科癌症术后恢复。莪术、三七、枯矾可治疗 3 厘米以下的子宫肌瘤。独活配蛇床子可治阴痒。

十、儿科疾病

1. 小儿遗尿

治疗小儿遗尿应以麻杏甘石汤为基本方,常用药为麻黄、桔梗、升麻、柴胡、枳壳、石膏、益智仁、桑螵蛸、黄芪、石菖蒲、熟地黄、砂仁等。赵绍琴教授治小儿遗尿常用使君子、雷丸。

2. 呼吸系统疾病

治疗小儿呼吸系统疾病,其用药同成人,但重在辨寒热,用量须灵活多变。

3. 消化系统疾病

小儿胃肠有热者,以王氏保赤丸为主方。岳美中先生常以黑、白二丑等份,炒熟,治偏食。笔者经临床验证发现小剂量红参有健脾胃之功效。芦根善治小儿磨牙,或以调胃承气汤为主方治疗小儿磨牙。

十一、血液病

1. 白血病

青黛、雄黄9∶1组成的青黄散可用于治疗 M3 型白血病,其疗效确切。取瓜蒌 50 克、雷公藤 20 克(先煎 1 小时)、明雄黄 1 克,以前两味煎汤,临用前冲服明雄黄,每日 3 次,用于治疗 M2 型白血病。

2. 血小板减少症

治疗血小板减少症的常用药为仙鹤草、连翘、升麻、黄芪、党参、黄精、鹿角胶、青黛等。

3. 白细胞减少症

治疗白细胞减少症的常用药为黄芪、党参、石韦、地榆、莲子肉、仙茅、鹿角胶。

4. 贫血

治疗贫血的常用药为黄芪、当归、鸡血藤、龟板胶、阿胶、党参等。彭坚教授使用刺五加、鸡血藤、补骨脂、猪蹄甲能明显增加红细胞数量。

十二、杂病

1. 手、足多汗症

治疗手、足多汗症常用枯矾、葛根各等份,水煎外洗。国医大师干祖望使用黑豆皮有良好的止汗作用。

2. 拮抗激素副作用

常用土茯苓、忍冬藤、连翘、白薇等可拮抗激素副作用。

3. 乏力

治疗单纯乏力可以柴胡桂枝汤为主方,配伍熟地黄、附子效果更好。国医大师干祖望认为仙茅、淫羊藿具有类似激素样作用,可明显减轻乏力的症状。

参考文献

[1] 张介宾.景岳全书[M].夏之秋,叶秋,韦辉,校注.北京:中国中医药出版社,1994.

[2] 王怀隐.太平圣惠方[M].北京:人民卫生出版社,1958.

[3] 张璐.张氏医通[M].李静芳,建一,校注.北京:中国中医药出版社,1995.

[4] 李梴.医学入门[M].金嫣莉,何源,乔占兵,校注.北京:中国中医药出版社,1995.

[5] 危亦林.世医得效方[M].上海:上海科学技术出版社,1964.

[6] 朱震亨.丹溪心法[M].上海:上海科学技术出版社,1959.

[7] 国家药典委员会.中华人民共和国药典:一部[M].北京:中国医药科技出版社,2020.

[8] 太平惠民和剂局.太平惠民和剂局方[M].刘景源,整理.北京:人民卫生出版社,2017.

[9] 神农本草经[M].曹瑛,校注.北京:中国医药科技出版社,2020.

[10] 张炳厚.神医怪杰张炳厚[M].北京:中国中医药出版社,2007.

[11] 叶天士.临证指南医案[M].北京:人民卫生出版社,2006.

[12] 冯世纶.胡希恕经方用药心得十讲[M].北京:中国医药科学技术出版社,2017.

[13] 冯世纶,张长恩.经方传真[M].北京:中国中医药出版社,2017.

[14] 中国中医研究院.蒲辅周医案[M].北京:人民卫生出版社,2005.

[15] 赵进喜,肖永华.吕仁和临床经验集[M].北京:人民军医出版社,2009.

[16] 祝肇刚,祝镕,祝勇,等.祝谌予临床经验辑要[M].北京:中国医药科技出版社,2003.